Amrei Wittwer

Warum ADHS keine Krankheit ist

Eine Streitschrift

ADHS

Amrei Wittwer

Warum ADHS keine Krankheit ist

Eine Streitschrift

2. Auflage

S. Hirzel Verlag

Dieses Buch wurde in Kooperation mit dem Collegium Helveticum Zürich realisiert.

Bibliografische Information der Deutschen Nationalbibliothek
Die Deutsche Nationalbibliothek verzeichnet diese Publikation in der Deutschen Nationalbibliografie; detaillierte bibliografische Daten sind im Internet unter https://portal.dnb.de abrufbar.

2. Auflage 2019

ISBN 978-3-7776-2794-6 (Print)
ISBN 978-3-7776-2795-3 (E-Book, PDF)

Birkenwaldstraße 44, 70191 Stuttgart

Printed in Germany
Einbandgestaltung: deblik, Berlin
Satz: abavo GmbH, Buchloe
Druck und Bindung: Esser Print Solutions, Bretten

www.hirzel.de

Für Marina und Albert

Inhaltsverzeichnis

Teil 4
Wirken die Stimulanzien überhaupt?

Teil 5
Wie sollen wir mit ADHS umgehen?

Vorwort

Woran leiden Kinder? Die Antwort lautet oft: Aufmerksamkeitsdefizit-/Hyperaktivitätsstörung (ADHS[1]). Vor 60 Jahren war diese Erkrankung noch völlig unbekannt. Heute bekommt in manchen Regionen Europas jedes *vierte* Kind eine ADHS-Diagnose. Diese Kinder haben nicht die gleichen Chancen wie undiagnostizierte: Langzeitstudien über Jahrzehnte zeigen, dass eine Krankheitsgeschichte mit ADHS-Diagnose und -Therapie in der Kindheit negative Effekte auf die Entwicklung von Jugendlichen und Erwachsenen hat.[2] Bildung und Beruf werden beeinträchtigt[3], die Betroffenen verwenden häufiger legale oder illegale Drogen.[4] Betroffen vom Leid durch ADHS sind nicht nur die Kinder, sondern auch die Eltern und Lehrer.*

Wozu dient eine Diagnose? Sie dient dazu, die Lebensqualität der Betroffenen zu verbessern, Leid, Krankheit und vermeidbaren Tod zurückzudrängen. Der Nutzen einer Diagnose wird fraglich, sobald sie in diesen Aufgaben versagt. Ermöglichen ADHS-Diagnose und die Therapie, die Chancen dieser Kinder zu verbessern? Dafür gibt es keine Beweise, eher im Gegenteil. Mit Wissen ist ADHS und seinen schlimmen Folgen für die Kinder leichter zu begegnen als mit vermeintlich allgemeingültigen Annahmen und Vorurteilen. ADHS ist dank wissenschaftlicher Erkenntnisse durchschaubarer geworden. Das vorliegende Buch unternimmt den Versuch, Licht in den herkömmlichen Umgang mit ADHS zu bringen. Die Antworten, die es auf die zentralen Fragen rund um ADHS gibt, werden den Leser überraschen.

Als Nothelfer für ungezogene, störende Kinder dienten früher pädagogische Maßnahmen, heute werden die Kinder in der Regel mit ADHS diagnostiziert und die gesellschaftlich verantwortlichen Autoritäten verabreichen ihnen Medikamente aus der Gruppe der Suchtgifte, der Betäubungsmittel. Warum verbreitete sich in den sechziger Jahren die Krankheit ADHS? Obwohl die medizinische Kategorie bereits im Jahre 1902 eingeführt wurde, erntete erst ihre „Wiederentdeckung" um 1957[5] große Resonanz bei Pädagogen und die Diagnose breitete sich rasant aus. Eine Krankheit wurde geschaffen.

Spielt bei der Ausbreitung von ADHS die marktwirtschaftliche Wirtschaftsform eine dominante Rolle, mit ihren auf Effizienz, Performance und Wachs-

* Zugunsten einer besseren Verständlichkeit wird teilweise auf die weibliche bzw. männliche Sprachform verzichtet oder eine geschlechtsneutrale Formulierung gewählt.

tumsorientierung ausgerichteten Anforderungen auf die Kleinfamilien, Schulen und Bildungseinrichtungen? Zum herrschenden Paradigma eines stetigen Wachstums unter Konkurrenzbedingungen scheint es keinen validen gesellschaftlichen Gegenentwurf zu geben. Wird dieser Druck an die Kinder weitergegeben? Kinder, die im Herbst eingeschult werden, sollen noch im selben Herbst das Alphabet können. Die Lehrerinnen und Lehrer sollen bei meist mehr als 20 Kindern in der Klasse zügig ein gemeinsames Lernziel erreichen. Die Eltern wissen, dass die beruflichen Aussichten ohne Bildung schlecht sind. Die Akademisierung früher leichter zugänglicher Berufe schreitet fort, Beispiele dafür sind die Krankenpflege und die Betreuung von Kindern im Kindergarten; an die Stelle der Sekretärinnen und kaufmännischen Angestellten sind Assistenten mit Hochschulabschluss getreten. Viele manuelle Berufe sind infolge des technischen Fortschrittes verschwunden. Jeder Roboter ersetzt mehrere Facharbeiter. Automaten ersetzen Bankangestellte, Supermarktkassierer, Fahrkartenverkäufer und als nächstes wohl auch Kraftfahrzeuglenker.[6] Zugleich werden große weitere Stellenverluste prognostiziert.[7]

Die Eltern, oft am Ende ihrer Weisheit und Möglichkeiten, suchen Hilfe, eine Antwort der Gesellschaft auf ihre Sorgen. Es gibt mühsame Antworten und einfache. Mühsam sind die Umstellung der häuslichen und schulischen Lebensumstände, von Erziehung, Ernährung, Sport und Medienkonsum. Mühsam erscheinen die ergänzenden therapeutischen Ansätze durch langandauernde psychologische und pädagogische Förderbausteine. Einfach und effektiv erscheint die medizinische Diagnose ADHS und die Ruhigstellung oder scheinbare Verbesserung des Schulkindes durch Dauermedikation mit Betäubungsmitteln wie Ritalin®.

Ist ADHS eine Krankheit? Die Rolle der Gesellschaft in der Entstehung des Krankheitsbildes wird erarbeitet. Hält die gängige Praxis der Diagnose und Therapie wissenschaftlichen Kriterien stand? Die stimulierenden Betäubungsmittel, ihre Wirkung und Anwendung werden detailliert unter die Lupe genommen. Es wird nicht verschwiegen, dass die gleichen Stoffe beispielsweise als Geheimwaffe zur Aggressions- und Leistungssteigerung von Soldaten im Dritten Reich angewendet wurden. Das Ziel ist es, herauszufinden, was bei den Kindern tatsächlich der Linderung und Heilung dient und was nicht, und in welcher Form ADHS-Diagnose und -Therapie sinnvoll sein können. Als wichtiger Grundsatz gilt es, die Lebensqualität und die mentale und körperliche Gesundheit der Kinder zu verbessern und nicht mit allen Problemen eines „Zuviel an Medizin“ zu verschlechtern.

Das Werk richtet sich an interessierte Laien und Fachpersonen aus den Bereichen Bildung und Medizin, an Eltern und Lehrer. Es ist als allgemeinverständlich-wissenschaftliches Sachbuch konzipiert, das mit Zitaten von Wissenschaftlern, Eltern, Lehrern, und Kindern arbeitet. Die anonymen Zitate sind typisierte, literarische Darstellungen von Gesprächen, die die Autorin im Rahmen ihrer Forschungsarbeit geführt hat. Englische Zitate hat die Autorin übersetzt.

Die Verfasserin ist Apothekerin und beschäftigt sich seit vielen Jahren mit ADHS und Schmerzforschung; die wissenschaftlichen Teile des Buches haben daher den Anspruch, einen – zumindest am Datum der Fertigstellung – aktuellen Stand der Forschung abzubilden, denn die Quellen sind wissenschaftliche Publikationen. Die Buchidee hat ihren Ursprung an einem am *Collegium Helveticum* in Zürich angesiedelten Forschungsprojekt: Das von der Universität Zürich, der ETH Zürich und der ZHDK Zürich getragene Institut, das sich als Laboratorium für Transdisziplinarität versteht, forschte zwischen 2014 und 2017 innerhalb seines multizentrischen Projektes „Kinder fördern. Eine interdisziplinäre Studie zum Umgang mit ADHS" zum Thema ADHS beim Kind. Die Autorin war Co-Leiterin dieser Studie.

Der UN-Kinderrechtsausschuss äußert in seinem Bericht vom 26. Februar 2016 Besorgnis über

> „die exzessive Diagnose von ADHS in der Schweiz und die damit einhergehende Zunahme der Verschreibungen von Psychostimulanzien, im speziellen von Methylphenidat, trotz wachsender Belege der schädlichen Effekte dieser Betäubungsmittel, [...] und über Berichte von Kindern, denen mit Schul-Ausschluss gedroht wird, wenn ihre Eltern die Psychostimulanzien-Therapie ablehnen".

Der Ausschuss empfiehlt zur Verbesserung der Lage die adäquate Information von Kindern, Eltern, Lehrern und anderen Akteuren, Studien zu nicht-pharmakologischen Behandlungsansätzen sowie eine Verbesserung der Diagnoseverfahren und bessere psychologische und emotionale Unterstützung der Familien. Außerdem fordert er Maßnahmen, die den Druck auf Kinder und Eltern verhindern. Diesen Forderungen ging das Forschungsprojekt am *Collegium Helveticum* nach.

Bitte ziehen Sie dieses Buch weder zur Diagnose noch zur Therapie heran, denn dafür ist es ungeeignet. In keinem Fall des Verdachtes auf eine Störung kann auf eine gründliche Anamnese und Diagnose durch kompetente medizinische Fachpersonen verzichtet werden. Wir wünschen uns, dass alle Leser gestärkt aus der Lektüre hervorgehen: ADHS ist kein unveränderlicher Zustand, kein Kind ist verloren, insbesondere psychologische und pädagogische Maßnahmen geben allen Betroffenen die Kontrolle über ihre Situation zurück und ermöglichen es, Leid zu vermindern.

Ich danke Sandra Lang und Albert Wittwer für fruchtbare Diskussionen, Ideen, soziologische sowie juristische Ergänzungen und Lektorat.

Amrei Wittwer, März 2018

Teil 1
Wie geht die Gesellschaft mit ADHS um?

„Der verbreitete Verbrauch von psychiatrischen Diagnosen und Drogen hat die Grundfesten der Gesellschaft geschwächt. Obwohl diese Aussage auf den ersten Blick extrem wirken mag, ist sie es nicht. Die Grundfesten einer jeden Gesellschaft basieren darauf, wie die Gesellschaft die Kinder betrachtet und behandelt. Die westliche Kultur wurde auf der Idee erbaut, dass die große Mehrheit der Kinder, vielleicht alle Kinder die Kapazität haben, auf angemessene Disziplin, bedingungslose Liebe und Erziehung zu reagieren. Nun glauben wir stattdessen, dass Millionen von Kindern, inklusive der Kinder in Spezialschulen, grundlegend unkorrigierbar und unerreichbar durch normale menschliche Intervention sind. Wir glauben, dass diese Kinder psychiatrische Etiketten brauchen, und wir setzen sie psychoaktiven suchterzeugenden Stoffen aus. Es mag viele Generationen dauern, bis wir rückwirkend erkennen, welchen Schaden dieser Ansatz an den grundlegenden Werte und Prinzipien unserer Gesellschaft angerichtet hat. Tragischerweise wird ein großer Teil des Schadens unbemerkt bleiben, da er sich bemessen wird in Leben, das nie sein Potenzial entfalten kann."

Peter Breggin, Psychiater und ADHS-Forscher[8]

Sind kritische Forschungsresultate wichtig?

Informieren Sie sich

Dieses Buch nimmt eine kritische Perspektive bezüglich der ADHS-Diagnosen und der Verschreibung von Stimulanzien ein. Es gibt zahlreiche Bücher, die ein gefälligeres Bild zeichnen. Kein Buch kann die informierte klinische Beurteilung ersetzen einschließlich der Einholung einer Zweitmeinung eines Experten. Dennoch können sich Eltern zuerst informieren und eine eigene Meinung anhand der vorliegenden Fakten bilden, bevor sie ein Kind zur diagnostischen Abklärung bringen oder in Betracht ziehen, es mit Stimulanzien zu behandeln.

> „Das wichtigste Ziel der ADHS-Forschung sollte es sein, die von ADHS Betroffenen nicht zu verunsichern, indem die Einnahme von Methylphenidat verteufelt wird oder die aktuelle Praxis der Ärzte und Lehrpersonen kritisiert wird. Solch negative Haltungen können dazu führen, dass die Betroffenen stigmatisiert werden, die Ärzte und auch die Lehrpersonen die Hände verschränken und die Kooperation einstellen."
> Psychologe, 53 Jahre

Die Aussage des zitierten Psychologen deutet an, dass unliebsame Forschungsresultate verschwiegen werden sollen. Die kritische Erforschung der medizinischen Praxis soll tabuisiert, negative Forschungsresultate sollen ignoriert werden. Viele befürchten wie dieser Psychologe, mit dem ich an einem Forschungsprojekt beteiligt war, dass die Verantwortlichen in Medizin und Bildung beleidigt auf Kritik reagieren und die betroffenen Kinder und Eltern in der Folge schlechter als zuvor behandeln. Eltern würden verunsichert und die Kinder stigmatisiert. Ist diese Schlussfolgerung korrekt? Betrachtet man die aktuellen US-amerikanischen Leitlinien, die trotz gegenteiliger Belege immer noch und fälschlicherweise[9] eine großflächige Verschreibung von Methylphenidat (vor allem unter dem Handelsnamen Ritalin® bekannt) als erstes Mittel der Wahl vertreten, so scheint es, dass sich die Sichtweise, auf Kosten der Kinder keine Kritik zuzulassen, 2018 durchgesetzt hat. Es ist jedoch angebracht, der Aussage des Psychologen in allen Punkten zu widersprechen, da sie kritische oder negative Forschungsergebnisse tabuisiert.

Die Freiheit der Presse und der Meinungsäußerung machen es möglich, dass auch unbequeme Fakten und Daten veröffentlicht werden. Die Meinung, der Patient oder die Eltern dürften nicht durch aktuelle Forschungsinformationen „verunsichert" werden, spiegelt eine überholte Herrschaftsmedizin, die den Patienten als unmündig behandelt. Die Stigmatisierung, die der Psychologe befürchtet, erfahren die betroffenen Eltern und Kinder mit hoher Wahrscheinlichkeit durch die Diagnose und nicht durch die Kritik der medizinischen Praxis (S. 59 ff.). Die sicherlich gutgemeinte Position ist damit der Versuch einer Bevormundung von Hilfesuchenden.

Die evidenzbasierte Medizin

Die zitierte Aussage widerspricht den Prinzipien der wissenschaftlichen Forschung: Dass eine qualitativ hochwertige Diagnostik und Therapie zumindest in Europa der Gesamtbevölkerung zugänglich ist, gehört zu den jüngeren Errungenschaften der traditionellen, nachweisorientierten Medizin und unserer Gesellschaftsverfassung. Die nachweisorientierte Medizin wird auch *evidenzbasierte Medizin* genannt. Sie stützt sich auf Untersuchungen, die die grundlegenden wissenschaftlichen Kriterien von *Transparenz*, *Wiederholbarkeit* und *Objektivität* erfüllen. Dies bedeutet, dass die *Wirksamkeit* einer ADHS-Therapie beispielsweise wiederholbar sein muss. Evident – also offensichtlich – wirksam ist eine ADHS-Therapie so lange, wie ihre Wirksamkeit in empirischen Studien gezeigt wird, die wissenschaftlichen Standards entsprechen. Wird die Wirksamkeit durch Beweise widerlegt, was durchaus im Laufe der Zeit eintreten kann, so muss die Therapie angepasst oder verworfen werden.

Grundsätzlich gilt außerdem für jede medizinische Intervention, auch für die ADHS-Therapie, dass sie nur so lange als wirksam gilt, wie der *potenzielle Nutzen* der Therapie das *potenzielle Risiko* für den Patienten durch unerwünschte Nebenwirkungen oder andere Risiken der Therapie übertrifft. Arzneimittel wie Methylphenidat und andere medizinische Interventionen dürfen also nur dann eingesetzt werden, wenn ihr Nutzen nachweislich die zu erwartenden Nebenwirkungen übertrifft. Sobald durch neue Forschung gezeigt wird, dass das Risiko größer ist als der Nutzen, wird die Therapie obsolet und muss ersetzt werden.

Dank der evidenzbasierten Medizin fließen jederzeit neue, positive und negative Erkenntnisse in die Bewertung einer Therapie mit ein. Dass jede aktuelle medizinische Praxis konstant überprüft wird und somit einer konstruktiven Kritik ausgesetzt ist, bedeutet nicht, dass wir in unserer Fähigkeit zu heilen versagen, sondern dass wir stetig versuchen, den Nutzen der Therapie zu verbessern. Wenn jedoch – entsprechend der Meinung des Psychologen – negative Resultate über Methylphenidat oder Mängel in der diagnostischen und therapeutischen Praxis wie ein Elefant im Raum ignoriert werden oder wenn die Leitlinien nicht der aktuellen Evidenz angepasst werden, dann katapultieren wir uns in die vorwissenschaftliche Medizin des Mittelalters zurück. Wir verstoßen dann gegen die Prinzipien der Forschung und verhindern einen Erkenntnisgewinn, der den betroffenen Kindern helfen könnte.

Wenn Erkenntnis anderen, zum Beispiel *kommerziellen Interessen* im Wege steht, kann dies wissenschaftliches Vorgehen erschweren oder sogar verhindern: So existieren Berichte über Forscher wie die amerikanische Psychologin Gretchen LeFever Watson, die aufgrund ihrer negativen Forschungsresultate über Überdiagnosen von ADHS und Fehltherapie mit Methylphenidat von anderen ADHS-Experten mit Verbindungen zur Pharmaindustrie jahrelang persönlich angegriffen, verleumdet und massiv in ihrer wissenschaftlichen Arbeit behindert wurde.[10] Das persönliche Risiko unabhängiger Akademiker kann, wie dieses und andere Beispiele zeigen, immer noch erheblich sein, wenn die Forschungsresultate nicht der erwünschten herrschenden Meinung entsprechen.[11]

Berufsrechtliche Vorschriften

Die Vorstellung, Lehrpersonen oder Ärzte „könnten die Hände verschränken und die Kooperation einstellen", wenn die Praxis der Medikation mit Methylphenidat kritisiert wird, enspricht nicht ihrer gesellschaftlichen und rechtlichen Aufgabe. Für Lehrpersonen und Ärzte existieren in allen europäischen Staaten *berufsrechtliche Vorschriften* sowie eine Dienst- und Fachaufsicht. Diese Berufsgruppen sind zur Fortbildung verpflichtet, sie müssen sich über den Stand der Forschung informieren, diesen umsetzen und als Vertragspartner bzw. als öffentliche Angestellte berufliche Qualitätsstandards einhalten. Für öffentlich bestellte Ärzte, Gemeinde- und Vertragsärzte von Krankenversicherungen bestehen rechtliche Verpflichtungen zur Behandlung von Patienten. Eine willkürliche Ablehnung oder auch eine vorsätzlich oberflächliche oder unzureichende Behandlung, die zum Beispiel die Perspektive des Kindes nicht einbezieht, wäre mit ernsten rechtlichen Konsequenzen für sie verbunden. Dasselbe gilt für Fehldiagnosen und Übertherapie. Die Medikation mit Methylphenidat ist strafrechtlich gesehen ein Eingriff in die körperliche Unversehrtheit des Patienten und kann rechtlich verfolgt werden, wenn das Kind selbst oder – im Falle eines nachweislich nicht urteilsfähigen Kindes – die Erziehungsberechtigten nicht ausreichend über die Unwirksamkeit einer Kurz- und Langzeittherapie sowie deren Folgen und Risiken aufgeklärt wurden[12] oder wenn der gegenwärtige Stand der medizinischen Wissenschaft nicht aufmerksam und gewissenhaft geprüft wird.[13]

Fortlaufende Fortbildungen für Mediziner und Lehrpersonen sind wichtig. Außerdem sollten ein verbindliches, laufend dem neuen Forschungsstand angepasstes europäisches Regelwerk sowie verbindliche Gesetze zur Förderung, Diagnose und Therapie neu erarbeitet werden, welche die körperliche, psychische, intellektuelle und soziale Entwicklung von Kindern mit ADHS in einen objektiveren Rahmen stellen; diese sollte aus den Händen der Mediziner in die Hände der Pädagogen übergeben und vor zufälligen, persönlichen Überzeugungen geschützt werden.

Kritische Forschungsresultate über die aktuelle Praxis, die angewendeten diagnostischen Kriterien oder therapeutischen Maßnahmen sollten also nicht verdrängt, sondern mit dem erzielten Nutzen abgewogen werden. Schließlich darf man nicht vergessen, dass Umbrüche oder sogar Paradigmenwechsel in der Medizin häufig vorkommen. Die Datenlage spricht dafür, dass ein solcher Wechsel in der grundlegenden Praxis des Umgangs mit ADHS anstehen müsste. Experten können zur Verbesserung des Kindeswohles in Zukunft beitragen: Die Prinzipien der Forschung erlauben es, neueste Erkenntnisse in Regelwerke einzuarbeiten und zu garantieren, dass dem Kindeswohl die höchste Priorität vor allen anderen Interessen beigemessen wird – zum Beispiel vor möglichen finanziellen Interessen und/oder dem Interesse an schulischer Angepasstheit.

Der erste Teil dieses Buches konzentriert sich auf gesellschaftliche Faktoren, die das Phänomen ADHS beeinflussen. Wie kann es sein, dass die Begriffe „Krankheit“ oder „Störung“ diese Kinder meist sowohl unschuldig als auch unverdient trifft, obwohl sie gar nicht krank sind? Diesen Fragen soll nachgegangen werden.

Die „wahre Natur“ von ADHS

Oskar, zehn, kann nicht still sitzen, weder im Restaurant noch im Kino oder in der Schule (ADHS-Diagnose vom Typ Hyperaktivität).

Elisabeth, 15, hat Tagträume in der Klasse, sie kann sich nur wenige Minuten auf ihre Arbeit konzentrieren und vergisst ihre Unterlagen (ADHS-Diagnose vom Typ Unaufmerksamkeit).

Jannik, neun, macht immer etwas Dummes und bekommt Ärger, er kann nichts abwarten (ADHS-Diagnose vom Typ Impulsivität).

> Noah, zwölf, gilt als „Motor ohne Bremsen", passt nicht auf, was der Lehrer sagt, sitzt nicht still, fokussiert auf unwichtige Dinge und verursacht so Störungen im Klassenzimmer. Auch wenn ein anderes Kind schuld ist, wird er oft verantwortlich gemacht (ADHS-Diagnose vom Typ Hyperaktivität, Unaufmerksamkeit und Impulsivität).

Was haben diese vier Kinder gemeinsam? Ein biologisch orientierter Psychiater oder Psychologe würde antworten:

> „Alle diese Kinder haben ADHS. Sie sollten mit Stimulanzien behandelt werden. Die Kinder haben eine biologische und neurobiologische Störung, die durch ein [bis jetzt noch nicht bekanntes und unerforschtes] biochemisches Ungleichgewicht und genetische Faktoren verursacht wird. Vermutlich haben diese Kinder auch Lernstörungen, denn die werden häufig gemeinsam mit ADHS diagnostiziert."

Sind Einschätzungen wie diese, dass ADH (Aufmerksamkeitsdefizit-/Hyperaktivität) eine „biologische" oder „neurobiologische Störung oder Krankheit" sei, die durch ein „biochemisches Ungleichgewicht" oder „genetische Faktoren" ausgelöst werde, korrekt? Diese und ähnliche Spekulationen über körperliche Ursachen werden häufig geäußert und sind in zahlreichen Lehrbüchern über die ADHS-Therapie und auch in pädagogischer Literatur zu finden.

Ist ADHS tatsächlich eine Krankheit?

Warum ADHS keine organische Krankheit ist

Organische Erkrankungen sind Erkrankungen mit anatomischen Veränderungen im erkrankten Körperteil. Eine *organische Krankheit* liegt dann vor, wenn bei allen Betroffenen dieselbe organische Fehlfunktion ursächlich zu denselben Krankheitssymptomen führt.

Medizinische Behandlungen von ADHS agieren so, als wäre ADHS eine organische Krankheit, als lägen im Körper des Kindes die Gründe der ADHS-Verhaltensanzeichen verborgen. Da jedoch trotz jahrzehntelanger intensiver Forschung keine gemeinsamen körperlichen Ursachen für ADHS gefunden wurden, sollte aufgrund mangelnder Evidenz davon Abschied genommen werden, den Körper bzw. das Gehirn des Kindes zur Verantwortung zu ziehen. Es gibt nach aktuellem Wissensstand keine Evidenz für verallgemeinerbare ADHS-spezifische körperliche Krankheitsmarker, keine objektiv messbaren körperlichen Ursachen oder diagnostischen Kriterien. ADHS basiert auf keinem anatomisch eingeschränkten Organ, ist daher per Definition auch *keine „organische Krankheit"*. Sie ist auch *keine „funktionale Krankheit"*, die mit einer nachgewiesenen Störung der Funktion des Organes verknüpft ist. Dass ADHS wie alle menschlichen Belange, Sommersprossen oder Geruchsinn an den menschlichen Körper gebunden ist, macht sie zu keiner organischen oder funktionalen Erkrankung.

Ursachen von Erkrankungen sind nach dem gängigen Verständnis kausal, also ursächlich, mit 100-prozentiger Wahrscheinlichkeit, mit einer Erkrankung verknüpft. Risikofaktoren hingegen bilden nur eine Wahrscheinlichkeit ab, eine Disposition. Solche korrelative Risikofaktoren dürfen nicht mit Ursachen verwechselt werden. *ADHS* hat körperliche und psychologische *Risikofaktoren* wie alle menschlichen Zustände. Obwohl biologisch orientierte Forscher seit über fünf Jahrzehnten versuchen, körperliche Ursachen für ADHS zu finden, ist es ihnen nicht gelungen, körperliche Marker von Krankheit zu finden, die kausal mit ADHS-Diagnosen verknüpft sind, also bei allen Kindern mit ADHS auftreten.[14] Was hingegen existiert, sind lange Listen von möglichen körperlichen Risikofaktoren, die jedoch nicht bei allen Kindern mit ADHS-Diagnose zu finden sind und daher auch nicht ursächlich mit ADHS-Verhaltensanzeichen verknüpft sind.

Kinder mit ADHS haben in der Regel einen völlig gesunden Körper und keine körperlichen Gemeinsamkeiten. Die Gehirne, Gene und Körper der betroffenen Kinder entsprechen der normalverteilten Varianz, sie haben „normale" Körper und Gehirne. Die Risikofaktoren, Verhaltensanzeichen zu entwickeln, sind in der Regel im gesellschaftlichen Umfeld der Schule und in der Familiensituation anzusiedeln.[15] Die Kinder haben nichts anderes gemeinsam, als dass sie mit einem oder mehreren Erwachsenen in ihrem Leben im Konflikt stehen und deswegen auffällig werden.[16] Auch falls irgendwann ein kausaler körperlicher Marker, zum Beispiel ein Gen, gefunden würde, der bei allen Kindern mit ADHS vorkommt, bedeutet das nicht automatisch, dass die Kinder krank sind. Krankheit entsteht erst durch Leid und funktionale Einschränkung der Betroffenen.

Die Behauptungen, dass bei Kindern mit ADHS ein „biochemisches Ungleichgewicht" im Gehirn vorläge oder dass ADHS „erblich" sei, bergen weitere Risiken: Sie führen zu einem falschen körperzentrierten Modell von ADHS als Krankheit. Wie auf Seite 21 ff. und 44 ff. näher ausgeführt wird, ist ADHS dagegen als Störung der schulischen Leistungsfähigkeit zu verstehen.[17]

Warum ADHS keine Krankheit ist

> „ADHS ist eine Krankheit, man muss etwas dagegen tun!"
>
> Lehrperson, 32 Jahre

Es ist offensichtlich, dass es Krankheiten gibt, die nicht mit körperlichen oder strukturellen Krankeitsmarkern einhergehen und trotzdem keine Pseudo-Krankheiten sind. Das gilt beispielsweise für Depression oder chronischen Schmerz. Die Bezeichnung „Krankheit" setzt jedoch voraus, dass die betroffene Person leidet oder sich eingeschränkt fühlt. Bei der Diagnose echter Krankheiten werden *Leid* und *funktionale Einschränkungen* der Betroffenen systematisch erfasst. ADHS beinhaltet jedoch aufgrund der diagnostischen Kriterien keine Krankheitskriterien der betroffenen Person wie Leid oder Schweregrade der funktionellen Einschränkung, sondern ausschließlich *pädagogische Probleme*. Daher kann die aktuelle ADHS-Diagnostik keine Krankheit erfassen (siehe diagnostische Kriterien S. 95 ff.).

Zu beachten ist: Nur weil keine Krankheit erfasst wird, ist nicht ausgeschlossen, dass manche der diagnostizierten Kinder tatsächlich eine Krankheit haben. Liegt bei den diagnostizierten Kindern tatsächlich eine Erkrankung vor, handelt es sich jedoch in der Regel nicht um die Sammeldiagnose ADHS, sondern um andere, spezifische Krankheiten.

Körperliche Ursachen von Pseudo-ADHS

Unter den Kindern, die eine ADHS-Diagnose erhalten, sind in der Regel nur sehr wenige, bei denen eine körperliche Störung die Ursache für ADHS-artige Verhaltensanzeichen ist. Die meisten dieser Kinder mit *Pseudo-ADHS* sind vernachlässigt oder kommen aus armen Familien. Beispielsweise können Kopfverletzungen[18], Schilddrüsenunterfunktion[19], Schlafstörungen, Schlafentzug[20, 21], Essstörungen und Mangelernährung[22], das Fetale Alkoholsyndrom oder Bleivergiftungen[23] ADHS-artige Symptome bei gesunden Kindern auslösen. In diesen Fällen handelt es sich jedoch bei der Ursache nicht um die Krankheit ADHS, sondern eben um Schlafentzug, eine Vergiftung oder Mangelernährung.

Die ADHS-Diagnose diagnostiziert Unreife, nicht Krankheit

Der Kinderarzt und ADHS-Experte William Carey[24] gibt zu bedenken, dass die diagnostischen Kriterien von ADHS nicht von normalen Variationen im Charakter oder Temperament eines Kindes zu unterscheiden sind. Die aktuelle Schwellen, die bestimmen, wann abnormales Verhalten beginnt (siehe S. 95 ff.), basieren laut Carey auf keiner validen Datenlage, und die Eigenschaften, die als „krank" bezeichnet werden, führen nicht unbedingt zu Leid und funktionaler Einschränkung und gehen nicht ursächlich mit Krankheit einher. Er empfiehlt, die häufige Annahme zu verwerfen, dass ADHS klar unterscheidbar von normalem Verhalten sei und dass es mit kurzen Fragebögen angemessen diagnostiziert werden könne.

Der Kinderarzt und ADHS-Forscher Eric Coon erkennt die Problematik und bezeichnet ADHS als *Fehldiagnose*:

> „Die jüngsten Kinder einer Klasse erhalten signifikant häufiger eine ADHS-Diagnose als ihre älteren Klassenkollegen. Obwohl das Phänomen als Überdiagnose bezeichnet wurde, könnte man argumentieren, dass Fehldiagnose passender ist, da *Unreife als ADHS* fehldiagnostiziert wird."[25]

Auch der Kinderpsychiater Ian McClure stimmt mit dieser Einschätzung der ADHS als Fehldiagnose überein und stellt die empörte Frage, warum Kinderpsychiater es erlaubt haben, einem Verhaltenskonstrukt wie ADHS einen „psychiatrischen Stempel" aufzudrücken. Er schreibt in seiner wissenschaftlichen Arbeit mit dem Titel „ADHS ist ein Verhaltenskonstrukt, kein psychischer Zustand":

> „Kinder und jugendliche Patienten klagen selten spontan über die Anzeichen von ADHS, daher handelt es sich bei den diagnostischen Kriterien um *keine* Symptome [Anm.: und in der Folge *keine Krankheit*] ... Jahrzehnte von ADHS-Forschung haben nicht einmal versucht, valide und verlässliche Messungen der subjektiven Erfahrungen der Patienten aufzunehmen."[26]

Er betrachtet ADHS als inhärent subjektiv, da die An- oder Abwesenheit der Verhaltensanzeichen, die als Diagnosekriterien gelten, von Informanten, also Eltern und Lehrern oder dem Arzt, subjektiv beobachtet und bewertet werden. Er beklagt, dass im Gegensatz zu anderen psychiatrischen Erkrankungen die persönlichen Erfahrungen wie das Leid der Betroffenen selbst nicht erfasst werden und verlangt von der Psychiatrie, sich dieser Denkfehler bewusst zu werden.

Der Status von ADHS als genuin medizinische Krankheit ist also stets anzuzweifeln, da die diagnostischen Kriterien von ADHS keine evidenten Krankheitswerte erfassen und keine medizinischen Probleme feststellen, sondern alltägliche Defizite und Varianten der Norm darstellen, die mit Unreife beschrieben werden können. Die diagnostischen Kriterien von ADHS eignen sich dazu, ein förderbedürftiges Kind zu identifizieren. Obwohl viele Experten in klar nachvollziehbaren Worten und gestützt durch Logik und empirische Faktenlage seit Jahrzehnten auf diesen Elefant im Raum hinweisen, hält sich die Fehldiagnose ADHS und die Sichtweise von ADHS als Krankheit.

Die ADHS-Diagnose ist Falsch Positiv

„*Falsch Positiv*" fällt eine Untersuchung oder ein diagnostischer Test dann aus, wenn ein positives Testergebnis nachgewiesen wird, obwohl die untersuchte Person in Wirklichkeit nicht an der zu überprüfenden Erkrankung leidet. Die diagnostischen Kriterien von ADHS ergeben das identische Ergebnis für leichte, mittlere und schwere Fälle von ADHS, für unreife gesunde Kinder und für kranke Kinder. Dennoch herrscht der fehlerhafte Konsens, dass diese heterogene Gruppe „an einer spezifischen Störung erkrankt" seien. Wie kommt es zu diesem „Falsch Positiv"? Was genau als Krankheit gilt, wird basierend auf Wissen und kulturellen Normen von *Experten* entschieden, die ihre Positionen dann mittels Statements, Konsenssitzungen, Spezialberichten oder als Diagnoseschlüssel und Leitlinien zur klinischen Anwendung publizieren. Diese Experten für ADHS sind der Kritik ausgesetzt, da sie in der Mehrzahl der Fälle nachgewiesene Interessenskonflikte haben (S. 88).

Eine *Korrektur* der heutigen diagnostischen Kriterien ist nötig, um systematische Fehldiagnosen und schwere medizinische Fehler zu verhindern. Die Kinder, die bereits eine positive ADHS-Diagnose haben, sollten neu zugeordnet werden – nicht mehr einer Störung oder Krankheit, sondern der Kategorie *unreife, förderbedürftige Kinder*. Sie benötigen keine medizinische Therapie, sondern Erziehung und Änderungen in ihren Gewohnheiten und im Kontext, das heißt eine Anpassung der häuslichen und schulischen Umgebung und der Tagesabläufe. Die medizinische Kategorie und das Etikett ADHS sollte nur bei Anwesenheit von Krankheit diagnostiziert werden.

Unaufmerksamkeit, Hyperaktivität und Impulsivität sind über die ganze Bevölkerung in unterschiedlichem Ausmaß verteilt. Da es keine neurobiologischen Marker gibt, existiert nur eine *diskutierbare Grenze oder Schwelle zwischen Krankheit und Gesundheit*.[27] Um diese Grenze festzustellen, um Zustände von Krankheit im Beisein von Verhaltensanzeichen ADH zu identifizieren und falsch positive Diagnosen zu vermeiden, müssten die diagnostischen Methoden eine streng zu interpretierende Anforderung enthalten, die zeigt, dass die Funktionalität eingeschränkt ist und dass das Kind von sich aus, nicht durch sein Umfeld leidet. Dies ist jedoch aktuell nicht erfüllt.

ADHS ist auch keine Behinderung

Die Schweizer Juristin Sandra Hotz sieht Kinder mit ADHS als Kinder mit einer Krankheit, die zugleich zusätzlich eine Behinderung darstellt, und schlägt vor, Nachteilsausgleichsleistungen zu gewähren. Das könnten etwa Zahlungen an die Eltern sein.[28] Welche Folgen hätte das Etikett einer Behinderung zusätzlich zu dem einer Krankheit? ADHS sollte nicht als Krankheit und aus den bereits genannten Gründen auch nicht als Behinderung betrachtet werden. Bei der Etikettierung dieses Verhaltens als Krankheit oder gar Behinderung überwiegen die negativen Folgen für das Kind die allfälligen Vorteile einer nicht ausreichend indizierten Therapie und eines Behinderten-Nachteilsausgleiches deutlich[29, 30, 31] Peter Breggin führt weitere Argumente an:

> „Ein Kind, das mit ADHS diagnostiziert wurde, kann eine monatliche Zuwendung von der US-Regierung erhalten, die von den Eltern auf jede erdenkliche Weise verwendet werden kann. Skandale sind bekannt, bei denen städtische Krankenhäuser verarmten Eltern empfohlen haben, ihre Kinder diagnostizieren und therapieren zu lassen, damit sie die Social-Security-Disability-Zahlungen für ADHS erhalten."
>
> Peter Breggin

Warum sollten beispielsweise Individuen mit ADHS-Diagnose durch das Etikett einer Behinderung einen Vorteil bei Prüfungen erhalten, damit sie mit anderen Studenten, die schneller arbeiten, mithalten können? Viele Menschen ohne ADHS-artige Probleme sind schlecht bei Prüfungen oder keine akademischen Leuchten, trotzdem führen sie ein gutes Leben.

> „Hochschulen haben ADHS-Anpassungen, bei denen die Studenten mit ADHS die Prüfungen ohne Zeitbeschränkung machen dürfen. Dies gibt den Studenten, die sich selbst als behindert identifizieren, einen Vorteil darin, gute Noten zu bekommen und daher in Fachgebieten und Berufen zu arbeiten, die genau jene Fähigkeiten erfordern, in denen sie weniger Talent haben. [...] Solange die Prüfungen und Tests als Screening-Tools verwendet werden, sollten Individuen keinen Vorteil daraus ziehen, dass sie behaupten, durch ADHS behindert zu sein. Es ist unfair für die anderen Kandidaten und nicht im öffentlichen Interesse. [...] Ich sage nicht, dass Menschen mit ADHS-artigen Problemen nicht ausgezeichnete Ärzte oder Anwälte werden können, viele können das; aber manche können es nicht. Der einzige Weg herauszufinden, wer sehr oder wer nicht erfolgreich sein kann, ist es, diesen Menschen zu erlauben, sich auf dem gleichen Level wie jeder andere zu messen. Die Idee, dass ADHS eine Behinderung ist, sollte mit der Idee, das ADHS eine Störung ist, verworfen werden."
>
> Peter Breggin

Warum die Psychiatrie versagt

Für die kurative („heilende") Medizin sind Heilung und Symptombekämpfung bei Krankheit und die allgemeine Lebensverlängerung das Ziel. Die kurative Medizin kann jedoch nur wirksam sein, wenn eine Krankheit oder Störung vorliegt, wenn also bei einem Kind Komponenten einer Krankheit vorhanden sind. Bestehen die „Symptome" allerdings ausschließlich aus unerwünschtem Verhalten oder schulischer Underperformance (Leistungsschwäche) wie bei einer ADHS-Diagnose, wird die kurative Medizin entgegen der Zulassung, also *off-label* (ohne Zulassung), nicht als Therapeutikum, sondern als Erziehungsmaßnahme und insofern missbräuchlich eingesetzt. Das Risiko bei Off-Label-Verschreibungen ohne Zulassung trägt das einzelne Kind, für die verschreibenden Ärzte stellt sich nur die rechtliche Frage der Haftbarkeit bei Folgeschäden.

ADHS ist abhängig von der Umgebung

Der Diagnoseschlüssel für ADHS namens *Diagnostic and Statistic Manual of Mental Disorders (DSM)* erkennt an, dass ADHS eine „Störung" ist, die *nicht im Kind*, sondern in der Umgebung, dem Kontext des Kindes verankert ist und die sich unter manchen externen Bedingungen zeigt, unter anderen wiederum nicht[32]: Das DSM verlangt, dass das Kind in mehr als zwei Umgebungen oder Settings störend sein muss. Zu beachten ist: Wenn ein Kind scheinbar überaktiv, unaufmerksam oder impulsiv in verschiedenen Kontexten ist, zu Hause und in der Schule, beweist dies keinesfalls, dass es eine Störung hat. Beide Kontexte können ungeeignet, langweilig oder sogar bedrohlich für das Kind sein und so sein Verhalten negativ beeinflussen. Viele Kinder ändern ihr Verhalten, wenn sie die Lehrperson oder die Schule wechseln, andere tun dies, wenn sich andere Verwandte um sie kümmern, am Wochenende, in den Ferien oder in der Freizeit. Auch wenn ein Kind in allen seinen Lebensumgebungen schlimmes Verhalten an den Tag legt, berechtigt das die Erwachsenen nicht, das Kind, den Körper des Kindes als Ursache des Problems zu diagnostizieren.

Der Psychiater und Forscher Peter Breggin beschäftigt sich seit Jahrzehnten mit ADHS. Er gibt zu bedenken, dass die „Erfinder" der ADHS-Diagnose einen „logischen Fehler" begangen haben. Korrekt wäre es laut Breggin zu sagen, dass das Kind kein ADHS hat, wenn es in irgendeinem Kontext, etwa im Urlaub, beim Sport oder in Anwesenheit eines bestimmten Erwachsenen, keine Verhaltensprobleme aufweist. Wie kommt er zu dieser Aussage?

„Wenn ein Kind eine echte Erkrankung hat, wie eine degenerative Muskelerkrankung, wären Sie dann nicht schockiert, wenn die Symptome nur unter bestimmten Umständen auftauchen, unter anderen jedoch nicht? Zu Hause oder in der Schule kann das Kind nicht gehen, beim Spielen oder mit dem Babysitter rennt es hingegen ohne Probleme. Das würde bedeuten, dass das Kind keine biologische Erkrankung hat, und wir würden auf die Suche nach Umfeldfaktoren gehen, die korrigiert werden können. Das Verschwinden der ADHS-Verhaltensanzeichen unter bestimmten Umständen ist *ein starker Beweis dafür, dass das Gehirn des Kindes gesund ist.*"

Peter Breggin[33]

Ein effektiver und korrekter Weg, ADHS-artiges Verhalten zu verbessern, bedeutet daher nicht am Körper des Kindes, sondern am Umfeld zu arbeiten, dem das Kind unterworfen ist.

Durch das Umfeld bedingtes Leid als Ausschlusskriterium

Bei Medikamenten zur Behandlung von ADHS gibt die Arzneimittelinformation in der Regel die korrekte Anweisung, dass Arzneimittel der Gruppe der Stimulanzien (Methylphenidat [Ritalin®] oder Amphetamine [Elvanse®]) nicht angewendet werden dürfen, wenn die ADHS-Symptome durch das Umfeld verursacht werden:

„Stimulanzien sind nicht zur Anwendung bei Patienten vorgesehen, die sekundäre umfeldbedingte Symptome und/oder andere primäre psychiatrische Störungen, einschließlich Psychosen, zeigen."[34]

Widersprüchlicherweise werden Stimulanzien jedoch als Standardtherapie für genau solche Symptome angewendet, die – per Definition von ADHS – durch das Umfeld verursacht werden. Die Arzneimittel werden also standardmäßig entgegen der Empfehlung als Kontraindikation eingesetzt: ein wichtiger Widerspruch, der zwar offensichtlich ist, aber trotzdem den wenigsten Akteuren bewusst ist und der gegen die Regeln der Heilkunst verstößt.

Leid und funktionale Einschränkungen sind keine sicheren diagnostischen Kriterien, sondern nur Anzeichen für die Möglichkeit einer Krankheit. Kinder mit ADHS-Verhaltensanzeichen leiden in der Regel nicht an ihrem Verhalten, sondern an der Diagnose (S. 61) und vor allem der Umgebung; die schulische Umgebung übernimmt hier laut Umfragen bei betroffenen Eltern eine Vorreiterrolle als Auslöser von Leid.[35] Der Leidensdruck der jungen Patienten wird oft erst durch soziale Interaktionen in Elternhaus oder Schule verursacht. Kinder mit ADHS werden laut Experten in der Regel durch Ursachen in ihrem

Umfeld „krankgemacht“[36]: Der Grund für die Krankheit liegt also normalerweise nicht im Kind, sondern in der Umgebung, in den ungesunden Lebensbedingungen. Leid entsteht durch externe Stressoren wie Erwartungen an das Verhalten in Schule, Konflikte, Verlustereignisse, Unglücksfälle oder durch die Diagnose selbst. Manche Kinder leiden auch an frühkindlichem Stress durch unzureichende Fürsorge, Armut oder Rassismus.[37]

Der von vielen Akteuren gezogene Schluss, dass ein Kind, das an seiner schulischen Situation leidet, krank ist, trifft also nicht zu und sollte vermieden werden. Werden das Leid und die funktionale Einschränkung durch das Umfeld verursacht, bedeutet das, dass das Kind im eigentlichen Sinne nicht krank ist, sondern krankgemacht wird. Durch das Umfeld hervorgerufene Erkrankungen sind ein Ausschlusskriterium zur Einnahme von Stimulanzien[38], die als erstes Mittel der Wahl bei ADHS eingesetzt werden. Das erste Mittel der Wahl ist jene Arznei, die als erste und am häufigsten verschrieben wird. Es sollte eigentlich jene Arznei sein, die am besten zur Behandlung einer bestimmten Erkrankung geeignet ist und den größten Nutzen mit dem geringsten Risiko aufweist. Durch das Umfeld bedingtes Leid sollte folglich neu und verbindlich als *Ausschlusskriterium einer ADHS-Diagnose* eingeführt werden. Im Falle krankmachender Lebensbedingungen muss das „krankgemachte“ Kind durch Verbesserungen in seiner Umgebung geheilt werden; dies ist aber nicht die Aufgabe der Medizin, die sich auf den Körper des Kindes konzentriert, sondern der Pädagogik, die das Leben des Kindes verbessern sollte.

Bei Verdacht auf Krankheit lautet daher die erste Frage: „Sind es die Lebensbedingungen, das Umfeld oder der Kontext, welche die Krankheit verursachen?“ Der Mensch muss als Ganzes betrachtet werden: Körper, Psyche, soziale Beziehungen – der gesamte Kontext nimmt Einfluss auf das Wohlbefinden und den Körper des Kindes. Die richtige Reaktion auf Anzeichen für ADHS beginnt mit einer interdisziplinären *Analyse und Anpassung* der *bio-psycho-sozialen Situation*. Ungesunde Lebensbedingungen machen jeden Menschen – früher oder später – krank. Jedes Kind ist anders und muss aufmerksam begleitet werden, gute Lebensbedingungen sind Voraussetzung für Gesundheit. Wie einfach krankmachende Bedingungen in der Schule entstehen können, zeigt das folgende Zitat.

> „Gesellschaft und Schule sind in gewissem Sinne orientierungs- und strukturlos, jeder Weg, um zu lernen, zu schreiben etc. gilt als richtig und das Kind muss alle Schritte selbst erarbeiten. Das führt aus meiner Erfahrung zur Verunsicherung und zu Leid, sowohl bei Erwachsenen als auch bei Kindern. Kinder mit ADHS werden

von so freien Strukturen überfordert, oft liegen ihre feinmotorischen Fähigkeiten unter dem Durchschnitt. Das Kind verirrt sich, macht dauernd die Erfahrung „ich kann das nicht", leidet und weicht in der Folge aus, anstatt zu üben. Die Kinder entwickeln komplexe Ausweichstrategien. Dass ein Kind bestimmte Fähigkeiten zu einem gewissen Zeitpunkt noch nicht besitzt, scheint mit irrelevant, denn man kann dem Kind helfen, sich diese Fähigkeiten anzueignen oder sie zu kompensieren. Das Wichtigste ist jedoch, dass die Kinder ihr Selbstbewusstsein und Selbstvertrauen nicht verlieren. Es gibt viel, was man im Schulsystem verbessern muss, das Wichtigste aus meiner Sicht ist es, den Kindern mehr Strukturen und ganz konkrete Handlungsanleitungen anzubieten, die Ihnen beim Lernen helfen." Ergotherapeutin

Diese auf Berufserfahrung basierende Einschätzung veranschaulicht eindrücklich, dass eine mangelnde Struktur und Handlungsanleitungen im Unterricht und Probleme in der Feinmotorik Ursachen für Leid bei den betroffenen Kindern sein können. Die Fähigkeiten sind nach der Einschätzung der zitierten Ergotherapeutin lern- oder kompensierbar, ein *Verlust des Selbstbewusstseins und Selbstvertrauens* hingegen sollte mittels genauerer Anleitung vermieden werden. Morbide, also Träger von Krankheit, sind weder die kindliche Unfähigkeit, alleine einen Wochenplan zu strukturieren und umzusetzen, noch unterdurchschnittliche feinmotorische Fähigkeiten. Obwohl diese mangelnden Fähigkeiten zu großer Frustration beim Kind führen, darf dies nicht als Krankheit betrachtet werden.

„Schließlich ist das Ziel der kindlichen Aktivitäten die Entwicklung von Selbstvertrauen. Bietet man ihm entweder mehr oder weniger Unterstützung an, als es wirklich braucht, so wird dieses Ziel leicht vereitelt." Jean Liedloff[39]

Störendes Verhalten ist kein Krankheitsanzeichen

Die grundlegende Natur der ADHS-Diagnose macht Versuche obsolet, gemeinsame genetische oder biologische Ursachen zu finden, denn die ADHS-Diagnose ist ein Sammelsurium, eine Liste von unterschiedlichsten Arten von Verhalten, das Lehrer und Eltern stört und zusätzliche Aufmerksamkeit im Klassenzimmer beansprucht: Das Kind „platzt häufig mit einer Antwort heraus, bevor die Frage beendet ist" oder „scheint oft nicht zuzuhören, wenn direkt angesprochen". Werden sechs solcher und ähnlicher Fragen (vgl. diagnostische Fragen S. 95 ff.) von der erwachsenen Bezugsperson mit Ja beantwortet, so hat das Kind laut aktueller Diagnostik ADHS.

Wie soll so unterschiedliches und variables Verhalten in einzelnen Genen oder einer gemeinsamen biologischen Basis begründet sein? Alle diese Verhaltensauffälligkeiten haben mehrere Ursachen, und beinahe alle liegen außerhalb des Körpers des Kindes. Mit den Kindern, die ADHS-Verhaltensanzeichen aufweisen, stimmt in der Regel körperlich alles, allerdings stimmt in ihrem Leben häufig etwas nicht. Eine geringe Aufmerksamkeitsspanne oder schlechte Koordinationsfähigkeit sind keine Krankheit, können jedoch, wie das folgende Zitat eines Ergotherapeuten zeigt, zu Ungehorsam führen:

> „Es gibt feinmotorisch einfachere und schwierigere Bewegungen, nicht alle Kinder haben das gleiche Talent. Unterdurchschnittliche Feinmotorik macht das Kind unsicher und ängstlich, dies verhindert Übung und führt zur Verweigerung auch in der Gruppensituation, um keinesfalls aufzufallen. Niemand soll sehen, dass das Kind etwas Bestimmtes nicht kann, das ist vor allem auffallend bei den Jungs. Aus dem Bedürfnis, koordinative Schwierigkeiten zu verstecken, dem Unangenehmen auszuweichen, wird eine Überlebensstrategie, die dann oft das Gegenteil bewirkt.
>
> Schüler, die an der pädagogischen Hochschule den Lehrerberuf erlernen, haben mir berichtet, dass es aktuell unter Lehrpersonen verpönt ist, einem Kind genau zu sagen: So macht man das. Die zu erlernenden Fähigkeiten werden nicht genau vermittelt, das Kind soll alles selbst erfahren. Viele Kinder haben beispielsweise keine Ahnung, wo sie den ersten Strich beim Kreis eines O machen müssen, sie brauchen drei Ansätze, um einen Buchstaben zu schreiben, und sind deswegen unheimlich langsam beim Schreiben. In der Folge verpassen sie alles Mögliche, bekommen Dinge nicht mit, das ist ein Teufelskreis." Ergotherapeutin

Auch ein Mangel an Übung und Anleitung kann also dazu führen, dass ein Kind sich zurückzieht oder überkompensiert, also lästige oppositionelle Verhaltensweisen zeigt. Geringe schulische Leistung oder schlechtes Verhalten sind, wie bereits bekannt, keine Krankheit; Krankheiten erfordern Leid und schwere funktionale Einschränkungen der Betroffenen. Dass ein Kind an seiner unleserlichen Handschrift, seiner Verweigerung, bestimmte Leistungen innerhalb eines engen Terminplanes abzuliefern oder seinem oppositionellen Verhalten von sich aus leidet, ist unwahrscheinlich. Leidet das Kind an der Kritik, Ausgrenzung und Diskriminierung, dann ist dieses Leid extern induziert und geht nicht vom Kind aus. Das Kind leidet an der schulischen Situation und wird krankgemacht.

Konflikte sind Risikofaktoren

Fast alle Kinder mit ADHS-Diagnose haben gemeinsam, dass sie mit einem oder mehreren Erwachsenen in ihrem Leben im Konflikt stehen. Da die ADHS-Diagnose einen Konflikt zwischen Kindern und Erwachsenen abbildet, hängt sie so stark von den Erwachsenen ab, die in der Welt des Kindes leben. Dies spiegelt sich, wenn man unterschiedliche Länder miteinander vergleicht, in großen Unterschieden in der Zahl der ADHS-Diagnosen (S. 91). Wer den Konflikt verursacht, ist schlussendlich egal, das Ziel muss sein, Hilfe zu suchen, um den Konflikt zu lösen.

Risikofaktoren für ADHS-Verhaltensanzeichen können neben *jungem Alter* oder *Unreife* beispielsweise eine große Anzahl *schulinterner Probleme* sein wie feinmotorische Schwierigkeiten, unrealistische Erwartungen an die schulischen Leistungen oder an die Konformität des Verhaltens von Kindern, Langeweile der Kinder oder Frustration der Lehrer, geringeres Alter der Kinder, ein großes und unaufgeräumtes Klassenzimmer oder auch Missbrauch und Mobbing durch andere Mitschüler. Auch zahlreiche *Probleme in der Familie* wie Angst des Kindes durch Konflikte zwischen den Eltern, Mangel an Aufmerksamkeit der Eltern, unpassende oder widersprüchliche Erziehungsmaßnahmen der Eltern führen zu ADHS-artigen Symptomen.[40]

> „Wenn ihr Kind überall Verhaltensprobleme hat, hat es dieses Verhalten wahrscheinlich zu Hause gelernt. Meist war das Kind schon vor der Schule schwierig."
>
> Peter Breggin

Junges Alter und Unreife als Risikofaktor

Zahlreiche Studien der empirischen Bildungsforschung zeigen, dass jüngere Kinder in einer Klasse im Vergleich zu den älteren Kindern Nachteile im Hinblick auf ihre schulischen Leistungen sowie stärkere Ausprägungen von Lern- und Verhaltensstörungen haben. Diese Nachteile werden *relative Alterseffekte* genannt.[41, 42] Jüngere Kinder eines Schuljahrganges zeigen einen vergleichsweise ungünstigeren Entwicklungsverlauf in ihren schulischen Leistungen, sie bekommen schlechtere Noten und erhalten am Ende der Grundschule mit geringerer Wahrscheinlichkeit eine Gymnasialempfehlung.[43] In einer Reihe von Studien wurde ein klarer Zusammenhang zwischen *Schuleintrittsalter* und einer größeren Wahrscheinlichkeit einer ADHS-Diagnose festgestellt.[44, 45, 46, 47] Die Forscher zeigten, dass die vergleichsweise jüngeren Kinder häufiger zur diagnostischen Abklärung geschickt werden und dass fälschlicherweise somit normale, *altersbedingte Eigenschaften der Unreife*[48] als ADHS-Symptome gelten: Der Gesundheitsökonom Todd Elder konnte beispielsweise anhand der Daten des National Centers for Education Statistics zeigen, dass Kinder, die im Vergleich zu ihren Klassenkollegen jünger sind, eine doppelt so große Wahrscheinlichkeit wie ihre älteren Klassenkameraden haben, Stimulanzien gegen AHDS verschrieben zu bekommen. Er schließt daraus, dass die Lehrer und in der Folge die Ärzte die geringere Reife im Vergleich zu den Klassenkollegen fälschlicherweise als ADHS interpretieren. Aus Elders Sicht wird diese Tendenz, dass jüngere Kinder zur Abklärung geschickt werden, verstärkt, seit die Diagnose das Auftreten von Verhaltensauffälligkeiten in der Schule und in der Familie erfordert. Todd Elder schätzt, dass 2010 von den damals circa 4,5 Millionen betroffenen Kindern 20 Prozent, das heißt 900 000 Kinder, wegen ihres jüngeren Einschulungsalters eine Fehldiagnose erhalten und in der Folge langandauernde und überflüssige, jedenfalls schädliche Stimulanzientherapien erfahren haben. Inzwischen kann man von einer noch größeren Anzahl von Kindern ausgehen.

Familie und Erziehungsverhalten als Risikofaktor

> „Oft ist ein Elternteil zu Hause, und diese Person will sich nicht mit dem Kind beschäftigen, nimmt das Kind nicht ernst, ist unstrukturiert, hibbelig und emotional. Die Kinder brauchen Struktur, Bewegung, Hobbys und die Zusammenarbeit aller Personen, die mit dem Kind zu tun haben: Lehrer, Eltern die Erwachsenen zum Beispiel im Sportverein. Ein kontrolliertes Umfeld, den Austausch von Beobachtungen, Umstellungen, Familienereignissen oder Ereignissen in der Schule."
>
> Primarlehrerin in der Sonderschule, 28

Die Forscher vermuten, dass das *familiäre Risiko* für ADHS-Verhaltensanzeichen insgesamt bei 20 Prozent liegt.[49] Es setzt sich aus unterschiedlichen Risikofaktoren zusammen: Die Stabilisierung der Symptomatik im Kind und die damit verbundenen sozialen und emotionalen Probleme sind laut der Juristin und Psychologin Marion Hanten vorrangig von negativen familiären Interaktionsmustern abhängig – und nicht durch genetische Anfälligkeit bestimmt[50]: Kinder mit ADH (Aufmerksamkeitsdefizit-/Hyperaktivität) profitieren von einem klaren, konsistenten und wertschätzendem Erziehungsverhalten. Durch dysfunktionales Erziehungsverhalten wird die externalisierende Symptomatik dieser Kinder dagegen stabilisiert.[51] Es existieren Hinweise, dass elterliche und kindliche ADH-Verhaltensanzeichen sich gegenseitig verstärken.[52] Je stärker die Unaufmerksamkeit und Impulsivität bei Müttern und Vätern ausgeprägt ist, desto mehr neigen sie zu nachlässigem, inkonsequentem Erziehungsverhalten, Überreaktionen und streitbelasteten Eltern-Kind-Interaktionen.[53] Montejo et al. zeigten in einer aktuellen Studie, dass das Erziehungsverhalten von Eltern, die selbst eine ADHS-Diagnose haben, durch mehr Kontrolle und Härte und weniger emotionale Bindung geprägt ist. Zudem zeigen Eltern mit ADHS-Diagnose wesentlich weniger Fürsorglichkeit gegenüber ihren Kindern als Eltern ohne ADHS.[54] Die Änderung im Erziehungsverhalten der Eltern macht eine wesentliche Voraussetzung für die erfolgreiche Förderung der Kinder mit ADHS aus.

Elterliche und kindliche ADHS-Verhaltensanzeichen bilden einen Teufelskreis, der durch generationenübergreifende pädagogische Maßnahmen unterbrochen werden kann. Eine entsprechende Beratung und Schulung der Eltern zur Optimierung des Erziehungsstils gilt somit als hilfreiche und wirksame Reaktion auf ADH-Verhaltensanzeichen.[55]

Sozioökonomischer Status als Risikofaktor

Es herrscht ein massives Gefälle bezüglich der Gesundheit zwischen reichen und armen Familien. Dies ist ein Phänomen in allen Gesellschaften. Kinder, die in benachteiligten Verhältnissen aufwachsen, sterben aufgrund *sozioökonomischer Nachteile* häufiger, sie haben ein größeres Risiko für Krankheiten und auch für eine Diagnose mentaler Störungen.[56] Laut neuen Überblicksarbeiten existiert ein signifikanter Zusammenhang zwischen geringem sozioökonomischem Status der Eltern und ADHS-Diagnosen.[57] Der sozioökonomische Status bezieht sich auf die soziale und ökonomische Position einer Person und hängt beispielsweise von Einkommen, Ausbildung der Eltern, Arbeitslosigkeit und Familienstand ab. Obwohl dieser Zusammenhang häufig festgestellt wird, liegt er selten im Fokus der Forschung.

Eltern mit einem schlechteren sozioökonomischen Status haben also häufiger Kinder, die eine ADHS-Diagnose erhalten. Interessanterweise schließen die Forscher aus ihren Beobachtungen, dass sozioökonomische Benachteiligung der Kinder zu Verhaltensanzeichen führen könnte, die zwar den ADHS-Verhaltensanzeichen ähneln und zu einer Diagnose führen, doch in Wirklichkeit – wie dies auch bei kindlicher Unreife der Fall ist – nur eine *Pseudo-ADHS* darstellen. Ähnlich wie Hirnverletzungen, Gewalt und Missbrauch können Armut und schlechte sozioökonomische Bedingungen zu „Symptomen“ führen, die leicht mit ADHS verwechselt werden können, aber kein ADHS sind.[58]

Forscher vermuten, dass dies mit gesellschaftlicher Benachteiligung armer Familien und Alleinerziehender oder einer geringen mentalen Gesundheit der

Eltern sowie weniger Zeit für die Kindererziehung zusammenhängen könnte. Bei Kindern in Familien, deren Mutter oder Vater eine geringe Ausbildung haben, liegt beispielsweise das Risiko, dass sie ADH-Verhaltensanzeichen zeigen, 95 Prozent höher als bei Kindern mit besser gebildeten Eltern. Kinder mit alleinerziehenden Eltern haben ebenfalls ein um 95 Prozent höheres Risiko als Kinder mit zwei Eltern. Dieser Fakt spiegelt sich in der persönlichen Einschätzung einer Mutter:

> „Unsere Familiensituation wirkt sich aus, wir sind ausgesetzt. Die Lehrer gehen gegen alleinerziehende Eltern viel schneller vor. Bei Kindern mit verheirateten Eltern oder bei Akademikern passiert gar nichts."
>
> Alleinerziehende berufstätige Mutter eines hochbegabten Kindes mit ADHS-Diagnose

Als gesamtgesellschaftliche Lösung wäre für diese Kinder neben einer Schulung der Eltern eine verpflichtende Ganztagsbetreuung wünschenswert, die bereits ab dem Säuglingsalter den bedürftigen Familien zur Verfügung steht.

Aus diesem Kapitel kann der Schluss gezogen werden, dass ADHS keine Krankheit ist, sondern das unerwünschte Verhalten ADH. Dieses Verhalten hat in der Regel Ursachen im Umfeld des Kindes und kann durch pädagogische Schulung der Kinder und Eltern behoben werden. Dazu muss ADH jedoch gesellschaftlich aus dem Wirkungsbereich der Psychiatrie entfernt und der Pädagogik übergeben werden.

Das aktuelle Krankheitsmodell ist überholt

> „Der ADHS-Leitfaden für Lehrpersonen und schulische Dienste[59] erklärt die Ursache für ADHS als eine angeborene Hirnstörung. Nur wenn das Gehirn verletzt wurde oder erkrankt ist, dann kann ADHS erworben sein. Ich habe gelesen, dass die betroffenen Kinder ein abnormales Transmitter-System haben, ich vermute, dass dadurch diese Hirnstörung entsteht, da sie von den Eltern auf das Kind weitervererbt wird."
>
> Lehrperson, 45 Jahre

Diese Lehrperson möchte die Ursache für Verhaltensauffälligkeiten mancher Schüler verstehen und eindeutige organische Merkmale der Krankheit identifizieren. Wir alle wollen gerne schwarz auf weiß wissen, womit wir es zu tun haben. Ist ADHS, wie die Lehrperson und der zur Hand gezogene Leitfaden vermuten, eine angeborene Hirnstörung, die körperlich messbare Ursachen hat? Leider ist die Information, die der Lehrperson zur Verfügung steht, falsch. Die getroffenen Aussagen halten keiner genauen Überprüfung stand, es existieren trotz intensiver jahrzehntelanger Forschung *keine messbaren körperlichen Marker oder Ursachen* für ADHS[60], lediglich organische[61], soziale[62, 63] und psycho-physiologische[64] *Risikofaktoren*, ADHS-artige Verhaltensanzeichen zu entwickeln. ADHS ist nicht als *körperliche Ursache* zum Beispiel im Gehirn, sondern als Störung der schulischen Leistungsfähigkeit zu verstehen[65], auf die zahlreiche Risiko- und Schutzfaktoren einwirken.

Das veraltete körperliche Krankheitsmodell

> „Zusätzlich zu den körperlichen Risiken, die psychoaktive Drogen mit sich bringen, werden die Kinder von der Idee beeinflusst, dass sie eine mentale Störung haben. Es wird ihnen vermittelt, dass sie eine ‚Aufmerksamkeitsdefizit/Hyperaktivitätsstörung' haben, die die Folge von ‚falschen Vernetzungen' oder eines ‚chemischen Ungleichgewichtes' in ihrem Hirn ist. Für den Rest ihres Lebens ist es wahrscheinlich, dass die Kinder sich selbst als teilweise eingeschränkt oder behindert sehen, oder auch als ‚kaputt' oder ‚mental krank'. Es wird ihnen unmöglich scheinen, diese angeblichen ‚Unfähigkeiten' zu überwinden. Anstatt Selbstkontrolle und Selbstdisziplin zu erlernen, werden sie wahrscheinlich lebenslang Konsumenten psychiatrischer Drogen." Peter Breggin

Hier wird heute primär von einem überholten *somatischen*, sprich: rein *körperlichen, biologischen* oder *genetischen Krankheitsmodell* ausgegangen, das insbesondere an die Vorstellung von neurobiologischen Ursachen anknüpft.[66] Dieses veraltete somatische Krankheitsmodell basiert auf einem *organischen Ursachenmythos*, der besagt, dass ADHS körperliche oder genetische Ursachen hat. Diesem Modell wird ein inhärenter Reduktionismus und die Vergegenständlichung[67] sozialer und psychischer Tatsachen auf organische Quasi-Ursachen vorgeworfen.[68, 69] Diese Sichtweise von ADHS als Krankheit ist keine Ausnahme. Lehrpersonen, Eltern und sogar Kinder nehmen oft ein falsches, rein biologisches oder genetisches Verständnis von ADHS an, um ein komplexes, facettenreiches Problem in eine einfache organische Fehlfunktion zu verwandeln.[70] Auch manche Forscher betrachten ADHS immer noch reduktionistisch als Entwicklungsstörung.[71] Die neuen diagnostischen Kriterien, die seit 2013 gelten, beleben den Mythos, indem sie ADHS zu „neurologischen" Entwicklungsstörungen zählen; zuvor gehörte ADHS noch zu Störungen des Sozialverhaltens. Dieses Krankheits- und Körperbild dominiert die fehlerhafte therapeutische Praxis. Da eine „Krankheit des Gehirns“ vorausgesetzt wird, nimmt man an, dass Stimulanzien wie Methylphenidat diese „Krankheit“ heilen oder behandeln können.

Georg Engels Gesundheitsmodell

Georg Engel entwickelte bereits in den sechziger Jahren das heute gültige *psycho-bio-soziale Gesundheitsmodell*[72], das von der Nicht-Trennbarkeit kognitiver, sozialer und körperlicher Faktoren ausgeht. Auch im Zusammenhang mit ADHS ist dieses Modell anerkannt, es hat sich jedoch in der diagnostischen und therapeutischen Praxis nicht durchgesetzt. Entsprechend Georg Engels Modell haben Gesundheit und Krankheit immer sowohl biologische und genetische als auch psychologische und soziale Risikofaktoren. Falls Kinder biologische und genetische Risikofaktoren aufweisen, entwickeln sie keineswegs zuverlässig ADHS-Verhaltensanzeichen – und selbst wenn sie keine solchen Risikofaktoren haben, können Verhaltensanzeichen trotzdem auftreten. Das bedeutet einerseits, dass eine erbliche Vorbelastung oder Anfälligkeit durch gute Lebensbedingungen ausgeglichen werden kann, aber andererseits auch, dass erblich komplett unbelastete Kinder unter schlechten Lebensbedingungen, zum Beispiel bei Mangelernährung, ADHS-artige Symptome entwickeln können. Somit nehmen Nature und Nurture, also Erbanlagen und Erfahrungen, Einfluss auf ADHS.[73]

Gut kontrollierte Langzeitstudien weisen darauf hin, dass ADHS im Laufe des Lebens in der Regel *erworben* wird, zum Beispiel durch *Armut*[74], *frühkindlichen Stress* und *unpassendes Erziehungsverhalten der Eltern.*[75] ADHS ist damit *soziokulturell* induziert.[76] Wer also wie die zitierte Lehrperson behauptet, dass ADHS erblich oder organisch ist, gibt falsche Fakten wieder und macht die Situation für die Betroffenen ausweglos, obwohl sie dies nicht ist. Selbst bei erblicher oder organischer Vorbelastung kann das Kind komplett frei von Verhaltensauffälligkeiten aufwachsen. Die bisher identifizierten Risikofaktoren haben nichts mit dem realen Status von Gesundheit oder Krankheit zu tun. Auch wenn das Kind ADHS-Verhaltensanzeichen zeigt, kann eine Verbesserung der Lebensumstände ADHS-Verhaltensanzeichen lindern oder zum Verschwinden bringen.

Der körperliche Ursachenmythos

> „Weil etwas in meinem Kopf nicht stimmt, muss ich Tabletten nehmen.“
>
> Achtjähriger Schüler zu seinem Lehrer

Im Gegensatz zur bakteriellen, mykotischen oder viralen Infektion, einem gebrochenen Bein, einer Entzündung oder einer körperlichen Fehlbildung haben mentale Störungen wie ADHS keine objektiven körperlichen Ursachen, die gleichzeitig als Anzeichen, sogenannte Indikatoren, Marker oder diagnostische Kriterien für Krankheit dienen können. Wichtig ist hier festzustellen: Nur weil keine körperlichen Ursachen messbar sind, bedeutet dies nicht, dass jemand, der an einer körperlichen oder mentalen Störung oder Erkrankung leidet, sich diese Störung einbildet. Chronischer Schmerz oder eine Depression sind beispielsweise in der Regel nicht anhand einer Untersuchung des Körpers abbildbar, existieren aber trotzdem.

Warum halten sich der organische Ursachenmythos und damit das veraltete körperliche Krankheitsmodell so erfolgreich? Man kann nur annäherungsweise versuchen, die Gründe für seine Entstehung und Etablierung zu verstehen.

Ockhams Rasiermesser ist eine aus dem Mittelalter stammende Denkweise, die heute noch in der medizinischen Fakultät gelehrt wird und besagt, dass man versuchen soll, sich auf eine einzelne Erklärung für eine Vielzahl von Symptomen festzulegen. Doch diese Verengung widerspricht der Realität in vielen Fällen, bei ADHS im Besonderen.

Der Mythos, dass ADHS eine organische Krankheit sei, die mit Arzneimitteln behandelt und geheilt werden könne, stammt aus den sechziger Jahren. Er basiert laut Experten auf der Lobbyarbeit bestimmter Interessengruppen sowie auf der Umdeutung von Stimulanzien von Drogen zu Arzneimitteln.[77] Neurostimulanzien zeigen jedoch bei Menschen mit und ohne Diagnose dieselben erwünschten und unerwünschten Wirkungen. Arzneimittel wirken in der Regel nur bei Krankheit, bei Gesunden zeigen sie nur unerwünschte Wirkungen.

Körperliche Ursachen gelten außerdem dem allgemeinen Wissenschaftsverständnis nach als am *objektivsten*. Auch im Fall ADHS spielt die Deutungshoheit neurobiologischer Deutungssysteme eine große Rolle, technische Möglichkeiten werden von Laien und auch von manchen Fachpersonen massiv überschätzt.[78] Körperliche Ursachen, die falsch als solche etikettiert werden, sind nicht objektiv, sondern falsch, irreführend und in der Folge schädlich für die Betroffenen.

Wenn man sich die Fakten ansieht, hat eine *neurobiologische Erklärung* für ADHS keinen Sinn: Die diagnostischen Kriterien von ADHS sind eine Sammlung aller möglichen Arten von Verhalten, die den Schulunterricht stören. Wie kann dieses unterschiedlichste Verhalten auf eine gemeinsame, physiologische

Ursache reduziert werden? Statt durch eine körperliche Ursache wird das Verhalten, das als ADHS bezeichnet wird, durch alle möglichen Dinge provoziert, zum Beispiel durch langweiligen Unterricht, überfüllte Klassenzimmer oder ein Mangel an Disziplin und Erziehung im Elternhaus.

Aufgrund der extrem komplexen Zusammensetzung des Konglomerates ADHS ist es unwahrscheinlich, dass ein körperlicher ADHS-Marker je gefunden wird. Trotzdem wirkt der Mythos weiter und hält den schädlichen Irrglauben am Leben, dass eine Behandlung mit Stimulanzien das erste Mittel der Wahl sei, da sie die Ursachen bekämpfe.

Normale Gehirne

Neuroimaging-Studien werden von Kritikern wie dem Philosophen Michael Hagner mit einer modernen Phrenologie verglichen[79], einer zu Beginn des 19. Jahrhunderts formulierten und überholten Lehre, die versuchte, mentale Eigenschaften und Zustände bestimmten Hirnarealen zuzuordnen. Dabei wurde ein Zusammenhang zwischen Schädel- und Gehirnform sowie Charakter und Fähigkeiten postuliert.

Bisher konnten keine Anzeichen oder Marker für organische Anomalien bei ADHS gefunden werden, sei es im Genmaterial, im Hormonhaushalt, in der Hirnflüssigkeit, in der Hirnstruktur, in der Hirnaktivität oder in der Hirnentwicklung. Kein Forscher ist fähig, anhand der Beobachtung des Gehirns, also in den Nervenzellen des Gehirns verorteten Ursachen, eine ADHS-Diagnose zu stellen. In über 30 Neuroimaging-Studien sahen die Gehirne der Kinder mit ADHS nicht klinisch abnormal, sondern normal aus.[80, 81] Dennoch hält sich ein neurobiologischer Ursachenmythos. Interessant ist hier festzustellen, dass heute gängige und für alle zugängliche neurobiologische Verfahren in die Diagnose nicht eingezogen werden. Dies legt ebenfalls den Schluss nahe, dass auf den Gehirnbildern nichts über ADHS abzulesen ist.

Die gängige Sichtweise von ADHS beinhaltet trotz aller Widersprüche eine Krankheit des Gehirns. Ein Grund dafür könnte sein, dass viele Studien ihre Ergebnisse reduktionistisch in falschem Licht präsentieren; sie berücksichtigen beispielsweise nicht die Effekte der psychoaktiven Drogen, die als Arzneimittel gegeben werden, obwohl Stimulanzien Gehirnfunktionen nachweislich stören und verändern. So können Effekte der Stimulanzien fälschlicherweise ADHS zugeschrieben werden. Solche Details kommen jedoch nur ans Licht, wenn die Publikationen kritisch gelesen und hinterfragt werden.

Das Fazit lautet, dass Kinder mit ADHS-Verhaltensanzeichen komplett normale Gehirne und neurobiologische Gehirnfunktionen haben, die sich nicht von den Gehirnfunktionen der Kinder ohne ADHS unterscheiden.

Normale Gene

Manche Stimmen behaupten, es gäbe Hinweise für in der DNA nachweisbare Ursachen, die zu ADHS führen. Es existieren jedoch – falls überhaupt – höchstens genetische *Risikofaktoren*, die eine mögliche Anfälligkeit abbilden.[82] Molekulargenetische Studien suchen nach *Genen und Genvarianten*, welche als Risikofaktor die Anfälligkeit, Verhaltensanzeichen von ADHS zu entwickeln, abbilden. Dabei sammeln sich riesige Listen verschiedenster Gene an, die eine Rolle spielen könnten.[83] Die Anwesenheit dieser Gene führt jedoch nicht zu ADHS-Verhaltensanzeichen, denn die genetische Anfälligkeit oder Empfänglichkeit stellt lediglich einen Risikofaktor dar und keine Ursache. Außerdem wurde gezeigt, dass die meisten, und zwar 99,8 Prozent, der identifizierten angeblichen Risikogene vermutlich in keinem Zusammenhang mit ADHS stehen, da sie schlicht statistisch falsch identifiziert wurden:

Die Arbeiten des Wissenschaftsforschers John Ioannidis zeigen, dass Metaanalysen zum Thema Genforschung massiv zugenommen haben. Diese Arbeiten haben jedoch in der Regel handwerkliche Fehler.[84] 99,8 Prozent der behaupteten Zusammenhänge zwischen Gen und Krankheit sind laut Ioannidis unkorrekt, da sie nicht validiert sind. Die Wahrscheinlichkeit, dass ein in einer Studie „gefundenes" Gen zu den Risikofaktoren für psychische Erkrankungen wie ADHS gehört – insofern es denn solche korrelierenden, nicht ursächlichen Gene überhaupt gibt –, ist nur in 10 von 5000 Behauptungen korrekt. Nur 10 von 5000 identifizierten Genen sind womöglich Risikogene, die 4990 anderen haben mit der Störung nichts zu tun. Das liegt daran, dass die Autoren der Studien in der Regel nicht das für die korrekte Statistik nötige handwerkliche Wissen haben, wie Ioannidis veranschaulicht.[85] Diese handwerklichen Fehler der Experten tragen zu dem Mythos bei, dass ADHS erblich sei. In seinem bekannten Artikel verdeutlicht Ioannidis das Problem mit einem fiktiven Beispiel:

> „Nehmen wir an, eine Gruppe von Forschern untersucht 100 000 Gene auf einen möglichen Beitrag zur Entstehung von Schizophrenie [Anm.: oder ADHS]. Realistisch schätzen sie, dass maximal zehn Gene wirklich daran beteiligt sein können. Das heißt: Noch bevor irgendein Experiment gemacht wurde, ist jedes der zu untersuchenden 100 000 Gene mit einer Wahrscheinlichkeit von höchstens

einem Zehntausendstel an der Entstehung des Leidens beteiligt. Wenn nun ein bestimmtes Gen im Test mit dem üblichen p-Wert von 0,05 als mitverantwortlich identifiziert wird, wie groß ist die Wahrscheinlichkeit, dass das Resultat korrekt ist? In 19 von 20 Fällen, also mit 95-prozentiger Wahrscheinlichkeit, lautet die Antwort vieler Forscher. Das jedoch ist nicht richtig, denn bei diesem Massentest wird ja auch jedes 20. unbeteiligte Gen ein scheinbar signifikantes Ergebnis bringen. Testet man alle Gene durch, dann findet man die 10 tatsächlich an der Entstehung der Schizophrenie beteiligten (sofern es sie denn gibt), aber auch 5000 scheinbar relevante (‚falsch positive'). Die Wahrscheinlichkeit, dass eines der gefundenen Gene zu den Verursachern gehört, beträgt also nur 10 von 5000, nicht 19 von 20! In diesem Fall ist fehlendes Statistik-Verständnis die Fehlerquelle."[86]

Der Mythos, dass ADHS erblich ist, setzt die Familien unter die Belastung eines Stereotypendrucks oder einer selbsterfüllenden Prophezeiung. Eine genetische Verortung von ADHS-Symptomen befindet sich inhaltlich in der Nähe zu anderen, inzwischen gerechterweise hoch verpönten Stereotypen wie beispielsweise der grundlegend falschen und schädlichen Aussage, dass ein bestimmtes Geschlecht, beispielsweise die Männer, aufgrund ihrer ererbten Fähigkeiten im Mittel schlechter in Mathematik sind als Frauen.

Der körperliche Krankheitsmythos ist nicht frei von kommerziellen Interessen

Unterschiedliche Treiber in der Gesellschaft scheinen dieses körperzentrierte Bild von ADHS fortzuschreiben, das sich auf den wissenschaftlich unbegründeten Mythos stützt, dass ADHS neurobiologische Grundlagen habe, die mit Stimulanzien behandelt werden müssten – obwohl Stimulanzien in der Regel medizinisch unwirksam sind.[87] Karriereerwartungen und der finanzielle Gewinn beteiligter Akteure erzeugen Interessenskonflikte und sind potenzielle Treiber für Problematiken wie schlechte Forschungspraxis, die Diagnose von Pseudo-Erkrankungen ADHS oder Lernstörung, für ADHS-Fehldiagnosen von Kindern und für die Fehltherapie mit Stimulanzien (S. 48 ff.).[88]

Die Psychiatrie übernimmt die Rolle der Pädagogik

Wie kann es so weit kommen, dass an sich gesunde Kinder als „gestört" etikettiert werden? Das folgende Kapitel zeigt auf, wie die Medizin dank Resonanz der Pädagogik ihre Deutungshoheit bis heute ausgeweitet hat, indem sie die Grenze zwischen gesund und krank in den Bereich der Gesundheit vorgeschoben hat. Es wird betrachtet, wie aus unerwünschtem oder unreifem Verhalten die ADHS-Diagnose entstehen kann.

Die Soziologen Conrad und Schneider beschreiben mit der Formel *From Badness to Sickness*, die man mit „von Verderbtheit zu Krankheit" übersetzen könnte, Prozesse der Neuinterpretation vormals als unmoralisch betrachteten Verhaltens und Varianten kognitiver Leistungsfähigkeit als Krankheit. Im 20. Jahrhundert setzen sich gesellschaftliche Deutungsmuster durch, die unmoralisches Verhaltens medizinisch interpretieren. Die Soziologen bezeichnen das Resultat dieses Wandels als unzutreffend und fehlerhaft, da trotz des Mangels an medizinischer Evidenz und ohne Träger von Morbidität, also von Krankheitsindikatoren, eine krankhafte Deutung und damit eine medizinische Intervention ermöglicht wird. Kurz gesagt: Gesunde Zustände werden als krank definiert, ohne dass sie heilbar sind, ohne dass die Intervention den Betroffenen laut Faktenlage Besserung verspricht, ohne dass die Zustände ursächlich mit dem Leiden der Betroffenen verbunden wären.

Die Erfindung von ADHS aus Unwissen

ADHS als Fremd-Hypochondrie

Die Angst, eine ernsthafte Erkrankung zu haben – ohne dass sich diese Annahme diagnostisch objektivieren lässt – heißt Hypochondrie. Der Gesundheitswissenschaftler Gerd Glaeske kritisiert am Gesundheitssystem, dass es Hypochonder wie echte Patienten behandelt.

> „Es gibt jede Menge kranke Gesunde, also Patienten, die sich krank fühlen, aber objektiv gesund sind. Die werden oft intensiv behandelt. [...] Ein Arzt, der einen gesunden Kranken als Patienten hat, stellt immer eine Diagnose. Nach außen sieht dann alles normal aus [...] In unserem System verdient man ja vor allem an Krankheit. [...] Für jeden Eingriff gibt es eine bestimmte Menge an Punkten. [...]

> unser Gesundheitssystem schafft ökonomische Anreize, immer weiter zu behandeln."[89]

Glaeske vermutet, dass bei Erwachsenen zwischen 15 und 20 Prozent der Patienten Hypochonder sind, die über- und fehlversorgt werden und denen somit durch die Behandlung mehr geschadet als geholfen wird. Dies ist problematisch, da medizinischer Bedarf und Krankheits-Evidenz nicht die Entscheidungsbasis der Behandlung bilden. Das Gesundheitssystem leistet Krankenbehandlungen an fast jedem, der sich krank fühlt, auch wenn er nicht krank ist. Diese Leistungen werden den Angehörigen der Gesundheitsberufe in jedem Fall abgegolten, mögen sie notwendig und nützlich sein oder nicht.

Bereits in den siebziger Jahren machte der Harvard-Psychiater Arthur Barsky auf das sogenannte Paradox of Health aufmerksam: Obwohl die objektive Gesundheit der Bevölkerung in den zurückliegenden Jahrzehnten immer weiter gestiegen war, hatte die subjektive Zufriedenheit mit der eigenen Gesundheit abgenommen. Das Ideal des Wohlbefindens wurde immer anspruchsvoller. Der Psychosomatiker Winfried Rief ergänzt:

> „Die meisten Gründe, warum die Deutschen zum Arzt gehen, sind organisch nicht erklärbar."

In einer Studie zeigt er, dass 20–50 Prozent aller Arztbesuche Personen betreffen, die organisch nicht krank sind.[90] Die unklaren, ursächlich mit Emotionen und Leid im Zusammenhang stehenden Beschwerden nennt er „somatoform". Das bedeutet, dass in Ermangelung einer objektivierbaren Schädigung die subjektive Einschätzung das eigene Krankheitsverhalten prägt.

Der Autor Christian Schüle interpretiert die Lage so, dass das europäische, teure Gesundheitssystem nicht auf *subjektives Leiden ohne organische Erkrankung* eingerichtet sei. Jede Gesellschaft habe die Krankheiten, die sie sich leisten will. Je größer der Wohlstand, desto umfassender die Krankheiten. Jedes Land habe seine Verlegenheitsdiagnose, in Deutschland ist das Herz die Hülse für das Unerklärbare, in Frankreich die Leber, in England die Verdauung.[91]

Die Vermutung drängt sich auf, dass es sich bei ADHS in vielen Fällen um eine solche Verlegenheitsdiagnose für Kinder handelt: und zwar genauer gesagt um eine *Fremd-Hypochondrie* der Erwachsenen. *Subjektives Leid der Erwachsenen* wird auf den Körper von gesunden, aber als unreif und störend empfundenen Kindern projiziert.

Unreife ist keine Krankheit

Der Philosoph Michel Foucault spricht Mitte der siebziger Jahre in seiner Vorlesung *Die Anormalen* von „Zuständen", die, „ohne pathologisch und Träger von Morbidität zu sein", trotzdem als abnormal gelten und so in den Gegenstandsbereich der Medizin geraten.[92] Vor allem die Psychiatrisierung der Kindheit und kindlicher Handlungsweisen habe laut Foucault dazu beigetragen, dass die psychiatrische Medizin in der Folge zu einer „Generalinstanz für die Analyse von Verhaltensweisen" werden konnte. Die Medizin musste laut Foucault dazu kindliche Verhaltensweisen neu als Krankheit definieren, um ihren Zugriff auf diese Sphäre zu legitimieren.

Diese Ausdehnung psychiatrischer Macht in den sechziger Jahren zeigt sich am Beispiel ADHS beim Kind. Die diagnostischen Kriterien von ADHS wie abweichendes Verhalten (überdurchschnittliche Aktivität, unterdurchschnittliche Impulskontrolle), Varianten kognitiver Leistungsfähigkeit (unterdurchschnittliche Aufmerksamkeit) und Varianten motorischer Fähigkeiten (unterdurchschnittliches Geschick) wirken sich vor allem auf schulische Aktivitäten und in der Folge auf die Leistungen aus. Sie wurden von unerwünschtem Verhalten zu Symptomen einer Krankheit umgedeutet und als diagnostische Kriterien kodifiziert.[93] Es erscheint bei genauer Betrachtung der Diagnostik offensichtlich, dass die Diagnostik exakt darauf zugeschnitten wurde, Verhaltensweisen, die Erwachsene an Kindern stören, als Krankheit abzustempeln.

Der aktuelle Mythos lautet, dass das Kind, das im Klassenzimmer stört, ein defektes Gehirn hat. Aus evolutionärer Perspektive können die Verhaltensanzeichen, die durch ADHS beschrieben werden, hingegen als hoch *nützliche Anpassung auf ungünstige Verhältnisse* interpretiert werden, die eine Optimierung in diesen Verhältnissen darstellen, die jedoch unter den Umständen eines Klassenzimmers wiederum nachteilig sein können.[94]

Medikalisierungsprozesse

Die Neuinterpretation von Abweichungen im Verhalten und Varianten kognitiver Leistungsfähigkeit als Krankheit wird in der Soziologie unter dem Leitbegriff *Medikalisierung* zusammengefasst. Der Soziologe Fabian Karsch definiert Medikalisierung folgendermaßen:

> „Medikalisierung meint die Ausdehnung der medizinischen Deutungs- und Kontrollmacht in Bereiche, die zuvor nicht der medizinischen Jurisdiktion unterstanden."[95]

Die Medikalisierung führt damit zu einer ungerechtfertigten Pathologisierung, also zu einer nicht auf Evidenz basierten, krankhaften Deutung normaler körperlicher Zustände, kognitiver Leistungsfähigkeit oder unerwünschten Verhaltens. Diese sollen mit biomedizinischen Hilfsmitteln „korrigiert" und „optimiert" werden.

Auch die „Symptome" von ADHS haben diesen Prozess der Medikalisierung, die gesellschaftliche Interpretation von „Verderbtheit zu Krankheit" durchlaufen. Fabian Karsch reflektiert in seiner Forschung den Medikalisierungsprozess, der aus verschiedenen unerwünschten Zuständen das Konglomerat ADHS erschuf und durch diagnostische Kriterien kodifizierte: Die medizinische Beschäftigung mit kindlichem Verhalten lässt sich laut Karsch bis ins 19. Jahrhundert zurückverfolgen. Unruhe und Unaufmerksamkeit galten damals noch als moralische Defizite und Charakterfehler.[96] Heinrich Hoffmann habe Mitte des 19. Jahrhunderts mit der Geschichte des Zappelphilipp in *Struwwelpeter* (1845) eine nicht-medizinische Beschreibung der ADHS-Symptomatik als moralische Orientierungshilfe geliefert.[97]

Wie kommt es dazu, dass ein Medikalisierungsprozess eintritt? Die Soziologen Conrad und Schneider[98] sehen als Bedingungen dafür, dass ein bestimmtes Verhalten gesellschaftlich als abweichend definiert wird: Ein soziales Problem wird dargestellt und die wissenschaftliche Datenlage über die Ursache des Verhaltens ist *uneindeutig*. Treffen diese Bedingungen zu, so kann – trotz mangelhaften Wissens – interessanterweise durch verschiedene Treiber mit Eigeninteressen trotzdem ein neuartiges medizinisches Deutungsgebot entstehen. Conrad nennt drei soziale Faktoren, die dazu geführt haben, dass hyperaktives Verhalten ab den sechziger Jahren als ein medizinisches Problem wahrgenommen wurde: 1.) die psychopharmazeutische Revolution durch Synthese und Verfügbarkeit psychotroper Drogen; 2.) Entwicklungen in der Medizin durch die Etablierung der Kinderpsychiatrie und 3.) die Industrialisierung.[99] Die Häufigkeit der ADHS-Diagnosen stieg zwischen 1960 und 2013 weltweit von circa 0 auf bis zu 25 Prozent aller Kinder und ist verbunden mit der fortlaufenden Erweiterung der Krankheitsdefinition durch die Senkung der Krankheitsschwelle.[100]

Als Treiber der Medikalisierung nennen Conrad und Schneider neben der Psychiatrie andere Akteure wie die *Pharmaindustrie* (S. 57 ff.) oder auch *Selbsthilfeverbände* (S. 55 ff.), die eigene Medikalisierungs-Interessen vertreten.[101] Der Soziologe Gary Kiger[102] spricht in diesem Zusammenhang von „moral entrepreneurs", von *moralischen Unternehmern*, die als Interessensvertreter darum kämpfen, ADHS bei Kindern als medizinisch definiertes soziales Problem zu etablieren. Welche Rolle spielte und spielt dabei die Schule?

Die Pädagogik unterstützt die Diagnose

Bildungsethnographen stellen die folgende Frage: „Ist ADHS ein Zustand, der in der Person verankert ist, und die Schule ein unschuldiger Zuschauer, ein Behältnis für das schlechtangepasste Kind?“[103] Sie beantworten diese Frage mit Nein und betrachten die Schule als Komplizen in der vergangenen und aktuellen Konstruktion der Störung, indem die Schule diejenigen, die sich nicht konform zu den Normen verhalten, für Spezialbehandlungen wie eine ADHS-Diagnose und Therapie aussortiert. Obwohl die dominante Rolle der Schule als Treiber von Diagnosen und Stimulanzientherapie für viele Leser überraschend erscheinen mag, hat der schulische Druck als Auslöser einer Diagnose eine Vorrangstellung für die Betroffenen:

> „Die Tatsache, dass manche Kinder ungeschickter sind als andere, hat es immer gegeben. Neu ist, dass der Leistungsdruck in der Schule für die Kinder enorm zugenommen hat. Dieses Problem hat die Schule verursacht. Das Kind muss sich heute sehr früh selbst strukturieren, es muss selbst bestimmen, wann es welche Aufgaben erledigt. Für einige Kinder ist das verständlicherweise eine Riesenüberforderung. Anstatt dem früher üblichen Frontalunterricht muss sich das Kind sich nun vieles selber erarbeiten. Mit dieser Anforderung haben die mit ADHS diagnostizierten Kinder Probleme." Ergotherapeutin

> „Die Schule hat den Druck auf die Kinder erhöht, die zusätzlichen Förderungen und Gelder werden jedoch reduziert. Leistungen von unserer Seite, von den Eltern werden immer mehr gefordert. Wie soll das funktionieren, ich habe keine Ahnung und keine Erfahrung mit dem Unterrichten."
>
> Vater Secondo, Kind mit ADHS

> „In der Schule ist der Druck sehr groß, die Lehrer müssen ihre Inhalte durchbringen und es gibt viele Kinder in der Klasse. Irgendwann konnte ich nicht mehr, ich bin müde geworden und wollte nicht mehr diskutieren mit der Lehrerin, wollte nicht mehr erklären, was ich warum und wie mache. Der Kinderarzt meinte, hätte

mein Sohn ADHS, wäre jetzt schon das ganze Wartezimmer in Unordnung. Mit ADHS diagnostiziert hat er ihn trotzdem."

Alleinerziehende berufstätige Mutter

„Unser Kind ist grundsätzlich sehr begabt und kann seine Aufgaben alleine machen und rechnet eigentlich viel. Trotzdem habe ich jeden Abend einen Kampf, dass er die Hausaufgaben macht. Die Lehrerin hat kein Verständnis für ihn, er muss genau am Montag eine halbe Stunde rechnen."

Alleinerziehende berufstätige Mutter, hochbegabtes diagnostiziertes Kind

Ein Bündnis zwischen Psychiatrie und Pädagogik

Ein Blick in die Geschichte zeigt, welche Rolle die Pädagogik bei der Ausdehnung der medizinischen Macht gespielt hat. Der Soziologe Gary Kiger beschreibt 1985 in einer „Naturgeschichte" von ADHS, wie, sobald die abweichende Kategorie „hyperaktives Verhalten" aufkam, sich eine Organisationsstruktur entwickelte, in der sich Experten identifizieren und die abweichenden Kinder als „krank" bezeichnen und dadurch behandeln konnten. Kiger kritisiert bereits 1985 an Conrad und Schneider, dass sie die Pädagogik mit ihren ökonomischen Faktoren und gesetzliche Veränderungen als Treiber außer Acht lassen.

Das hyperaktive Verhalten wurde erst in den sechziger Jahren zu einem medizinischen, psychiatrischen Problem.[104] Maurice Laufer definierte 1957 die medizinische diagnostische Kategorie.[105] Er war damit nicht der Erste, aber er war erfolgreicher als andere Forscher wie George Still, ein Pädiater, der bereits 1902 hyperaktives Verhalten als diagnostische Kategorie eingeführt hatte. Der Grund für Laufers Erfolg liegt laut der Einschätzung von Gary Kiger darin, dass Laufer große Resonanz von Pädagogen erhielt.

„Erst dadurch, durch die Resonanz in der Pädagogik, wurde aus hyperaktivem Verhalten ein medizinisches Problem mit Implikationen für die Unterrichtsführung."[106]

Psychoaktive Drogen wurden laut Kiger neu bei lästigen Schulkindern eingesetzt, da frühere pädagogische Maßnahmen wie körperliche Züchtigung undurchführbar wurden und neue volkswirtschaftliche Bedürfnisse entstanden. Laut Kiger wurde die medikamentöse Therapie mit Stimulanzien in den sechziger Jahren das erste Mittel der Wahl, da das Bedürfnis nach pädagogischer Kontrolle zu scheinbar minimalen sozialen und ökonomischen Kosten sowie konkret eine Nachfrage nach gut ausgebildeten Technikern bestand. Man erhoffte sich, so eine bessere Ausbildung zu erziehlen.

Manche Ökonomen sehen die dringende Notwendigkeit, die politische Ökonomie sozialer Kontrolle genauer zu untersuchen: Solange medizinische Strategien billiger scheinen, würde soziale Kontrolle medikalisiert. Falls sich zeige, dass die Kosten von medizinischen Diagnosen und Therapien die Produktivität nicht erhöhen oder zu keinen kosteneffizienten Resultaten führen, würden sich alternative Praktiken entwickeln.[107] Eine Nutzen-zu-Risiko-Abwägung sowie eine Berücksichtigung der Kosten einer Fehldiagnose und einer Fehltherapie für die Betroffenen benötigen jedoch die Bereitschaft zur Überprüfung und dauern normalerweise eine lange Zeit, wie ein kurzer historischer Rückblick zeigen wird (S. 71); dies ist besonders schwierig, wenn die Risiken von den Kinder getragen werden und der Nutzen mächtigen Treibern zugutekommt.

Der Zusammenhang zwischen ADHS und Bildungspolitik

Besonders eindrücklich wird die Rolle der Schule als Treiber, wenn man die Entwicklung in den vergangenen 15 Jahren betrachtet. Die Professorin für Psychologie und Philosophie Alison Gopnik vertritt die Ansicht, dass eine neue schulische Entwicklung zu dem verzeichneten Anstieg von ADHS-Diagnosen geführt haben könnte, und zwar die Zunahme der standardisierten Tests in der Schule. Sie bezeichnet den Treiber Schule in diesem Zusammenhang als „Cottage Industry", ein Begriff, der informelle, aber enthusiastische Aktivitäten umschreibt:

> „Wenn sich Schulen unter dem Druck befinden, gute Testergebnisse zu erzeugen, motiviert sie das bewusst oder unbewusst, ADHS-Diagnosen anzuregen – weil die Drogen es entweder erlauben, das Verhalten der Schüler zu verbessern, oder weil ADHS-Diagnosen verwendet werden können, um Kinder von den Tests auszuschließen."[108]

Aufgrund der Datenlage lässt sich schließen, dass nur der zweite der von Gopnik genannten Gründe zutrifft. Auch der Ökonom Richard Scheffler und der Psychologe Stephen Hinshaw, beide Professoren in Berkeley, Kalifornien, weisen eindrücklich nach, dass der Grund für die weltweite Zunahme der ADHS-Diagnosen und die exzessive Verschreibung von Medikamenten zumindest teilweise in der Bildungspolitik zu finden ist[109]: Wie Gopnik haben viele Forscher die Vermutung geäußert, dass es eine Beziehung gibt zwischen der „Explosion von ADHS-Diagnosen" und dem Trend, Schulen und Lehrer aufgrund ihrer Testergebnisse zu beurteilen. Wie kann jedoch gezeigt werden, dass der Zusammenhang nicht nur zufällig ist? Die beiden Autoren haben ein „natürliches" Experiment durchgeführt, indem sie dokumentierten, welche Staaten welche unterschiedlichen bildungspolitischen Maßnahmen zu welchem Zeitpunkt umgesetzt haben. So konnten sie zeigen, dass direkt nach der Umsetzung der Maßnahmen wie standardisierten Tests, die Diagnosen dramatisch zugenommen haben. Der Anstieg war besonders frappant bei armen Kindern in öffentlichen Schulen.

Seit 2003 haben 14 Bundesstaaten der USA „Psychotropic Medication Laws", also *Gesetze gegen die Medikation mit psychotropen Substanzen* wie Methylphenidat eingeführt, um die ADHS-Medikation zu reduzieren. Diese Gesetze umfassen die folgenden wichtigen Verbote: Schulen dürfen keine Medikation empfehlen, Schulen dürfen keine Medikation als Bedingung zur Anmeldung verlangen, die Weigerung der Eltern, ihrem Kind Medikamente zu verabreichen, kann nicht als Vernachlässigung betrachtet werden. An Orten, wo das Gesetz geändert worden war, konnten die Autoren keine Zunahme von Diagnosen beobachten, während sie in den anderen Staaten eine 40-prozentige Zunahme von ADHS-Diagnosen im Zeitraum 2003 bis 2012 verzeichneten.

Wie Gopnik schließen die Autoren aus diesen Beobachtungen, dass Schulen, die unter Druck stehen, gute Ergebnisse zu liefern, bewusst oder unbewusst motiviert werden, ADHS-Diagnosen fördern – zum Beispiel, weil die Diagnose verwendet werden kann, um schlechte Schüler von der Beurteilung auszuschließen. Anstatt die Verantwortung den einzelnen Akteuren, den Lehrern und in der Folge den Eltern und Ärzten zu überlassen, haben die oben genannten US-amerikanischen Staaten verbindliche Gesetze zum Schutz der Kinder eingeführt. Diese Maßnahme könnte auch Europa als Vorbild dienen.

Die Bezeichnung von unreifem Verhalten als Krankheit wird also laut Ethnographen getrieben von den Anforderungen der modernen Schulerziehung an das korrekte Verhalten im Klassenraum und dem Wunsch nach besseren Leistungen.[110] Die Zunahme von Diagnosen und Medikation wird auch mit einer Reduktion von Bildungsfinanzierung und verschärften Disziplinierungs-Richtlinien im Klassenzimmer in Zusammenhang gebracht.[111] Der Druck auf die Bildungsinstitutionen zur raschen Verbesserung von Unterrichtsergebnissen fördert Medikation, weil diese einen relativ unaufwendigen, kurzfristigen Lösungsansatz bietet. Dieser Lösungsansatz wird dann entgegen den Empfehlungen der Arzneimittelinformation auf Dauer angewendet, während eine intensive, langandauernde Förderung durch nicht-pharmakologische pädagogische Interventionen vernachlässigt wird.[112]

Die Ausbreitung von ADHS durch Kommerzialisierung

Disease Mongering, Interessenskonflikte und Befangenheit

Die Politik räumt der wirtschaftlichen Entwicklung ihrer Länder Priorität ein. Es besteht kein Zweifel, dass Gesundheitsdienstleistungen in einer Marktwirtschaft, die über staatliche oder private Krankenversicherungen eine deutliche planwirtschaftliche Komponente aufweisen, von wirtschaftlichen Interessen berührt werden. Finanzielle Anreize, die Aussicht auf künftige Umsätze sind ein wertvolles Stimulans für Forschung, die Entwicklung von neuen Arzneimitteln und das Bestreiten ihrer langwierigen und teuren Zulassungsverfahren. Die *Kommerzialisierung* des Gesundheitswesens bringt eine hohe Verfügbarkeit von Leistungen der Krankenversorgung mit sich, die sich positiv auf die öffentliche Gesundheit auswirkt. Dennoch birgt sie Gefahren. Denn die gesellschaftliche Interpretation von Gesundheit, Krankheiten und Störungen – und damit auch die diagnostische Praxis – wird erheblich von kommerziellen Interessen pharmazeutischer Firmen, Patientengruppen und Gruppen innerhalb der Ärzteschaft geprägt. Diese Sichtweisen stehen zum Teil in hoher Konkurrenz zu jenen der öffentlichen, unabhängigen Gesundheitsinstitutionen. Bei der ärztlichen Behandlung spielen die Verrechnungsmodalitäten eine große Rolle. Es beginnt damit, dass das ärztliche Gespräch von den Trägern der Krankenversicherungen bescheiden honoriert wird.

Warum werden die Erkenntnisse und Informationen, die in diesem Buch zusammengestellt sind, bisher weitgehend ignoriert? Fehlinformation im Bereich der psychiatrischen Medizin gilt als weit verbreitet, Interessenskonflikte und sogenanntes *Disease Mongering* spielen hier vermutlich eine relevante Rolle.[113] Dieser Begriff beschreibt das Phänomen, dass bestimmte Eigenschaften biomedizinisch definiert, ins Gespräch gebracht und beworben werden, um sie als Vehikel zu verwenden, um den kommerziellen Vertrieb bestimmter Produkte und Dienstleistungen zu fördern. Im Sinne des *Disease Mongering* werden in der Regel die Grenzen der Krankheitsdefinition erweitert und damit die Märkte für Therapeutika, Dienstleistungen oder auch Medizinprodukte erschlossen und ausgebaut.[114] Es verwandelt Gesunde in Patienten, verschwendet Ressourcen, die den wirklich Kranken dann nicht mehr zur Verfügung stehen und verursacht *iatrogenes*, also vom Arzt verursachtes Leid.[115]

Conrad und Schneider nennen folgende laut den Autoren „erfundene Krankheiten", die durch Disease Mongering entstanden: *Alkoholismus, Opiatsucht, Homosexualität, Schwachsinn, Hysterie, Kriminalität sowie ADHS* bei Kindern und seit den achtziger Jahren auch bei Erwachsenen. Der Soziologe Fabian Karsch ergänzt diese Liste von Conrad und Schneider mit *Niedergeschlagenheit, Schüchternheit* sowie mit den körperlichen Zuständen der *Menopause* und des *Alterungsprozesses*. Seit 2013, mit der Einführung des DSM-5, ergänzen die sogenannte *Fressgelage-Störung* und die *Trauer nach dem Verlust eines geliebten Menschen* den Katalog.

Raymond Moynihan und David Henry[116] sehen im *Disease Mongering* auch im Falle von ADHS eine globale Herausforderung für die demokratisch und gesellschaftlich dazu berufenen Verantwortlichen des öffentlichen Gesundheitswesens: Disease Mongering sei sehr gut an den Kampagnen der Pharmazeutischen Industrie erkennbar, die das Bewusstsein und die Aufmerksamkeit für Krankheiten ankurbelt, indem zeitweiliges und ungefährliches Unwohlsein oder das Abweichen von „Normalität" als behandlungswürdig diskreditiert und wirtschaftlich genutzt wird. Diese Kampagnen erwecken laut Moynihan und Henry den Eindruck, objektive Informationen zu vermitteln, sind aber dafür entwickelt, ärztliche Diagnosen und Arzneimittel zu verkaufen. Sie sind ungeeignet, Erziehungsarbeit hinsichtlich der Prävention von Krankheiten oder der Bewahrung von Gesundheit zu leisten, da sie ein einseitiges Bild zeichnen.

Arzneimittelfirmen sind nicht die einzigen Treiber des Disease Mongering. Laut Moynihan und Henry existieren informelle Verbindungen zwischen pharmazeutischen Firmen, Lehrpersonen, Ärzte- und Patientengruppen: Die Autoren vermuten, dass die Motive vieler Akteure sehr wohl dem Wohl der Patienten geschuldet sind, doch werde diese Motivation durch Marketing „rüde manipuliert". Anerkannte Wissenschaftler weisen darauf hin, dass sowohl Ärzte als auch Forscher häufig *Interessenskonflikten* ausgesetzt sind (S. 88). Bisher existiert nur ein Grundsatz zur Offenlegung von potenziellen Interessenskonflikten, der jedoch nicht in allen Ländern verpflichtend ist. Obwohl die verschiedenen Interessengruppen unterschiedliche Motive haben, gebe es häufig ein gemeinsames Interesse: Probleme, die mit ADHS-Verhaltensanzeichen einhergehen, werden als verbreitete, ernsthafte und mit Medikamenten behandelbare organische oder funktionale Krankheit dargestellt. Es wird behauptet, dass psychiatrische Intervention in Zukunft drohende Gefahren verhindert. Dabei werden einerseits die Angst vor der Vergänglichkeit der Gesundheit und andererseits der Glaube an wissenschaftlichen Fortschritt und

Innovation ausgenutzt. Moynihan und Henry empfehlen, dass die Motivationen der einzelnen Akteure des Disease Mongering offengelegt werden müssen, um das Phänomen besser zu verstehen. Außerdem fordern sie als Gegenmaßnahmen Aufklärungsarbeit, damit die Akteure als mündige Experten oder Konsumenten versteckte Werbung erkennen und hinterfragen.

Befangenheit in der Rechtsordnung

Interessenskonflikte bestehen beispielsweise, wenn ein Arzt eine eigene Hausapotheke hat und daher am Verkauf der verschriebenen Arznei verdient. Oder wenn er Zahlungen oder Geschenke von pharmazeutischen Firmen als Anreiz erhält, die Produkte der Firmen zu verkaufen. Bei seiner Entscheidung, welches Mittel er verschreiben soll, ist er in beiden Fällen befangen. Beeinflussen Interessenskonflikte das Verhalten von Ärzten und Forschern? Die Betroffenen weisen eine Einflussnahme stets von sich. Häufig sind sie sicherlich überzeugt, dass sie sich durch Annehmlichkeiten oder bestimmte Vorteile in ihrem Urteil und ihren Entscheidungen nicht beeinflussen lassen.

In der Rechtsordnung wird allgemein verlangt, dass befangene Entscheidungsträger sich der Entscheidung oder Mitwirkung an der Entscheidung – im vorher genannten Beispiel wäre diese Entscheidung die Verschreibung einer Arznei – komplett enthalten. Als befangen gilt jeder Akteur mit potenziellem Interessenskonflikt, wenn die Umstände eine völlige Unbefangenheit ausschließen. Es gilt in der Rechtsordung als eindeutig, dass es nicht ausreicht, dass der Befangene seine Befangenheit einsieht und sich daher um besondere Objektivität bemüht. Dies ist jedoch der Ansatz, den Ärzte oder Forscher aktuell für sich selbst als ausreichend erachten. Bisher existiert nur ein Grundsatz zur Offenlegung von potenziellen Interessenskonflikten, der jedoch nicht in allen Ländern verpflichtend ist.

Treiber der medizinischen Praxis

Mediziner sind sich des neuen Phänomens des Disease Mongering bereits in gewissem Rahmen bewusst. In ihrer Ausbildung werden wissenswerte Fakten über Marketingstrategien und ihre Identifikation vermittelt. Gleichzeitig werden sie dazu angeleitet, eigenständige Therapien vorzuschlagen und Entscheidungen zu treffen, die den größten Nutzen für den Patienten bei geringstem Risiko garantieren.[117, 118] Dies ist hilfreich, denn die Repräsentanten der Arzneimittelfirmen besuchen einen Arzt so oft er will und bringen laut diversen

Quellen Geschenke von Gratis-Arzneimitteln über Urlaubsreisen oder Konferenzen an angesagten Destinationen bis zu privaten Zahlungen.[119, 120] Auch persönliche Beziehungen von industrienahen Forschern und Ärzten mit diesen Repräsentanten können auf die fachlichen und beruflichen Entscheidungen abfärben. Die Zahlungen der Pharmaindustrie an einzelne Ärzte belaufen sich in einem kleineren Land wie Österreich[121] auf 21 Millionen Euro pro Jahr, und zwar beispielsweise für Honorare, Reisekosten, Konferenzkosten und Spesen. Die Quote der Intransparenz ist dabei sehr hoch, nur ein Viertel der Gesamtzahlungen wurde offengelegt. Der Grund, wieso einige Zahlen in Österreich bekannt sind, ist das Projekt *Euros für Ärzte*[122], eine Zusammenarbeit des *Standard*, des ORF und der deutschen Rechercheplattform Correctiv. Diese Plattform ermöglicht es den Patienten – aktuell noch in mühsamer Kleinarbeit – herauszufinden, ob ihr Arzt Interessenskonflikte hat, da er Zahlungen der Pharmaindustrie entgegengenommen hat. Die Offenlegungen von 71 Arzneimittelfirmen können nach den einzelnen Namen durchforstet werden. Die Arzneimittelfirmen Glaxo Smith Kline und Vertex spielen dabei eine Vorreiterrolle in Österreich, indem sie eine fast vollständige Offenlegung privater Empfänger erreicht haben. Sie schließen nur Verträge mit Ärzten ab, die einer namentlichen Nennung zustimmen. Derzeit gibt es immer wieder Ärzte, die vor einer Zusammenarbeit zurückschrecken, wenn sie von der Pflicht zur Offenlegung der erfolgten Zahlungen erfahren. Eine gesetzliche Regelung, die den Grundsatz zur Offenlegung potenzieller Interessenskonflikte gesetzlich verpflichtend einführt, wie sie in den USA mit dem Sunshine Act vorliegt, ist auch in Österreich für die baldige Zukunft wahrscheinlich.

Moynihan[123] untersucht die Ausweitung der *diagnostischen Kriterien* und *Schwellen*, die sich in den weltweiten Leitlinien der Ärzte zur Diagnose und Therapie widerspiegeln. Die Ärzte[124], einschließlich der Experten, die die Leitlinien[125] und den Diagnoseschlüssel DSM-5[126] erschaffen, unterhalten in der Mehrzahl der Fälle finanzielle und nicht-finanzielle Interessensbeziehungen mit pharmazeutischen Privatfirmen. So waren in den USA 75 Prozent der Experten, die die Änderungen und Ausweitung der Krankheitsdefinition von DSM-4 zu DSM-5 bei ADHS publizierten, mit der Arzneimittelindustrie assoziiert, im Mittel mit je sieben Firmen[127] (S. 88).

Treiber in Forschung und Industrie

Arzneimittelinformation als getarnte Werbung

Ärzte beziehen ihre Informationen häufig von den Repräsentanten der Arzneimittelfirmen, die sie besuchen, Werbungen der Arzneimittelfirmen und Unterlagen oder Überblicksarbeiten, die auf der zugelassenen *Arzneimittelinformation* der Hersteller beruhen und den Ärzten allesamt gratis zur Verfügung gestellt werden. Der Arzneimittelinformation kommt nicht nur bei der Informationsverbreitung, sondern auch bei der Zulassung eine Schlüsselrolle zu. Die Arzneimittelinformationen basiert auf Forschungsresultaten der Arzneimittelforschung. Ihre Formulierung wird von den industriellen Herstellern mit den Zulassungsbehörden verhandelt und ist der wichtigste Schritt in der definitiven Arzneimittelzulassung. Mit dieser Zulassung wird die Arznei marktgängig. Doch auch die Arzneimittelforschung ist nicht gefeit vor Interessenskonflikten, im Gegenteil. Arzneimittelforschung wird von der Pharmaindustrie selbst und von anderen, assoziierten wissenschaftlichen Instituten betrieben. Insgesamt werden von der Pharmaindustrie in Österreich etwa 90 Millionen Euro pro Jahr an Ärzte, Krankenhäuser und wissenschaftliche Institutionen bezahlt, und zwar für Sponsoring, Spenden, Reisekosten, Konferenzkosten und Honorare.[128] Damit finanziert die Pharmaindustrie maßgeblich die Ärzte, die in der klinischen Forschung arbeiten.

Die Arzneimittelinformationen über Stimulanzien wie Methylphenidat und Amphetamine sind in der Regel irreführend formuliert. Sie implizieren eine angebliche Wirksamkeit der Arznei gegen eine spezifische „Störung" namens ADHS, obwohl sie bei gesunden und kranken Menschen identisch wirken, indem sie spontanes Verhalten unterdrücken. Das Fehlen der therapeutischen Wirksamkeit und die Unsicherheit von kurzfristigen pädagogischen Effekten (S. 181 ff.) bleiben unerwähnt. Obwohl das Fehlen der langfristigen Wirksamkeit und Sicherheit der Stimulanzien in der Arzneimittelinformation in den meisten Ländern beiläufig erwähnt werden, wird diesem wichtigen Faktum zu wenig Aufmerksamkeit geschenkt. Offenbar fühlen sich Ärzte durch das Studium der Arzneimittelinformation nicht daran gehindert, entsprechende Stimulanzien als Langzeitmedikamente einem Kind zu verschreiben, obwohl daraus hervorgeht, dass das Medikament keinen langzeitigen Nutzen verspricht, sondern erhebliche Risiken birgt.[129]

Interessenskonflikte als Treiber schlechter Forschung

John Ioannidis, Professor an der Stanford Universität ist einer der meistzitierten Forscher der Welt. Er wird von der *Zeit* als „das schlechte Gewissen der Wissenschaft"[130] bezeichnet und gilt als Vorreiter der „Forschung über Forschung". Er beschäftigt sich mit der Frage, wie neue Erkenntnisse entstehen und wie zuverlässig sie sind. Er überprüft die Qualität von Wissenschaft, prangert schlechte Forschung an und macht Vorschläge für Verbesserungsmöglichkeiten. Die bekannteste Veröffentlichung von Joannidis heißt: „Warum die meisten der publizierten Forschungsergebnisse falsch sind".[131] Die größten Alarmzeichen dafür, dass eine Publikation falsch ist, sind laut Ioannidis, wenn eine Studie

- nur eine geringe Zahl von Ereignissen auswertet,
- als eine der ersten etwas Neues präsentiert,
- auffallend häufig zitiert wird,
- aus den USA stammt.

Metastudien, also Überblicksarbeiten, die Einzelstudien zusammenfassen, sind eigentlich ein gutes Mittel gegen zweifelhafte Einzelstudien. Sie können dann zu Erkenntissen führen, wenn sauber gearbeitet wird. Doch auch hier hat Joannidis Schlampigkeit und Irreführung im Bereich der Medizin gefunden. In seiner neu erschienenen Arbeit „Die Massenproduktion sich wiederholender, irreführender und widersprüchlicher systematischer Reviews und Metaanalysen"[132] kritisiert er, dass zwei Drittel der Forscher, die im Bereich Medizin arbeiten, mit Pharmafirmen finanziell assoziiert sein dürfen. Pharmazeutische Firmen stellen außerdem hocheffiziente Unternehmen, sogenannte „Contractors" oder Lobby-Unternehmen an, um gut bezahlte Metaanalysen für die Firmen durchzuführen.[133] Diese Contractors haben keinen Anreiz, alle Metaanalysen zu publizieren, die sie durchführen, da die Auftraggeber negative Resultate über ihr Produkt nicht veröffentlichen wollen.

Das Ergebnis dieser Forschung bezeichnet Ioannidis als „unnötiger, in die Irre führender und widersprüchlicher Müll". Er kommt zum Schluss, dass aktuell Überblicksarbeiten in der Regel als „einfache Marketing-Tools" der Psychiatrie dienen, anstatt evidenzbasierte Medizin und Gesundheitsversorgung sicherzustellen. Er bezeichnet nur 3 Prozent der produzierten Metaanalysen als sinnvoll und den Grundsätzen *guter wissenschaftlicher Praxis* entsprechend. Als positives Beispiel nennt Ioannidis explizit die Arbeiten des *Cochrane*-Forschungsnetzwerks.[134] Die restlichen 97 Prozent sind unwissenschaftliche, aber sich wissenschaftlich gebenden Veröffentlichungen. Sie können in der Folge laut Ioannidis „schädlich" sein, da diese Art von Arbeiten zwar kein oder nur wenig Geld benötigen, jedoch großes Ansehen haben und als „top of the pyramid in most hierarchies of evidence" großen Einfluss auf die psychiatrische Praxis, also Diagnose und Therapie nehmen. Er empfiehlt, die Publikation von systematischen Reviews und Metaanalysen neu auszurichten, um verbindlich jeden Bias, also jede Voreingenommenheit, und alle Interessenskonflikte zu verhindern. Kurz gesagt sollen die ADHS-Forscher frei von potenziellen Interessenskonflikten sein.

> „Es ist schwierig, all die unehrlichen und gierigen oder einfach nur inkompetenten Personen zu identifizieren, die den Reviewprozess bewerkstelligen und beeinflussen. Eine Verbesserung diesbezüglich bedingt die konzentrierte Zusammenarbeit der wichtigsten Interessenvertreter, der Fachzeitschriften, Förderer, gewählter Funktionäre, die Fördereinrichtungen überprüfen, Institutionen, Wissenschaftler, Ärzte und Patienten. Diese Personen müssen die wichtige Rolle von systematischen Reviewarbeiten und Metaanalysen anerkennen und dürfen zu keinem Kompromiss bereit sein, der geringe Qualität, geringe Rechenschaftspflicht und geringe Transparenz mit sich bringt." John Ioannidis[135]

Ioannidis identifiziert explizit die Cochrane Collaboration mit ihren systematischen Reviewarbeiten als hoch in ihren Standards[136]: Die Reviewarbeiten dieser Vereinigung haben eine höhere wissenschaftliche Qualität als andere. Die Cochrane Collaboration hat eine aktuelle Reviewarbeit zum Versagen der Stimulanzientherapie bei ADHS herausgegeben, die auf Seite 213 präsentiert wird. Die Cochrane-Reviews sind jedoch laut Ioannidis eine kleine Minderheit in der Masse der Arbeiten, die über medizinische Interventionen gemacht werden.

> „Systematische Reviews und Metaanalysen, die sorgfältig gemacht werden und nicht von Akteuren stammen, die Interessenskonflikte oder eine vorgefasste Agenda haben, sind nicht das Problem, sondern im Gegenteil, sie sind hilfreich. Das Problem ist, dass die meisten dieser Arbeiten nicht sorgfältig und/oder mit einer vorgefassten Ansicht gemacht werden, die bestimmt, wie das Fazit aussehen soll, über das berichtet wird."[137]

Es ist wichtig zu betonen, dass Wissenschaftsskeptiker in Metawissenschaflern wie John Ioannidis keinen Verbündeten finden:

„Es ist doch die Stärke der Wissenschaft, ihre rigorosen Methoden ständig zu verbessern. Wir sehen, was richtig und was falsch ist, während die Anti-Wissenschaftler nur ihre Dogmen haben." John Ioannidis[138]

Treiber in Schule, Pädagogik und Patientenorganisationen

„Vor ein paar Tagen hat er ausgefüllte Fragebögen mit nach Hause gebracht. Der Lehrer hat unser Kind auf ADHS bewertet, jetzt gibt es den Verdacht auf ADHS. Der Lehrer sagt, wir müssen abklären." Mutter, 34 Jahre

Lehrpersonen sind heute aktiv am Diagnoseprozess beteiligt. Christine Phillips forscht über die sozialen Grundlagen der Psychiatrie. In ihrem Artikel „Medicine goes to school: Teachers as sickness brokers for ADHD"[139] analysiert sie die Rolle der Lehrpersonen als Treiber von ADHS-Diagnose und Stimulanzientherapie und die Strategien, welche die Pharmaindustrie bzw. die psychiatrische Praxis verwenden, um die Reaktion der Lehrpersonen auf ADHS zu beeinflussen:

„Am Beispiel von ADHS geht die Routinearbeit der Lehrer darüber hinaus, einfach nur zu garantieren, dass die Störung von den Eltern verstanden wird. Stattdessen beteiligt sich die Lehrperson an der Diagnose und kann sogar verschiedene Arten der Therapie verteidigen oder ablehnen. Diese Arbeit als Broker ist keine unparteiische Aktivität: Lehrer können persönliches Interesse daran haben, störende Kinder zu identifizieren und sich um sie zu kümmern, oder sie können bestimmten Überzeugungen über Lernstörungen anhängen, die dazu führen können, die Eltern von der Notwendigkeit einer Behandlung zu überzeugen."[140]

Peter Conrad betont: Wenn ursprünglich nicht-medizinische Störungen neu als Krankheit definiert werden, übernehmen nicht-medizinische Personen die „tägliche Routine", das Verständnis, dass es sich um eine Krankheit handelt, zu verbreiten.[141] Bei ADHS spielen Lehrpersonen eine größere Rolle als bei anderen Störungen im Kindesalter.

„ADHS ist eine Störung der schulischen Leistungen, daher haben Lehrer eine kritische Rolle dabei, die Krankheit und ihre medizinische Behandlung zu verteidigen, sich dafür einzusetzen." Christine Phillips

Laut Phillips stimmen Lehrer häufig zu, Psychostimulanzien während des Schultages zu verabreichen, obwohl kein legaler Zwang dafür gegeben ist. Ein subtiler Anreiz dafür sei die Zusicherung eines auch nachmittags gefügigen Kindes (S. 183 ff., 195 ff. und 199–205) durch Medikation mitten am Tag. Gemäß den diagnostischen Kriterien des DSM sind Lehrer auch offiziell am Diagnoseprozess beteiligt und entscheiden mit über die Behandlung. Außerdem spielen sie eine informelle Rolle als „Detektive", die mögliche ADHS-Fälle aufdecken. Es existieren sogar spezifische Fragebogen zur Erfassung von ADHS-Symptomen durch den Lehrer im Unterricht.[142, 143] Nicht zuletzt zu ihrem eigenen Nutzen seien Lehrer daran interessiert, unruhige und störende Kinder in den Griff zu bekommen. Mittels Diagnose können Betroffene aus dem schulischen Vergleich ausgeschlossen werden, wodurch der Notenschnitt einer gesamten Schulklasse oder Schule angehoben wird.[144]

Der Einfluss der Lehrpersonen, die die Rolle der „Detektiv/innen" übernommen haben, variiert international. In einer US-Studie mit 491 Ärzt/innen wurde die Hälfte der ADHS-Diagnosen ursprünglich von Lehrpersonen vorgeschlagen.[145] In Großbritannien hingegen bestehen Hinweise, dass elterlicher Verdacht auf ADHS von Lehrpersonen tendenziell ignoriert und widerlegt wird.[146] Sie scheinen besser über die Gefahren aufgeklärt zu sein: Laut einer neuen *Cochrane*-Metanalyse verbessern die Stimulanzien die akademischen Leistungen und die Lebensqualität der Betroffenen selbst jedoch nicht.[147] Stimulanzien müssten aufgrund mangelnder Wirksamkeit und starker Nebenwirkungen heute als letztes Mittel der Wahl gelten[148] (siehe Teil 4).

Die systematische Durchdringung des Bildungswesens durch die Pharmaindustrie mit Informationen zu ADHS ist ein neueres Phänomen. Als Konsequenz existieren bisher keine Gegenstrategien und Hilfeleistungen für Lehrer, tendenziöse „Fakten" wie beispielsweise den körperlichen Ursachenmythos als Werbung zu demaskieren. Während das Marketing von Fastfood in Schulen bereits ausgiebig diskutiert wurde, findet sich wenig über die Konsequenzen der industriellen-pharmazeutischen Infiltration der Schulen.

Für die als Fortbildung getarnte, an Lehrer gerichtete Werbung werden laut der Recherche von Christine Phillips verschiedene Kanäle genutzt: Unternehmen sponsern Fortbildungs-Webites, die spezifisch auf Lehrer zugeschnitten sind, deren Zusammenhang mit der Pharmaindustrie jedoch nicht direkt erkennbar ist. Die Websites liefern Werbeinformation und tendenziöse Aussagen, die als objektive Bildungsmaßnahmen getarnt sind. Auf den gesponserten Websites[149, 150] werden Lehrpersonen darauf hingewiesen, dass es sich bei ADHS um eine „ernsthafte, erbliche Erkrankung" handle und dass deswegen Diagnosen wichtig seien sowie eine medikamentöse Behandlung einzuleiten oder weiterzuführen sei. Beispielsweise findet man die Aussage, dass der

Zugang zu Behandlung ein Recht für behinderte Menschen sei. Es erscheint als höchst fragwürdig, basierend auf der Datenlage zu Fehltherapie und Übertherapie anzudeuten, dass ADHS eine unterdiagnostizierte schwere Krankheit, gar eine Behinderung sei und dass die Kinder „das Recht" haben, abgeklärt zu werden. Die Unternehmen dehnen ihr Marketing in den Schulen aus, indem sie schulärztliche Dienste einbinden und allgemeines Lehr- und Lernmaterial über ADHS zur Verfügung stellen.[151]

Lehrpersonen sollten Psychoedukation zu ADHS sowie Unterstützung in pädagogischen Maßnahmen erhalten. Die Beteiligung der Schule an Diagnostik und Behandlung[152] sollte auch in Europa kritisch reflektiert und gesetzlich geregelt werden, um zu verhindern, dass die Lehrerschaft bewusst oder unbewusst als Treiber der ADHS-Diagnose agiert.

Die pädagogische Literatur als Treiber von ADHS

Die pädagogische Literatur referiert häufig in unreflektierter und verselbstständigter Weise veraltetes Faktenwissen, das den körperlichen Ursachenmythos von ADHS nährt, die Stimulanzientherapie verharmlost und sie den pädagogischen Maßnahmen überordnet.[153] Ohne die empirischen Fakten zu kennen und zu hinterfragen, wird Fehlinformation referiert und pädagogische Maßnahmen werden der psychiatrischen Intervention untergeordnet. Aussagen, dass ADHS „genetisch" verursacht sei, eine „Störung" oder ein „Ungleichgewicht" im Transmitter-Haushalt des Gehirns, sind häufig.

Als negatives Beispiel kann das Sachbuch *ADHS im Jugendalter* von Brandau und Kaschnitz[154] gelten. Die Autoren formulieren 2013 in diesem Ratgeber zur Pädagogik und sozialen Arbeit über die medikamentöse Therapie mit Stimulanzien Folgendes:

> „Die medikamentöse Therapie ist sehr zuverlässig, sicher, wirksam und mit geringem Risiko verbunden, da die Nebenwirkungen sehr gering sind und aufgrund der Schwere der Störung meist zu tolerieren sind."

Diese Nutzen-zu-Risiko-Abwägung ist schlicht falsch, da empirisch nicht begründbar. Die Stimulanzientherapie ist vielmehr nicht zuverlässig, unsicher, unwirksam (S. 181 ff.), mit hohem Risiko verbunden, da die Nebenwirkungen sehr stark (S. 156 ff.) und aufgrund der Leichtigkeit der „Störung", also des unerwünschten Verhaltens (S. 217), nicht tolerierbar sind. Brandau und Kaschnitz weisen unter anderen darauf hin, dass folgende „Mythen" über die Medikation mit Psychostimulanzien bestehen: Die Medikation ist gefährlich, die Medikation macht süchtig, die Medikation reduziert das Wachstum. Warum diese „Mythen" schon lange als empirisch belegte Fakten bekannt sind, ist in Teil 3 des vorliegenden Buchs nachzulesen.

Bisher gibt es für Lehrpersonen keine Psychoedukation mit Gegenstrategien und Hilfeleistungen im Umgang mit tendenziösen „Fakten", um beispielsweise den körperlichen Ursachenmythos als Werbung zu demaskieren und auf pädagogische Strategien zu setzen. Diese Ausbildungsziele bestehen für angehende Lehrpersonen noch nicht, sollten jedoch eingeführt werden.

Neben den Erziehungswissenschaften tragen auch Patienten-Organisationen zum Disease Mongering bei.[155] Erwähnenswert sind diesbezüglich Beobachtungen, dass zahlreiche namhafte Patienten-Organisationen finanziell von Firmen der Pharmaindustrie bezuschusst werden und auch edukatives Werbematerial zur Verfügung stellen.[156] Außerdem binden die Unternehmen andere Kanäle wie die Patientenvereinigungen CHADD (USA: Children and Adults with ADHD) und ADDIS (Großbritannien: National ADD Information and Support Service) ein, indem die Arzneimittelfirmen diese finanziell sponsern und als Fachberater tendenziöses Material zur Verfügung stellen.

Die Notwendigkeit neuer Gesetze

Phillips zieht den Schluss, dass Fachwissen, welches von der pharmazeutischen Industrie zur Verfügung gestellt wird, Werbung darstellt, indem es meist Informationen enthält, die Diagnosen antreiben und den Leser in Richtung Pharmakotherapie mit eigenen Produkten lenkt. Sie stellt fest, dass ein dringender Bedarf besteht, Gegenmaßnahmen zu ergreifen, um die Lehrer darin zu unterstützen, unabhängige Advokaten der Kinder mit ADH zu werden. Kinder haben keine Vertreter in diesem Markt. Um effektive Fürsprecher der Kinder sein zu können, müssen die Lehrer laut Phillips

> „unterstützt werden, objektive und akkurate Übersetzer von Information für Eltern und Gesundheitsfachpersonen zu sein, anstatt als Broker am Marktplatz der Krankheiten zu handeln".

Dazu empfiehlt sie, Lehrpersonen darin zu trainieren, die Marketingstrategien der pharmazeutischen Industrie zu entschlüsseln und sie in Frage zu stellen. Es sollte außerdem eine Möglichkeit eingerichtet werden, dass Lehrpersonen ihre Beobachtungen über Medikation, Nebenwirkung und Therapiefehler wie Dauertherapie mit Stimulanzien an unabhängige Stellen melden können. In Australien ist dies möglich mit dem Advisory Commitee on the Safety of Medicines.[157] Lehrer sollten außerdem dazu beitragen, pädagogische Maßnahmen sowie Fördermaßnahmen zu dokumentieren, die für eine Reduktion von

ADH-Verhaltensanzeichen hilfreich sind. Solche Forschungsdaten wären eine große Unterstützung für Lehrpersonen und Kinder.

Auf gesetzliche Änderungen gehen Moynihan, Henry und Phillips nicht ein. Natürlich ist jeder einzelne Akteur mündig und wichtig. Doch die Argumentation der Konsumkritik und der Pharmaindustrie treffen sich, wenn diese beiden Extrempositionen die Verantwortung den einzelnen Akteuren übergeben. In der individuellen Verantwortung werden keine gesellschaftlichen Lösungen angegangen. Was Kinder brauchen, sind außerdem verbindliche und spezifische Gesetze wie ein Verbot an die Schulen, Diagnosen und Medikation zu empfehlen, eine strengere Interpretation der diagnostischen Kriterien oder ein verpflichtendes Monitoring, also eine Überwachung der Therapie.

Das nächste Kapitel wird erarbeiten, warum ein Krankheitsetikett nicht nur bei Fehldiagnosen, zu denen ADHS-Diagnosen in der Regel gehören, sondern auch bei echten mentalen Störungen in der Regel laut Expertenmeinung mehr Schaden anrichtet als die Erkrankung selbst. Auf den Spuren des Psychologen Stephen Hinshaw wird klar, warum das Etikett „Krankheit" oder „Störung" sowie „ADHS" durch Prozesse der Diskriminierung beim Kind und in seinem Umfeld großes Unglück verursacht.

Das medizinische Etikett „ADHS" führt zu Diskriminierung

Die Stigmatisierung von Störungen

Was sind Stigmata?

> „Der Schmerz, der von mentaler Erkrankung hervorgerufen wird, ist versengend genug, aber dieser Zustand der Verwüstung, so unsichtbar, beschämend und giftig zu sein, kann die Situation annähernd unerträglich machen."
>
> Stephen Hinshaw, ADHS-Forscher[158]

Dieses Zitat des Psychologen Stephen Hinshaw beschreibt aus seiner Berufserfahrung mit mental kranken Menschen, dass schon das Etikett einer Störung negative Auswirkungen auf die betroffene Person hat, nicht nur die Krankheitszustände selbst. Diese negativen Effekte selbst werden auch *Stigmata* genannt. Individuen mit mentalen Störungen, zu denen auch Kinder mit ADHS gezählt werden, erleiden in der Regel durch ihre Umgebung eine sogenannte *Stigmatisierung*[159, 160], eine Charakterisierung, die sich primär auf die Stigmata bezieht und andere Wesenseigenschaften diesen tendenziell unterordnet. Kinder mit ADH-Verhaltensanzeichen erhalten den Krankheits-Stempel ADHS, obwohl sie nicht nachweislich krank sind. Sie werden damit als krank etikettiert und gleichzeitig stigmatisiert.

Die Psychologen Stephen Hinshaw und Andrea Stier beschreiben in ihrem Überblicksartikel, was man sich unter Stigmata genau vorstellen kann:

> „Stigmata sind eine Kombination von stereotypen Meinungen, Vorurteilen und diskriminierendem Verhalten gegenüber außenstehenden Gruppen, die gemeinsam durch die globale Natur der Verleumdungen stärker wirken als die Summe ihrer Teile und so für die, die verleumdet werden, zu reduzierten Lebenschancen führen."[161]

Eine Stigmatisierung geht erwiesenermaßen mit einer Verminderung der Chancen im Leben und einem Verlust von Unabhängigkeit einher. Die Auswirkungen der Stigmatisierung bewirken eine sachlich nicht gerechtfertigte und daher nach ethischen und rechtlichen Vorstellungen unerlaubte Diskriminierung des betroffenen Personenkreises. Die Stigmatisierung und Diskriminierung mentaler Störungen ist ein internationales und interkulturelles Phänomen.[162] Die heute gültige psychiatrische Nomenklatur umfasst eine große Anzahl von „Syndromen" und „Störungen", die sich bis vor kurzem innerhalb der Grenzen der normalen menschlichen Variation befand. Durch die Beschwörung des Etiketts der mentalen Störung führen zahlreiche ursprünglich als „normal" geltende Abweichungen von Verhalten und Emotionalität zur Stigmatisierung und ihren negativen Folgen.

Belastung der Eltern

Auch Familienmitglieder von Menschen mit mentalen Störungen erleben sowohl objektive Belastungen durch hohe Kosten und Zeitaufwand als auch subjektive Belastung durch Mitleid, Scham und Verlegenheit.[163] Auch sie können Ablehnung und Distanzierung erfahren, da sie mit den Mitgliedern einer gesellschaftlich abgewerteten Gruppe assoziiert sind. Durch die im 20. Jahrhundert weit verbreitete Annahme, dass mentale Störungen kausal, also ursächlich mit 100-prozentiger Wahrscheinlichkeit, durch fehlerhafte Erziehung verursacht werden, kann es geschehen, dass den Eltern Schuld zugeschrieben wird.[164] Als Reaktion orientieren sich die Eltern in der Regel an einem falschen körperlichen Krankheitsverständnis und versuchen, sich durch Zuschreibung organischer kausaler Ursachen von der Schuld zu befreien.[165]

Stigmata haben negativere Effekte als die Krankheit selbst

Besonders wichtig ist, dass die Stigmatisierung, also die negativen Folgen der Diagnose, die erfahrene Ablehnung und Diskriminierung laut wissenschaftlichen Studien die Beeinträchtigungen, die durch die mentale Störung selbst verursacht werden, *bei weitem überwiegen*, selbst bei schwerwiegenden und echten mentalen Störungen wie einer Depression, bei denen die Betroffenen leiden und die daher als Krankheit bezeichnet werden können.[166, 167] Im Falle von ADHS entsteht das Leid des Kindes häufig erst durch die Diagnose ADHS. Eine Diagnose kann somit künstlich und extern induziert eine Krankheit erschaffen, man spricht in diesem Zusammenhang von einem *Nocebo-Effekt* der Diagnose.

Die Diagnose einer mentalen Störung hat laut Hinshaw und Stier bei weitem den schädlichsten Einfluss, wenn sie normale Verhaltensmuster oder schwache Abweichungen im Verhalten begleitet – wie dies im Falle von ADHS zutrifft, denn ADHS ist meist leicht ausgeprägt. Wie kommt es zu diesem Ungleichgewicht? Die betroffenen Personen verhalten sich die meiste Zeit „normal" und unauffällig, doch in manchen Situationen treten Probleme auf: bei Kindern mit ADHS beispielsweise innerhalb des Unterrichtes. Die Betrachter stigmatisieren laut Hinshaw und Stier die betroffenen Personen besonders stark, wenn das Verhalten nur in einem bestimmten Kontext auftritt, da sie den Personen zuschreiben, dass sie sich vorsätzlich auffällig verhalten.

Häufiger Opfer als Täter

Im Vergleich zu andern stigmatisierenden Bedingungen wird die mentale Störung gesellschaftlich am meisten abgewertet, zusammen mit Obdachlosigkeit und Substanzmissbrauch.[168] Forscher führen das auf die zunehmende Fehleinschätzung zurück, dass die Diagnose einer mentalen Störung *Gefahr und Aggression* mit sich bringt.[169] Es existiert der Mythos, dass Menschen mit mentalen Störungen stets auch gewalttätig sind. Das Risiko von Gewalttätigkeit ist bei mentalen Störungen jedoch geringer als beispielsweise beim männlichen Geschlecht. Das heißt in einem Gedankenexperiment, dass es wahrscheinlicher ist, dass wir Opfer von Gewalt eines Mannes werden, als dass wir Opfer einer gewalttätigen mental gestörten Person werden, wenn wir uns in einem Raum befinden, in dem gleich viele gesunde Männer wie mental gestörte Frauen anwesend sind.

Nur wenige Arten schwerer mentaler Störungen, beispielsweise die antisoziale Persönlichkeitsstörung sowie Alkoholismus, führen zu einem erhöhten Risiko für gefährliches Verhalten.[170] Dennoch wird „aggressives und störendes Verhalten in der Schule und im familiären Rahmen" als Verhaltensanzeichen von ADHS bezeichnet, das durch Pharmakotherapie verbessert werden soll, obwohl Aggression nicht zu den diagnostischen Kriterien gehört.[171] Hier ist der *Halo-Effekt* wirksam, eine kognitive Verzerrung, bei der aus bekannten Eigenschaften wie einer ADHS-Diagnose auf unbekannte Eigenschaften wie aggressives Verhalten geschlossen wird. Andererseits ist zu beachten, dass Pharmakotherapie mit Stimulanzien selbst als Nebenwirkung zu aggressivem Verhalten führen kann (S. 161 und 163).

ADHS und Mobbing

Trotz einer Zunahme von Wissen über mentale Störungen haben sich die diskriminierenden Haltungen in den vergangenen 50 Jahren verschlimmert. Stigmatisierung äußert sich etwa in Form von Mobbing der betroffenen Kinder durch andere Kinder, aber auch durch Erwachsene. Dies spiegelt sich ausdrücklich in zahlreichen Gesprächen mit betroffenen Eltern. Sie alle berichten in verschiedenen Beispielen, wie die von ADHS-Diagnosen betroffenen Kinder Opfer von Mobbing geworden sind. Menschen mit der Diagnose einer mentalen Störung sind laut Forschung signifikant häufiger Gewaltopfer als Täter, wie der im Folgenden zitierte Junge.[172] Er reagiert auf Gewalt der Mobber mit als übertrieben wahrgenommener Gegengewalt. Wenn es regelmäßig von großen Gruppen verprügelt wird, ist nachvollziehbar, dass ein auf sich allein gestelltes, unvorbereitetes Kind mit Gegengewalt reagiert. Dennoch wird in solchen Fällen pädagogisch in der Regel vor allem auf die Gegengewalt des gemobbden Kindes fokussiert.

> „Mehrere Jungs haben mir in der Klasse das Skateboard weggenommen und mich wieder geärgert und beschimpft. Ich habe die Schere genommen, um mich falls nötig zu verteidigen. Letzte Woche hat mich eine Gruppe Jungs und auf dem Schulweg verprügelt und ein Mädchen hat zugesehen. Ich habe versucht, mich mit einem Stein zu wehren. Sowas passiert häufig." Junge, acht Jahre

Diagnostisches Etikett als Auslöser

Hinshaw und Stier betonen, dass die Stigmatisierung von mentalen Störungen in Kindheit und Adoleszenz bisher wenige Personen interessiert hat und sie daher wenig erforscht worden ist. Klar ist jedoch, dass die diagnostische Etikettierung von Kindern und Jugendlichen mit dem Etikett ADHS ab frühester Kindheit negative Effekte hat[173, 174]: Kinder sind bereits ab dem Kindergartenalter und in der Grundschule fähig, das Etikett einer Störung klar zu verstehen und bewerten es als negativ.[175, 176] Stigmatisierung unter Kindern tritt experimentell erwiesenermaßen bereits in diesem Alter auf. Grundschuljungen reagierten beispielsweise negativer auf einen gleichaltrigen Jungen, wenn ihnen gesagt wurde, dass das Kind eine ADHS-Diagnose habe, als wenn keine Information zur Verfügung gestellt wurde, der Junge sich aber identisch verhielt.

Kinder mit dem Etikett ADHS werden also von Gleichaltrigen in der Regel wegen des Etiketts diskriminiert, nicht wegen ihres Verhaltens oder ihrer Eigenschaften.[177] Das folgende Zitat eines Vaters spiegelt die Ungleichbehandlung eines Jungen mit ADHS sowie die daraus resultierende Belastung, die auch die Eltern trifft:

> „Diese Kinder haben einen hohen Leidensdruck. Er wurde nie zu Geburtstagspartys eingeladen, war Außenseiter und verhielt sich wie ein Clown. Ich glaube, er versuchte so, irgendeine Anerkennung zu bekommen. In unserer Wohngegend gab es immer Streit mit den anderen Eltern und unser Sohn wurde gemobbt. Regelmäßig kamen Anrufe oder Besuche, ‚Steck den Saugof in eine Sonderschule', und eine Ohrfeige wäre mal ratsam, statt ihn mit Ritalin ‚vollzustopfen'. Diese Anfeindungen auszuhalten war schwierig. Wir sind weggezogen aufs Land. Nun geht es ihm besser, in der privaten Schule sind 90 Prozent der Kinder verhaltensauffällig, es gibt Lern-Coaches und alle Eltern haben Verständnis."
>
> Vater aus der Slowakei, Sohn mit ADHS

Strategien gegen Mobbing

Mobbing läuft in der Regel über lange Zeit halb versteckt ab. Bis die Eltern davon erfahren, ist den Kindern oft einiges Unrecht angetan worden. Dies kann die Ohnmachtsgefühle der Mobbing-Opfer zusätzlich verstärken und zu Kurzschlussreaktionen führen. Kinder, die gemobbt werden, sollten mit ihren Eltern und der Lehrperson darüber sprechen, auch wenn sie sich dessen schämen. Dies sollte den Kindern am besten präventiv vermittelt werden. Schuld am Mobbing ist nie das Opfer, sondern das koordinierte Verhalten anderer. Dem Halo-Effekt folgend kann es durchaus sein, dass dem Opfer die Schuld oder zumindest die Mitschuld gegeben wird, nach dem Sprichwort „Es braucht zwei Stöcke für ein Kreuz". Auf diese Behauptung könnte man mit Friedrich Schiller antworten: „Es kann der Frömmste nicht in Frieden leben, wenn es dem bösen Nachbarn nicht gefällt." Die Schuld trifft nicht immer alle Beteiligten. Im Englischen wird dieses Phänomen, dem Opfer die Schuld zuzuschreiben, als „gaslighting" bezeichnet.

Man kann etwas gegen Mobbing tun: gemeinsam mit der Erwachsenen Strategien erarbeiten, wie man sich effizient zur Wehr setzten kann, ohne gewalttätig zu werden oder Gegengewalt anzudrohen. Denn wer sich nicht zur Wehr setzt, bleibt in der Regel das Opfer. Lehrpersonen sollten ein wachsames Auge darauf haben, wer unter Druck gesetzt wird. Da bekannt ist, dass Kinder mit Störungs-Etiketten besonders gerne von ihren Mitschülern schlecht behandelt werden, können die Lehrer präventive Arbeit in Konfliktverhalten, Toleranz und Ethik leisten. Auch Mobber profitieren vom aktiven Einschreiten der Lehrpersonen. Je früher sie für ihr Fehlverhalten zur Rechenschaft gezogen werden, desto besser, denn bei Erwachsenen ist Mobbing bereits ein Kündigungsgrund.

Wenn Erwachsene mitschuldig sind

Leider sind viele Erwachsene bezüglich schädlicher Gruppendynamiken nicht genügend aufmerksam oder sie verstärken die Sündenbock-Dynamik sogar bewusst, wie das folgende Zitat eines Ergotherapeuten zeigt, der Kinder mit ADHS behandelt.

> „Die Gruppendynamik ist häufig sehr schädlich. Die Kinder suchen jemanden, der anders ist oder schwächer, und identifizieren ihn als Sündenbock. Sogar Erwachsene steigen auf diese Gruppendynamik ein. Ich habe solch schädliches Verhalten von Erwachsenen auf Kosten einzelner Kinder häufig erlebt. In einer Schule hat ein Sonderpädagoge, der das Kind betreut hat, in der Turnstunde lautstark durch den ganzen Raum gerufen: ‚T., komm her, was machst du schon wieder?' Das ist erschreckend, denn so und mit anderen Beispielen hat der Erwachsene immer wieder gegen T. markiert und alle haben es gehört. ‚Schon wieder der T. ...' denken sich dann alle. Ich habe eingegriffen und dem Kollegen erklärt, dass er anders vorgehen muss. Er bringt dem Kind bei, und auch allen anderen, die zuhören, dass es nicht ok, nicht richtig ist. Er zerstört sein Selbstvertrauen. Schnell verselbstständigt sich diese Dynamik und bleibt dann für immer bestehen."
>
> Ergotherapeutin

Im Falle einer Sündenbock-Dynamik wird zum Teil unbewusst die Stimmung ganzer Gruppen verbessert, und zwar auf Kosten einer Person, die meist unbeliebt, leicht identifizierbar und relativ machtlos ist, indem die Beteiligten ihre Frustration, ihr Unglück auf dieser unschuldigen Person abladen. Leider können auch Strafreaktionen von Lehrpersonen wie das Entfallenlassen einer Turnstunde oder Strafarbeiten wegen „vergessener" Hausaufgaben im schlimmsten Falle als – hinter Pädagogik versteckte – Mobbing-Aktionen und im besten Falle als Unbedarftheit der Lehrpersonen gelesen werden. Im folgenden Zitat wünscht sich eine Mutter mehr Unterstützung und Information für die Lehrpersonen:

> Kind: „Ich musste dauernd hundert Wörter abschreiben."
> Mutter: „Der neue Leiter hat den Lehrern erklärt, wie sie mit Dingen wie ADHS umgehen können. Seither bekommt er keine Strafen mehr."
> Kind: „Ich habe nicht abgeschrieben, dann standen im Elternheft vier Ausrufezeichen, ich müsse das machen. Und die Lehrerin hat die Turnstunde gestrichen und alle waren sauer auf mich."
> Mutter: „Obwohl Bewegung so gut für ihn ist, wird auch heute noch als Strafe der Sport gestrichen, obwohl die Lehrerin jetzt weiß, dass diese Kinder sehr viel Bewegung brauchen. Die Schule ist nicht für diese Kinder ausgelegt, es gibt diese eine Norm, ihr sollen alle gerecht werden, doch diese Kinder können sie nicht befolgen und stören den Unterricht. Ich wünschte, die Lehrer bekämen viel mehr Unterstützung."
>
> Alleinerziehende berufstätige Mutter,
> hochbegabtes diagnostiziertes Kind

Erklärungsmodelle für die Stigmatisierung

Hinshaw und Stier stellen die Frage, warum die Stigmatisierung und Diskriminierung von Menschen mit mentalen Störungen, zu denen auch ADHS fälschlicherweise gezählt wird, so verbreitet sind. Besonders interessant in diesem Zusammenhang scheint die Beobachtung, dass Stigmatisierung immer im Kontext von *sozialer Macht* entsteht.[178] Stigmata entstehen, wenn eine Gruppe mit sozialer Macht eine weniger mächtige Gruppe verunglimpft, wobei die „Machthaber" den Schwächeren die Schuld für die Ungleichheit geben.[179] Obwohl dämonologische und religiöse Begründungen von unerwünschtem Verhalten in modernen Gesellschaften rückläufig sind, durchdringt die Perspektive, dass abweichendes Verhalten *unmoralisch* ist, laut Stephen Hinshaw immer noch die öffentlichen Einstellungen. Es existieren unterschiedliche

Erklärungsmodelle, warum viele Menschen auf das Etikett einer Störung wie „ADHS" so negativ, mit der Stigmatisierung der Betroffenen reagieren.

Alle Gesellschaften bestehen aus *Innengruppen* – sozialen Einheiten wie Familie und Nachbarschaft, die dem Individuum Sicherheit und Fürsorge zukommen lassen – und *Außengruppen*.[180] Menschen identifizieren sich beinahe automatisch mit Innengruppen, wobei sie die Individualität und durchweg positive Eigenschaften der Mitglieder der Innengruppen betonen, während sie die Mitglieder der Außengruppen als identisch und negativ betrachten. Die Verunglimpfung von Außengruppen kann kurzfristig das *Selbstwertgefühl* der Beobachter verbessern.[181] Die von mentalen Störungen Betroffenen gehören zu einer Außengruppe, deren Diskriminierung und Stigmatisierung laut Expertenmeinung mit nur geringen Kosten für die Innengruppen verbunden sind, da keine oder nur geringe Sanktionen mit abwertenden Reaktionen wie Verspottung einhergehen. Sexismus oder Rassismus sind besser aufgearbeitet.

Evolutionspsychologen[182] vermuten, dass der bei manchen Menschen verbreitete *Automatismus sozialer Exklusion* im Laufe der Menschheitsgeschichte entstanden ist. Sie beobachten, dass viele Menschen automatisch Ekelgefühle empfinden und Personen meiden, welche eine Gefahr der Ansteckung mit sich bringen; dass sie sich automatisch über jene Menschen, die sich nicht sozial reziprok, also gefühlt unfair verhalten, ärgern und sie bestrafen wollen und dass sie Hass gegenüber fremden ethnischen Gruppen empfinden, vor allem wenn sie diese Gruppen ausbeuten wollen.

Hinshaw und Stier vermuten, dass mentale Störungen alle drei Mechanismen der sozialen Exklusion auslösen: Menschen mit mentalen Störungen können ungepflegt wirken, was die Gefahr einer Ansteckung signalisieren könnte; sie können außerdem als selbstsüchtig und nicht-kollaborativ wahrgenommen werden, besonders, wenn sie aufgrund des geringen Alters noch unreif sind; und obwohl das tribalistische Stigma bei den Betroffenen der gleichen Ethnie nicht offensichtlich ist, vermuten die Autoren, dass es durch eindimensionale, biologische oder genetische Erklärungsmuster aktiviert werden kann.

Die automatischen, urtümlichen Emotionen gegenüber Außengruppen und ihre Folgereaktionen sind offensichtlich unethisch und falsch, sie provozieren geradezu eine Verletzung der Menschenwürde sowohl des Opfers als auch der Mobber. Die Frage, die sich in der Folge aufdrängt, lautet: Was kann man gegen diese negativen Reaktionen tun?

Verminderung der Diskriminierung

> „Was ich mir für die Zukunft wünsche? Ich wünsche mir mehr Toleranz für Randgruppen, zum Beispiel für solche Kinder. Gegen auffällige Kinder geht man unter gleichen Bedingungen, bei identichen Vorfällen viel schneller vor, bei anderen, beliebten oder bisher unauffälligen Kindern, bei intakten Familien, passiert gar nichts."
>
> Alleinerziehende berufstätige Mutter, Kind mit ADHS-Diagnose

Ethische Erziehung

Es ist wichtig zu betonen, dass der Automatismus der sozialen Exklusion durch humanistische Erziehung unterbrochen werden kann und muss. Falls diese Emotionen trotzdem auftreten, empfehlen uns Psychologen wie Stanley Milgram[183] oder Philipp Zimbardo[184], die „das Böse" erforscht haben, innezuhalten und abzuwägen, ob wir uns ethisch richtig und tolerant verhalten.

Die jüdisch-christliche Religion hat hier Vorarbeit geleistet. Sie zeichnet den Menschen als Ebenbild Gottes, was zu den Konzepten der Menschenwürde und der Nächstenliebe führen konnte. *Gott schuf den Menschen nach seinem Bild, als Gottes Ebenbild schuf er ihn und schuf ihn als Mann und als Frau.*[185] Wenn jeder Mensch Gottes Ebenbild ist, gibt es keine Standes- und Rangunterschiede. Diese unendliche Aufwertung des nach dem Ebenbild Gottes geschaffen Individuums in den „Unbescheidenheitspredigten" ist eine der bemerkenswertesten Botschaften des Christentums. *Herr, wann hätten wir dich je leidend gesehen? [...] Und er antwortete ihnen: Wahrlich, ich sage euch, was ihr einem dieser Geringsten getan habt, habt ihr mir getan.*[186] Mit diesem Satz wird eine Autorität anerkannt, die auf elementar gleiche Weise mit allen Menschen mitleidet – egal, ob uns selbst das Leid dieser Menschen als gerecht oder ungerecht erscheint. Laut Johann Baptist Mertz ist dieser Satz die Botschaft der „unzertrennbaren Einheit von Gottes- und Nächstenliebe", die etwa lautet: *„Es gibt kein Leid in der Welt, das uns nichts angeht."*[187] Zusammengefasst bedeutet diese ethische Richtlinie, dass das Leid eines anderen Menschen nie gerechtfertigt ist, auch nicht als Strafe für schlimme Taten. Wer anderen Menschen bewusst Leid zufügt, begeht immer eine Untat. Wer Leid lindern könnte, sich aber dagegen entscheidet, ebenfalls. Eltern und Lehrer haben die Verantwortung, ihre Kinder in Ethik zu unterrichten und sie als mitfühlende Menschen und nicht als Mobber von Minderheiten zu erziehen. Kinder können sich nicht selbst erziehen.

Der körperliche Ursachenmythos von ADHS nährt Diskriminierung

Der verbreitete körperliche Ursachenmythos wird oft von der Theorie begleitet, dass die Stigmatisierung mentaler Störungen verschwindet, sobald die Öffentlichkeit die „biologischen oder genetischen Ursachen" von ADHS akzeptiert. Die zentrale Annahme vieler ADHS-Interessensverbände sowie biologisch und pharmakologisch orientierter Forschungsperspektiven entspricht interessanterweise diesem Mythos. Wichtig zu wissen ist diesbezüglich, dass sowohl die Interessensverbände als auch die Forscher meist von der Arzneimittelindustrie finanziell gefördert und mit Fehlinformation beliefert werden.[188] Der Mythos betont, dass ADHS eine „Krankheit wie viele andere" oder eine „Krankheit des Gehirns" sei, und dass die Akzeptanz dieser Annahme Schuld und Stigmata reduziert.[189] Leider trifft das Gegenteil zu. Außerdem führt diese Annahme zu der Fehldiagnose von ADHS-Verhaltensanzeichen und zur Fehl- und Übertherapie mit Stimulanzien, die das Pseudo-Ungleichgewicht „beheben sollen". Folgende Punkte sind zu beachten:

Erstens liegt bis heute *keine feststellbare biologische Dysfunktion, keine Ursache und kein Marker für ADHS* vor, obwohl die Erforschung der neurobiologischen Grundlagen und die Suche nach biologischen und genetischen Markern bereits in den siebziger Jahren begann und auch heute intensiv weitergeführt wird.[190]

Zweitens existieren laut Hinshaw und Stier unterschiedliche Gründe, warum die Annahme, dass der körperliche Ursachenmythos die Diskriminierung reduziert, falsch ist: Abweichendes oder unerwünschtes Verhalten führt in der Regel zu sozialer Distanz und oder sogar Abscheu beim Betrachter, bevor sich die Person Gedanken gemacht hat, was die Ursache für das Verhalten ist.[191] Außerdem ist es offensichtlich, dass Eigenschaften wie ethnische Zugehörigkeit, die komplett außerhalb der persönlichen Kontrolle liegt, im Laufe der Geschichte bis heute extrem rassistisch stigmatisiert und diskriminiert wurden. Daher ist die Annahme, dass „negative", aber unkontrollierbare Eigenschaften immer positiv bewertet werden, schlicht falsch. Die Autoren führen als weiteres Beispiel an, dass in der Menschheitsgeschichte die Besessenheit durch Dämonen oder böse Geister als häufigste Ursache für alle Arten von abweichendem Verhalten galt. Obwohl die Besessenheit als Einfluss einer äußeren unkontrollierbaren Macht wahrgenommen wurde, sollte ein Mangel an Glaube oder persönliche Schwäche die Inbesitznahme erst ermöglicht haben. Auch eine medizinische Erklärung durch biologische oder genetische Ursachen ist vor so einer doppelten Anklage nicht gefeit. Es kann die Meinung entstehen, dass ein instabiler oder schwacher Charakter die Entwicklung der Symptome erleichtert.

Ein besonders wichtiges Faktum und gleichzeitig ein großer Nachteil reduktionistischer biologischer oder genetischer Erklärungsversuche ist es, dass sie dazu führen, dass die „Störung" fälschlicherweise als *unabänderlich* gilt, wodurch Hoffnungslosigkeit geschürt wird. Wenn die Ursache für den Zustand tief in den Körper des Individuums hinein-spekuliert wird, scheint eine Veränderung unwahrscheinlich. Dies führt weiter zu der fehlerhaften Annahme, dass der Betroffene Schutz statt Unabhängigkeit benötigt und dass beispielsweise aggressives Verhalten jeden Moment und komplett unkontrolliert ausbrechen kann.[192] Diese biologische Sichtweise der Störung übersieht systematisch, dass sich die Psyche in den Körper einschreibt und diesen laufend verändert. Sie entbindet die Betroffenen von der persönlichen Verantwortung, sie gewinnen den Eindruck, dass es sich um eine organische Krankheit handelt und dass daher alle persönlichen Bemühungen nichts bewirken.

Schließlich vertreten Hinshaw und Stier die Position, dass die Erklärung mentaler Störungen als Auswirkung fehlerhafter Gene und/oder neurochemischer Abweichungen im Hirn die Haltung verstärken könnte, dass das betroffene Individuum minderwertig, sogar nicht menschlich sei.[193] Stephen Hinshaw vermutet, dass so das Stigma für fremde ethnische Gruppen aktiviert werden kann.

Insgesamt werden durch den Mythos einseitige und reduktionistische pharmakologische Therapieansätze gefördert, statt die nötigen pädagogischen Anpassungen vorzunehmen. Die Lösung zur Reduktion der Stigmatisierung liegt somit in der Verbannung reduktionistischer Krankheitsetiketten und ihrer biologisch/genetischer Erklärungsversuche.

Stopp der Fehldiagnose, Aufklärung über bio-psycho-soziale Risiken

Um Stigmatisierung zu vermindern, sollten allem voran die *diagnostischen Kriterien verschärft* werden, damit gesunde Kinder mit ADH, deren Verhaltenskonglomerat keine Krankheitskomponenten enthält, gar nicht erst mit einer Störung etikettiert und diesen Gefahren ausgesetzt werden. Wichtig ist zu betonen, dass es sich bei den verschiedenen Einflussfaktoren, die mit dem Auftreten von ADH korrelieren, beispielsweise Armut[194] und schwierige Familienverhältnisse[195, 196], um Risikofaktoren und nicht um Ursachen handelt. Falls Kinder eine körperliche Erkrankung haben, die von ADHS-artigen Verhaltensanzeichen begleitet ist, sollte diese korrekt, beispielsweise als Gehirnverletzung, Mangelernährung, Schlafstörung etc. diagnostiziert werden.

Hinshaw und Stier schließen aus ihrer Forschung, dass positive Reaktionen des Beobachters auf echte mentale Krankheiten und Störungen durch die Betonung der bio-psycho-sozialen Risikofaktoren gefördert werden können: Man muss den Menschen klarmachen, dass trotz biologischer und genetischer, sozialer und psychologischer Risiken individuelle und psychosoziale Bemühungen zu bedeutenden Verbesserungen beitragen können. Diese ganzheitliche Betrachtung kann laut Hinshaw und Stier sowohl zu einer Verminderung von Schuldzuschreibung führen als auch eine hoffnungsvolle, realistische und humanistische Sichtweise der persönlichen Kontrolle über den Verlauf und den Ausgang der mentalen Störungen vermitteln.

Die Autoren fordern außerdem, Gesetze und politische Richtlinien zu ändern, um die Stigmatisierung mentaler Störungen zu bekämpfen. Auch die Haltungen und Praktiken der Fachpersonen sollten auf den aktuellsten Stand der Forschung gebracht werden. Durch Wissenstransfer und Aufklärung sollte die Öffentlichkeit sensibilisiert werden. Die Medien sollten darauf sensibilisiert werden, ihre Berichterstattung ebenfalls in diesem Sinne umzusetzen. Sie sollten darauf achten, dass keine falschen und irreführenden Darstellungen veröffentlicht werden, denn mentale Störungen sind stark der öffentlichen Meinung ausgeliefert. Vor allem sollten die Medien sowohl die Mythen von Gefahr und Gewalt als auch den biologischen oder genetischen Ursachenmythos vermeiden, denn dieses reduktionistische Erklärungsmodell vermittelt Hoffnungslosigkeit und fördert sowohl strafende Maßnahmen als auch negative Haltungen gegenüber den Betroffenen und ihren Familien.

Zusammengefasst lässt sich feststellen, dass die Diagnose ADHS in der Regel zur Diskriminierung führt. Diese Diskriminierung durch den Stempel „mentale Störung“ oder ADHS ist für die Betroffenen und ihre Umgebung selbst bei schweren Fällen von ADHS in der Regel schlimmer als die „Symptome“ selbst. Es wurde dargestellt, wie Stigmata entstehen und wie sie abgeschwächt oder vermieden werden könnten und warum es die Aufgabe der Erwachsenen ist, Mobbing möglichst präventiv vorzubeugen.

Das Etikett einer Störung kann willkürlich und unter ungünstigen Bedingungen jeden Menschen treffen, sei er noch so gesund in Geist und Körper. Ein kurzer historischer Rückblick zeigt, dass unerwünschtes, als unmoralisch angesehenes Verhalten wie Hysterie, das Streben nach weiblicher Gleichberechtigung oder sexuelle Präferenzen wie Homosexualität noch im 20. Jahrhundert schlicht als krank bezeichnet und auch gegen den Willen der Betroffenen „behandelt“ wurden.

Historischer Rückblick auf mentale „Störungen"

Studien zeigen, was heute laut öffentlicher Meinung die Ursachen für mentale Störungen sind: Laien haben verschiedene Erklärungsmodelle, sie pathologisieren und medikalisieren „krankhaft", moralisieren „unmoralisch", und psychologisieren „psychisch".[197] Einseitige biologische und medizinische Erklärungsmodelle für unerwünschtes Verhalten sowie falsche Fakten haben periodisch immer wieder die Vormachtstellung übernommen und haben zu aus heutiger Sicht barbarischen, unwissenschaftlichen Therapien wie Aderlass, Trepanationen, Psychochirurgie oder Eugenik geführt. Im Laufe des 20. Jahrhunderts wurden alle diese Therapien durch Medikation abgelöst. Auf drei dieser Beispiele wird im Folgenden kurz eingegangen.

Ein Rückblick in die Geschichte der Medizin lässt erahnen, welch große Fehler im Laufe von Medikalisierungsprozessen stattgefunden haben und wie lange ein nötiger Paradigmenwechsel trotz Mangel an Evidenz der Wirksamkeit dauern kann. Es waren vor allem Außengruppen, also Gruppen mit wenig sozialer Macht betroffen. Wurden alle diese Therapieformen gegen unerwünschtes Verhalten zu ihrer Zeit mit bestem Wissen und Gewissen zum Wohle der Betroffenen durchgeführt? Das kann heute nicht mehr festgestellt werden. Das Wissen darüber, wie die Stigmatisierung der Außengruppen und Minderheiten durch jene Innengruppen mit sozialer Macht abläuft, lässt allerdings daran zweifeln.

Magisches und religiöses Verständnis

Neolithische Schädel (7000 vor Christus) in Europa, Asien und Amerika weisen in manchen Fällen Löcher auf, sogenannte *Trepanationen*. Dass viele Schädel Anzeichen von Heilung zeigen, macht deutlich, dass manche der betroffenen Menschen die Prozedur überlebten.[198] Der Papyrus Ebers von circa 1550 vor Christus, die älteste bekannte Sammlung medizinischer Texte und Rezepturen, enthält unter anderem eine Anleitung zur Trepanation des Kopfes, um den bösen Geist bei Migräne freizulassen. Historiker vermuten, dass ein weiterer möglicher Zweck der Interventionen die Behandlung mentaler Störungen war.[199] Beschwerden galten nicht als Symptom, sondern wurden durch böse Geister verursacht. Die Trepanation blieb bis in die Mitte des 17. Jahrhunderts eine übliche Behandlung bei unerwünschtem Verhalten und Wahnsinn.

Jahrtausendelang haben Gelehrte, Ärzte, Geistliche und die breite Öffentlichkeit verhandelt, ob unerwünschtes, auch oft als abnormal bezeichnetes Verhalten das Produkt böser Geister, eines Mangels an moralischer Orientierung, sozialer Ungleichheit oder von Erkrankungen des Individuums selbst darstellt. Historisch gesehen war die dominante Perspektive vermutlich dämonologischer Natur, wobei abweichendes Verhalten durch die Inbesitznahme der Betroffenen durch böse Geister, Tiergeister oder den Teufel erklärt wurden[200] und die Heilung zwischen dem 6. und 11. Jahrhundert im Wirkungsbereich der Religion lag.

Die Medizinhistorikerin Nancy Siriasy argumentiert, dass die Therapie durch Heiliges damals im Gegensatz zu einer fortschrittlicheren säkularen Medizin stand.[201] Dass diese Doktrin der wissenschaftlichen Erkenntnis im Wege steht, ist für damals – wie heute – offensichtlich und bedarf keiner näheren Begründung. Doch die Behauptung von Nancy Siriasy zu stützen hieße, die damalige weltliche Medizin über Gebühr aufzuwerten. Der Nutzen der vorwissenschaftlichen säkularen Medizin und selbst der Medizin der Renaissance war beschränkt. Denn es muss zwischen Erkenntnis einerseits und der Qualität der Umsetzung, dem Ergebnis und damit dem Nutzen für die Bevölkerung andererseits unterschieden werden. Unter den damals gegebenen hygienischen Verhältnissen war es vermutlich ein großer Vorteil, auf chirurgische Intervention nach antikem Vorbild zu verzichten oder statt des permanenten Aderlassens Kräuter nach den Empfehlungen der Hildegard von Bingen einzunehmen und dazu ein Gebet zu sprechen. Die Vermutung, dass mittelalterliche „Wahnsinnige“ in der Hand der Mönche besser aufgehoben waren als bei den Badern, Schärern und Chirurgen ist sicher zulässig.[202] Denn es muss betont werden, dass religiöse Sichtweisen, die sich auf Hoffnung und Wiederherstellung konzentrierten, historisch gesehen stets von Perioden der humanen Fürsorge und Reform begleitet wurden.

Evidenzbasiertes Verständnis

Wie bereits erwähnt ist die heutige westliche Medizin evidenzbasiert, also wissenschaftlich. Doch wann hat sich diese Änderung von einem magischen oder religiösen Verständnis von Leid, Krankheit und Heilung zu einer evidenzbasierten Idee vollzogen? Erst die Aufklärung (circa 1650 bis 1800) bringt zumindest die Theorie einer wissenschaftlichen Medizin mit sich. Als Beispiel könnte die in Europa damals führende *Pharmacopoea Helvetica* von Albrecht von Haller gelten.[203] Er forderte 1771 die systematische Überprüfung der Wirksamkeit der Medikation. Zu seinen Lebzeiten ohne Erfolg, denn „niemand, nicht ein einziger praktischer Arzt beachtete oder befolgte diesen wertvollen Hinweis“.[204] Wer heute, nach der Französischen, der Industriellen und der Informations-Revolution kritisiert, dass zur Zeit Hildegards von Bingen Gebete beim Zubereiten oder bei der Einnahme von Medizin verlangt wurden, sollte nicht vergessen, dass die Schulmedizin noch über 100 Jahre später ohne jeden Druck irgendeiner geistlichen oder weltlichen Obrigkeit die Anweisungen von Albrecht von Haller zur systematischen Überprüfung ignoriert hat – wie die folgenden Beispiele zeigen bis ins 20. Jahrhundert.

Hysterie

Die schon lange nicht mehr als Krankheit anerkannte *Hysterie* wurde laut der Neurologin Suzanne O’Sullivan[205] durch die Arbeiten des Neurologen Jean-Martin Charcot etabliert, der hypnotisierte Frauen in öffentlichen, voyeuristischen Ausstellungen in Paris nackt und wie Tiere herumkrabbelnd zur Schau stellte. Die öffentliche Aufmerksamkeit um diese Schauen führte zu einem starken Anstieg der Hysterie-Diagnosen, zu einer laut O’Sullivan „Plage von hysterischen Anfällen“ im späten 19. Jahrhundert. Trotz der offensichtlichen Mechanismen einer sozialen Ansteckung definierte Charcot die Hysterie als erbliche Krankheit des Gehirns. Er schrieb außerdem:

> „Hysterische Phänomene können induziert werden, entstehen oder sofort verschwinden, indem Druck auf die Eierstöcke ausgeübt wird."

Charcot diagnostizierte auch Männer mit Hysterie und behauptete, dass Druck auf die Hoden dieselben Effekte wie Druck auf die Eierstöcke habe. Die Ausbreitung der Hysterie verebbte nach dem Tod von Charcot 1893.

Eugenik

Die *Eugenik* war im frühen 20. Jahrhundert ein führender Wissenschaftszweig mit dem Dogma, es sei wissenschaftlich erwiesen, dass sogenannter „Schwachsinn“ direkt vererbbar sei. Diese falsche Annahme wurde als Grundlage verwendet, die als schwachsinnig Definierten durch Sterilisation an der Fortpflanzung zu hindern.[206] Gesetze waren erst umstritten, die Lobbyarbeit der Eugenik-Bewegung führte 1896 im US-Bundesstaat Connecticut allerdings zu einem gesetzlichen Heiratsverbot für „Epileptiker, Schwachsinnige und Geistesschwache". Die Erlaubnis zur eugenischen Zwangssterilisation von „mental Kranken" ging am 1927 mit dem Fall Buck vs. Bell als Präzedenzfall in die Verfassung des US-Bundesstaats Virginia ein. Mit der unrühmlichen Aussage eines Richters, „drei Generationen von Schwachsinnigen sind genug", erlaubte das Gericht dem Arzt Dr. Bell, Carrie Buck gegen ihren Willen zu sterilisieren.[207] Der Nationalsozialismus als prominenter Advokat der Eugenik hat mit seinem Euthanasie-Programm dafür gesorgt, dass die Eugenik nach dem Zweiten Weltkrieg diskreditiert wurde.

Die Gesamtzahl der Zwangssterilisationen ist umstritten. Laut einer – immer noch schockierend wohlwollenden – Überblicksarbeit aus dem Jahr 1956 beläuft sich ihre Zahl in Amerika bis 1956 auf über 22 000 Zwangssterilisationen, die damals gesetzeskonform waren und auf wissenschaftliche Annahmen zurückgriffen, die bei gründlicher Betrachtung schon damals erkennbar falsch waren.[208]

Lobotomie

Die *Lobotomie* ist ein chirurgischer Eingriff, bei dem durch die Einführung eines Messers durch Löcher im Schädel das Hirn zerschnitten wird. Im Frontalhirn werden bestimmte Teile wie der präfrontale Cortex des Gehirns abgetrennt, der für Emotionen und Entscheidungen zuständig ist.

Lobotomie wurde ab 1935 angewendet und in der Folge etwa 20 Jahre als seriöse Wissenschaft praktiziert, obwohl sie von Anfang an als kontrovers galt. Der Erfinder, ein portugiesischer Arzt namens Antonie Moniz, erhielt 1949 den Nobelpreis für Medizin für die Entwicklung der präfrontalen Lobotomie, der Preis wurde bis heute vom Nobelpreis-Komitee nicht angezweifelt. Seine These lautete, dass „morbide" Gedanken auf ein krankes Gehirn zurückgehen und durch eine Zerschneidung des Vorderlappens des Gehirns verbessert werden können. Ziel der Lobotomie sei, verschiedene Arten von abweichendem und unerwünschtem Verhalten zu stoppen, indem das Gehirn physikalisch „korrigiert" werde. Seine erste wissenschaftliche Publikation erschien nur vier Monate nach der ersten Operation, wurde nicht geprüft und nicht systematisch hinterfragt. Ein Grund dafür war vermutlich, dass bis zur Erfindung der Lobotomie die einzige Alternative für schwere mentale Störungen die Einlieferung in eine Irrenanstalt war.

Neben dem Nazi-Arzt Josef Mengele gilt der US-amerikanische Neurochirurg Walter Freeman, der die Lobotomie-Methode 1936 „verfeinerte", als meistverachteter Arzt des 20. Jahrhunderts. Ob dies gerechtfertigt ist, wird in verschiedenen Arbeiten reflektiert.[209] Warum Moniz nicht ähnlich kritisiert wird, bleibt unklar. Aufgrund von Mengeles Arbeit konnte die Gehirnkorrektur, nun transorbitale Leukotomie genannt, einfacher von nur einer Person mit einer Art Eispickel durch das Auge durchgeführt werden. Zum Höhepunkt der Lobotomie, in den späten vierziger und frühen fünfziger Jahren, wurden in Amerika etwa 40 000 bis 50 000 Patienten lobotomiert.[210] Der Anteil von Frauen war mehr als doppelt so hoch wie derjenige von Männern.[211] Nach manchen Archiven lag die Frauen-Quote allerdings bis zehnmal so hoch.[212] Es gibt Hinweise, dass vor allem „hysterische" oder sexuell zu freizügige, also „hypersexuelle Frauen, Kinder und Idioten lobotomiert wurden, zugunsten von Ruhe und nicht zugunsten von Heilung".[213] Die Psychochirurgie wurde auch zur Behandlung der damals als Krankheit betrachteten Homosexualität – und zwar ohne Einwilligung – durchgeführt.[214, 215]

Anhänger der Lobotomie behaupteten, dass ein Drittel der Patienten komplett geheilt wurde und zwei Drittel schwächere Symptome aufwiesen[216]; Kritiker erwiderten, dass die Auswirkungen der Behandlung schlimmer seien als die Symptome selbst. Die Behandlung „widerspricht humanitären Prinzipien" und sie „macht aus einem Wahnsinnigen einen Idioten".[217] Die Soziologen Peter Conrad und Joseph Scheffler beschreiben, dass lobotomisierte Patienten häufig als „Zombies" oder „menschliches Gemüse" bezeichnet wurden, da durch den Eingriff eine große Wahrscheinlichkeit bestand, dass die Persönlichkeit und die Denkfähigkeit irreversibel zerstört wurden und Passivität überhandnahm. In 5 Prozent der Fälle war die Behandlung tödlich. Wegen der negativen Effekte und mit dem Aufkommen von Medikamenten – Sedativa und Neuroleptika – kam die Psychochirurgie in den fünfziger Jahren in Verruf und wurde streng gesetzlich limitiert.[218]

Der Bezug historischer Fehler zu ADHS beim Kind

Es mag unpassend erscheinen, dass inzwischen in Verruf geratene Praktiken wie Eugenik und Lobotomie in einen Zusammenhang mit der aktuellen Praxis der Diagnose und Stimulanzientherapie von Kindern mit ADHS gebracht werden. Doch es gibt einige überraschende Parallelen:

- Bei allen Praktiken handelt es sich um schwerwiegende Therapien an ohnmächtigen Außengruppen.
- Bei allen Praktiken wird das evidenzbasierte Verständnis der Medizin untergraben, indem die therapeutische Wirksamkeit ignoriert wird.
- Wie bei Eugenik und Lobotomie damals herrscht trotz empirischer Gegenbeweise der körperliche Ursachenmythos, dass ADHS eine Krankheit des Körpers, genauer gesagt, des Gehirns sei. Die Wirkmechanismen der Therapien sind unbekannt und es wird in allen Fällen diffuses unerwünschtes Verhalten behandelt. Die Therapien weisen während ihrer Anwendung umstrittene bzw. keine empirische Wirksamkeit und schwere Nebenwirkungen auf, das Risiko ist in der Regel größer als der Nutzen.
- Weiter werden die mit Stimulanzien therapierten Kinder wie die lobotomierten Patienten von manchen Forschern als „Zombies“ oder „Gemüse“ bezeichnet, da sich die Persönlichkeit der Kinder verändert und Passivität überhandnehmen kann. Das Etikett ADHS hat in der Regel schlimmere negative Folgen als die vorangehenden Zustände. Stimulanzien können ähnliche Effekte auf das Gehirn haben wie die Lobotomie: Sie verursachen ein Zustand des Desinteresses, der mit demjenigen der chirurgischen Lobotomie vergleichbar ist und von Forschern als chemische Lobotomie bezeichnet wird. Das *American Textbook of Psychiatry* nennt dies auch „Apathy Syndrome“ oder „Frontal Lobe Syndrome“ und warnt davor, dass das arzneimittelinduzierte Syndrom oft mit einem Rückfall in die Depression verwechselt wird.[219]
- Welche negativen Nebenwirkungen einer Stimulanzientherapie oft zu den negativen Folgen der Etikettierung hinzukommen, wird später erläutert (S. 156 ff.). Alle diese Fakten erinnern an den Vorwurf der Lobotomie-Gegner, dass die Behandlung schlimmer sei als die ursprünglichen Symptome.

Zur Rechtslage bei ADHS

ADHS-Therapie: ein Eingriff in die körperliche Unversehrtheit

Ein ärztlicher Eingriff, dazu zählt auch die Verabreichung verschreibungspflichtiger bzw. als Suchtstoff eingestufter Medikamente[220] wie Methylphenidat, bedeutet strafrechtlich gesehen einen Eingriff in die körperliche Unversehrtheit der betroffenen Patienten. Der Begriff der medizinischen Behandlung lehnt sich an die strafrechtliche Definition an und umfasst unter anderem die etablierte Heilbehandlung, bestehend aus diagnostischen, prophylaktischen und schmerzlindernden Maßnahmen sowie der Verabreichung von Medikamenten. Ein solcher Eingriff wird dann nicht als rechtswidrige Körperverletzung angesehen, wenn sich der Patient eigenverantwortlich für diesen entschieden hat. Eine eigenverantwortliche Entscheidung kann der Patient jedoch grundsätzlich nur treffen, wenn er im Vorfeld ausreichend über den Eingriff, seine Folgen und Risiken informiert worden ist. Gemäß europäischen Rechtsordnungen ist es die Verpflichtung der Ärzte und Ärztinnen, den *aktuellen Stand der medizinischen Wissenschaft* zu berücksichtigen und bei der Behandlung eines Kindes die *Partizipation des Kindes* entsprechend der Rechtslage und Möglichkeit durchzusetzen.

In der diagnostischen und therapeutischen Praxis von ADHS wird das Erfordernis des informierten Einverständnisses[221, 222] der Kinder systematisch ignoriert (S. 95 ff. und 114). Die Kinder werden bei der Diagnose nicht befragt, nicht aufgeklärt und in die Entscheidungsprozesse nicht systematisch einbezogen. Solch eine nicht erfolgte oder fehlerhafte Aufklärung bedeutet, dass der ärztliche Eingriff ohne wirksame Einwilligung der Patienten erfolgt ist. Diese Aufklärung ist bei Patienten jeden Lebensalters immer zwingend, es sei denn es handelt sich um eine Notfallsituation, wie sie bei ADHS jedoch nicht gegeben ist. Ärzte und Ärztinnen haften – auch außerhalb des Behandlungsvertrages – für ihre Expertise, ihre Diagnosen und Behandlungsempfehlungen. Das ist selbst dann der Fall, wenn sie nur nach ihrer Meinung gefragt werden und sich zu einem konkreten Patienten äußern. Noch strenger ist der Sorgfaltsmaßstab, wenn, wie wohl regelmäßig der Fall, ein Behandlungsvertrag vorliegt. Eine nicht erfolgte oder eine fehlerhafte Aufklärung, Diagnose oder Behandlung, die – wie in der gängigen Praxis – nicht dem aktuellen Stand des Wissens entspricht, kann daher eine Straffälligkeit wegen Körperverletzung[223] zur Folge haben.

Die nötige Qualität einer medizinischen Intervention

Kann eine ärztliche Diagnose oder Folgediagnose sowie Therapie *lege artis* sein, wenn das Kind nicht ausführlich untersucht, befragt und angehört worden ist? In vielen Fällen, bei denen nur aufgrund von Hörensagen, also aufgrund von Fremdeinschätzungen diagnostiziert wird, ist die Kunstfehlerproblematik gegeben. Die Verletzung der oben genannten Anhörungs- und Aufklärungspflichten und auch die Verletzung der Pflicht zur sorgfältigen Befundung und Diagnose kann – noch Jahre nach der Behandlung – zu Schadenersatzforderungen des dann mündigen ehemaligen Patienten führen. Insbesondere auch was die Spätfolgen der Behandlung betrifft.

Die rechtlichen Anforderungen an die Qualität der medizinischen Intervention, der Verantwortung und Haftung des Arztes sind in Deutschland, der Schweiz und Österreich ähnlich:

Die Beziehungen zwischen Patient und Arzt beruhen in *Deutschland* grundsätzlich auf einem Behandlungsvertrag.[224] Aus dem Behandlungsvertrag schuldet der Arzt fachgerechte Bemühungen mit dem Ziel der Heilung oder Linderung von Beschwerden sowie die Einhaltung der erforderlichen Sorgfaltspflichten bei der Behandlung, die sich nach den medizinischen Standards des jeweiligen Fachgebiets richten.

Diagnostik, Behandlung und Pflege haben in *Österreich* entsprechend dem jeweiligen Stand der Wissenschaften bzw. nach anerkannten Methoden zu erfolgen.[225] Die ärztliche Sorgfalt muss sich am objektiven Wissensstand eines medizinischen Sachverständigen orientieren, die gewählte Methode kann solange als fachgerecht angesehen werden, als sie von einer anerkannten Schule der medizinischen Wissenschaft vertreten wird.[226]

Die Anforderungen an die ärztliche Sorgfaltspflicht in der *Schweiz* richten sich nach objektiven Kriterien. Verlangt wird nach der Judikatur die „Sorgfalt, welche von einem gewissenhaften Arzt in derselben Lage und unter denselben Umständen nach dem aktuellen Stand der Medizin erwartet werden darf".[227] Der gegenwärtige Stand der medizinischen Wissenschaft ist aufmerksam und gewissenhaft zu prüfen.

Heilbehandlung und Missbrauch im Vergleich

Kinder sind nicht in der Lage, ihre Rechte selbst durchzusetzen, weder in der Heilbehandlung noch in Missbrauchsfällen. Sie brauchen rechtliche Unterstützung und rechtlichen Schutz. Nach den Schrecken des Zweiten Weltkrieges wurde 1948 die *Allgemeine Erklärung der Menschenrechte* erlassen. Um den besonderen Bedürfnissen von Kindern gerecht zu werden, beschloss die UNO 1959 die zweite *Deklaration über die Rechte der Kinder*. 1989 beschloss die Generalversammlung der Vereinten Nationen die *Übereinkommen über die Rechte des Kindes*, die Kinderrechtskonvention. Seit 1948 existieren somit Behörden, die zum Rechtsschutz berufen sind.

Trotzdem dauerte es in Bezug auf gravierende Rechtsverletzungen an Kindern etwa 40 Jahre, bis wirksame Urteile im Zusammenhang mit Missbrauch von Kindern gefällt wurden. Erst dann wurden Missbrauchsfälle, denen Kinder zum Opfer gefallen waren, aufgedeckt, aufgeklärt und teilweise abgeurteilt. Diese verspätete Aufarbeitung liegt daran, dass die inzwischen erwachsenen Opfer ihr Recht nachträglich durchsetzen konnten. Manche der betroffenen Institutionen, die zumindest organisatorische Verantwortung trugen, versuchten nachweislich, die justizielle Aufklärung durch die Beurteilung von Kommissionen und private Einigungen zu vermeiden. Doch einzelne Gerichte haben den Einwand der Verjährung gegen die inzwischen erwachsenen Opfer abgeschmettert und somit gesellschaftliche Maßstäbe gesetzt. Diese Verfahren haben heute zu einem drastisch verbesserten Schutz von Kindern in Heimen, Internaten und Jugendvereinen geführt. In Österreich wurden in der Folge beispielsweise durch das Gewaltschutzgesetz 2010 entschieden, dass die Verjährungsfristen für bestimmte Delikte an Unmündigen erst ab dem 28. Lebensjahr des Opfers zu laufen beginnen.[228]

Teil 2
Wie wird ADHS diagnostiziert?

„Ärzte ignorieren zu häufig die Anforderungen [Anm.: der Arzneimittelinformation], wenn sie eine ADHS-Diagnose stellen und Stimulanzien verschreiben. [...] Ich möchte nicht andeuten, dass unsere Kinder angemessen bedient wären, wenn die medizinische Profession sich an genauere Diagnosen und strengere Richtlinien für die Verschreibung von Stimulanzien hielte. Die Gesundheitsberufe werden die Bedürfnisse unserer Kinder erst dann ernsthaft berücksichtigen, wenn sie die ADHS-Diagnose abschaffen und den Gebrauch von Arzneimitteln, die ihr Verhalten kontrollieren, ablehnen. Millionen von Kindern werden aktuell gefährlichen Stimulanzien ausgesetzt, die keine ausgewiesenen Effekte haben außer einer mäßigen Evidenz für eine kurzfristige Wirkung durch die Unterdrückung des Gehirns und mentaler Funktionen. Der Gebrauch dieser Drogen sollte eingestellt werden, um die wahren Bedürfnisse der Kinder in der Schule und in der Familie zu befriedigen."

Peter Breggin, Psychiater und ADHS-Forscher[229]

ADHS, ein psychiatrischer Kunstfehler?

Der 2. Teil dieses Buches erarbeitet den aktuellen Stand der Praxis der ADHS-Diagnose beim Kind und untersucht, welches Verbesserungspotenzial vorliegt. Die Diagnose ADHS kann mit einem Konglomerat verglichen werden. Ein Konglomerat bezeichnet in der Geologie ein Sedimentgestein, das aus grobkörnigen unterschiedlichen Komponenten besteht und von einer feinkörnigen Matrix verkittet ist. In diesem Bild sind die grobkörnigen Komponenten *unerwünschte Verhaltensweisen* der Kinder, die erst durch die Verkittung – also die Diagnose – dem Phänomen ADHS zugeordnet werden.

Medizin kann nur dann wirksam sein, wenn Krankheit beim betroffenen Individuum vorliegt. Unter *medizinischer Diagnose* versteht man Methoden, die zur Feststellung einer Krankheit führen. Eine korrekte Diagnose erlaubt es, therapeutische Maßnahmen zu ergreifen, die die Symptome der Erkrankten lindern oder heilen. Leichte Erkrankungen sind besonders gefährdet für diagnostische Fehler und ihre negativen Folgen. Ein Grund dafür ist, dass der potenzielle Nutzen von Diagnose und Therapie bei einer leichten Erkrankung eben nur gering ist im Gegensatz zu einer schweren Krankheit, während das Risiko gleich schwer wiegt wie bei einer schweren Störung.

Ist eine korrekte Diagnose möglich, wenn die Diagnose in eine Domäne vorgedrungen ist, die im Bereich der Gesundheit liegt? Wenn Personen diagnostiziert werden, die keine organische oder funktionale körperliche Krankheit haben und keine Krankheitsindikatoren aufweisen, sich also nicht krank fühlen und nicht leiden? Diese Fragen müssen mit Nein beantwortet werden – eine Krankheitsdiagnose bei Gesunden ist nicht korrekt, sondern ein medizinischer Kunstfehler.

Logische Fehler der Psychiatrie

Die Diagnose von ADHS wird anhand von Verhaltensmerkmalen gestellt, die *Störungen der schulischen Leistungen* darstellen, wie eine vom erwarteten Durchschnitt abweichende Aufmerksamkeitsspanne, Impulskontrolle, motorische Koordinationsfähigkeit, Gehorsam im schulischen und familiären Umfeld sowie Hyperaktivität. Die Diagnose erfolgt auf der Grundlage von *Fremdeinschätzungen* seitens der Ärzte, basierend auf Informationen von Eltern und Lehrkräften nach den diagnostischen Kriterien des DSM-5[230] (Diagnostic and Statistic Manual of Mental Disorders) und des daraus abgeleiteten ICD-10[231]

(International Classification of Disease). Diese standardisierten psychiatrischen Diagnoseheuristiken von ADHS erheben *keine Indikatoren von Krankheit*, sondern persönliche Einschätzungen von *kindlicher Unreife*: Eric Coon und andere[232] kommen daher zum Schluss, dass anhand der aktuellen diagnostischen Kriterien von ADHS nicht die Merkmale einer Krankheit erfasst werden, sondern dass unreifes Verhalten diagnostiziert wird, überwiegend bei den jüngsten Schülern und Schülerinnen einer Klasse. Er bezeichnet die diagnostische Methode von ADHS daher nicht nur als *Überdiagnose*, sondern als *Fehldiagnose.*[233] Die fälschlicherweise als „Symptome" bezeichneten unerwünschten Verhaltensweisen der Kinder, die als Kriterien in der Diagnostik verwendet werden, spiegeln dementsprechend nicht Krankheit, sondern die Schwierigkeiten von Erwachsenen wieder, eine größere Zahl von Kindern in der Gruppe zu betreuen. Die in der ADHS-Diagnose berücksichtigten Merkmale stellen eine *Liste der Eigenschaften dar, die Lehrpersonen und Eltern* im Erziehungs- und Bildungsalltag *in übersteigertem Maße herausfordern* und zusätzliche Aufmerksamkeit im Klassenzimmer und in der Familie sowie mehr Zuwendung beanspruchen.

Wir empfehlen dringend, diese Liste der diagnostischen Kriterien zu lesen[234] (vgl. S. 95 ff.). Bei der Lektüre wird klar, dass es sich bei ADHS nach DSM-5 um keine Krankheit im medizinischen Sinne, sondern um Unreife und in der Folge um schulische *Underperformance* handelt. Das Kind selbst wird zudem im diagnostischen Prozess nicht berücksichtigt: Es selbst wird nicht befragt. Gemäß der UN-Kinderrechtskonvention ist aber die Partizipation, das Einbringen der eigenen Meinung ein Persönlichkeitsrecht jedes Kindes[235]; die gängige Praxis, in der das Kind nicht befragt wird, ist somit rechtswidrig.

> „Manche Kinder, die mit ADHS etikettiert werden, wurden nie auf geeignete, konsequente und rationale Weise diszipliniert. Manche haben so ein reichhaltiges und kreatives Innenleben, dass sie gelangweilt und frustriert werden in der Beengtheit des Klassenzimmers. Manche mögen an echten Krankheiten leiden, wie Epilepsie oder Kopfverletzungen, die dazu führen, dass die Kinder manchmal unaufmerksam sind. Doch keines dieser Kinder hat ADHS. Denn ADHS ist keine Krankheit oder Störung, es ist nur eine Liste von allen möglichen Arten von Verhalten, das für Störung oder Unordnung im Klassenzimmer sorgt und zusätzliche Aufmerksamkeit von Erwachsenen erfordert."
> Peter Breggin[236]

Warum ist ein pseudomedizinisches Bild von ADHS gegenüber einem pädagogischen derart dominant? Warum werden die eigentlichen Betroffenen nicht befragt? Wie kann eine Krankheitsdiagnose erstellt werden, wenn keine Anzeichen von Krankheit gesucht und gefunden werden? Werden die Persönlichkeitsrechte der Kinder verletzt, da auf ihre Partizipation im diagnostischen Prozess vollständig verzichtet wird? Handelt es sich bei der aktuellen diagnostischen Praxis zu ADHS um einen Kunstfehler der Psychiatrie? Allem Anschein nach sind diese Fragen mit Ja zu beantworten.

Wie kann ADHS eine biologisch verursachte Krankheit sein, wenn es eine Beschreibung unterschiedlichsten Verhaltens ist, das Erwachsene im Umgang mit Kindern stört und ihre Aufmerksamkeit verlangt? Die Logik impliziert, dass singuläre körperliche Ursachen hier fehl am Platz sind. Alle diese Verhaltensauffälligkeiten sind auf deutlich mehr Ursachen zurückzuführen, als in einem Buch beschrieben werden können. Und beinahe alle liegen *außerhalb* des Körpers, werden stets durch den Blick erwachsener Betrachter bewertet und den eigenen Fähigkeiten gegenübergestellt. Veränderungen im Verhalten der Eltern und Lehrpersonen bringen Veränderungen im ADHS-Verhalten der Kinder mit sich. Die Lösung wäre, dass diese Kinder nicht länger fälschlich mit einer medizinischen Störung diagnostiziert und dem Geltungsbereich der kurativen Medizin zugeordnet werden, da in der Regel keine Krankheit vorliegt und daher auch keine medizinische Intervention indiziert ist.

Die aktuelle Diagnostik missachtet wichtige rechtliche und medizinische Grundsätze:

- Die psychiatrische Diagnose von ADHS erhebt *keine Indikatoren von Krankheit*. Das Leid des Kindes und der Schweregrad wird nicht erfasst.
- Das Kind selbst wird im diagnostischen Prozess systematisch ignoriert, indem es nicht befragt wird, was die Persönlichkeitsrechte der *Partizipation* der Kinder verletzt.
- Es gibt Hinweise, dass die Experten diagnostisch nicht sorgfältig arbeiten (S. 100 ff.).
- Es ist bekannt, dass die Expertenpanels, die die Diagnoseschlüssel seit Jahrzehnten erschaffen und ausweiten, Interessenskonflikte haben und persönlich von der Ausweitung der Krankheitsdefinition profitieren (S. 88 ff.).

Insgesamt kann zusammengefasst werden, dass die ADHS-Diagnostik ein Kunstfehler der psychiatrischen Medizin ist. Die aktuell gültigen *Diagnoseschlüssel ICD und DSM* eignen sich grundlegend nicht zur Diagnose der „Krankheit/Störung ADHS“, sondern zur Identifizierung von ADH, von besonders förderbedürftigen Kindern.

Schritte zu einer korrekten medizinischen Diagnose

Was, wenn ein Kind ADH-Verhaltensanzeichen hat, erkrankt ist und an der Erkrankung leidet? Dieser seltene Fall gehört in den Geltungsbereich der Medizin und erfordert eine *Verlegenheitsdiagnose Störung mit ADH*, daher ist folgendes Vorgehen vorstellbar:

1. Um festzustellen, woran das Kind erkrankt ist und woran es leidet, muss die individuelle Krankengeschichte berücksichtigt werden. Es ist bekannt, dass in seltenen Fällen körperliche Ursachen wie Mangelernährung, Gehirnverletzungen oder Vergiftungen zu ADHS-artigen Symptomen führen können. Die Diagnose lautet in diesen Fällen jedoch nicht ADHS, sondern eben Mangelernährung etc.
2. Wenn das Kind an seiner Umgebung leidet, an Armut, an den Konflikten in Familie oder Schule, darf es keine ADHS-Diagnose erhalten. Die Problematik muss in diesem Falle in den Geltungsbereich der Pädagogik übertragen werden.
3. ADHS als psychiatrische Diagnose sollte als S-ADH umbenannt werden, als Störung mit ADH-Verhaltensanzeichen. Sie sollte nur im Ausnahmefall als Verlegenheitsdiagnose gestellt werden, und zwar dann, wenn das Kind intrinsisch, also nicht durch externe Gründe bedingt, an seinen ADH-Verhaltensanzeichen leidet. Um dies möglich zu machen, müssen die Diagnoseschlüssel und die therapeutischen Richtlinien korrigiert werden:
   - Das Kind muss intrinsische Krankheitsindikatoren aufweisen und an diesen leiden.
   - Durch das Umfeld induziertes Leid muss differenzialdiagnostisch ausgeschlossen werden.
   - Andere körperliche Ursachen müssen ausgeschlossen werden.
4. Interessenskonflikte sollten ein Ausschlusskriterium sein für Expertenpanels, die die nötigen neuen und unbefangenen Diagnoseschlüssel erarbeiten.

Beim Auftreten von ADH-Verhaltensanzeichen sollte also in Zukunft nur bei folgenden voraussichtlich seltenen Fällen Krankheit als S-ADH diagnostiziert werden: wenn das Kind Anzeichen von Krankheit aufweist und an diesen leidet, und wenn keine plausiblen Ursachen gefunden werden können. Diese Verengung der Krankheitsdefinition und Erhöhung der Krankheitsschwelle hat das Potenzial, Fehldiagnosen massiv zu vermindern.

Wer definiert ADHS?

Eine Krankheit gilt laut Definition der Weltgesundheitsorganisation als *Störung des körperlichen, seelischen und sozialen Wohlbefindens*. Sie definiert somit Gesundheit nicht als Abwesenheit von Krankheit oder Gebrechen, sondern als einen *Zustand des vollständigen körperlichen, geistigen und sozialen Wohlergehens und nicht nur das Fehlen von Krankheit oder Gebrechen*.[237] Dieser anspruchsvolle, verrückte Gesundheitsbegriff spiegelt sich heute in der Inflation der Diagnosen in der Psychiatrie, wie der Psychiater Allen Frances kritisiert.[238] Denn vollständiges Wohlbefinden bei gleichzeitiger Fitness und Leistungsfähigkeit sind für niemanden, weder für Kinder noch für Jugendliche oder Erwachsene, ein „Normalzustand".

Wer bestimmt, wie Krankheit definiert wird, wer legt die Kriterien fest, nach denen Krankheiten diagnostiziert werden? Ärzte basieren ihre Diagnose von körperlichen und mentalen Störungen ihrer Patienten auf Krankheitsdefinitionen, die *diagnostischen Kriterien* und *diagnostische Schwellen* einsetzen. Diese Definitionen werden von Expertengruppen definiert und in Richtlinien der klinischen Praxis oder als Diagnoseschlüssel publiziert. Als Basis dienen medizinisches Wissen und Erkenntnisse, neue Technologien oder Veränderungen in kulturellen Normen.

Die Medikalisierung der unterschiedlichen Ausprägungen von unerwünschtem, unreifen Verhalten zu „ADHS" erfolgte in den sechziger Jahren durch einen bestimmten Teilbereich der Medizin, die *Psychiatrie*: Die Mitglieder der American Psychiatric Association geben das *Diagnostic and Statistic Manual of Mental Disorders (DSM)* heraus und beeinflussen damit auch den Diagnoseschlüssel *International Classification of Disease (ICD)* der WHO, der heute in der 10. Auflage vorliegt.[239] Der ICD-10 regelt, wie Ärzte und Psychologen in Europa von den Krankenkassen für ihre Behandlungen bezahlt werden. Letztlich bestimmt das DSM somit die Diagnosekriterien für mentale Störungen weltweit, und damit auch, wo die Grenze zwischen „krank" und „gesund" verläuft. Diese Grenze ist nicht stabil, es findet eine Verschiebung statt: Bisher wurde diese Grenze mit jeder neuen Ausgabe des DSM weiter in den Bereich des Normalen verschoben, indem die Krankheitsdefinitionen ausgeweitet und so die diagnostischen Schwellen gesenkt wurden.

Hat der Trend der Pathologisierung Vorteile oder Nachteile für die Betroffenen? Laut Advokaten der Psychiatrie ist dies „umstritten". Befürworter, allen voran die Experten der Panels, die Krankheitsdefinitionen erweitern, argumentieren, dass eine frühe medizinische Behandlung Schlimmeres verhindere;

Kritiker argumentieren, dass erfundene Krankheiten die Betroffenen erst krankmachen. Korrekt ist es, jede Krankheit differenziert zu betrachten: Ausweitungen der medizinischen Deutungsmacht können positiv sein, beispielsweise wenn lebensbedrohliche Zustände wie eine Blutvergiftung früh erkannt und dadurch noch therapeutisch geheilt werden können. Doch die Ausweitung von Krankheitsdefinitionen führt auch zu *Überdiagnosen*, das heißt zu Diagnosen, deren Zustände nie zu Krankheitssymptomen führen werden und die auch keine Gefahren mit sich bringen.

Wachsende Evidenz zeigt, dass Krankheiten wie ADHS[240], Asthma, Bluthochdruck und chronisch obstruktive Lungenerkrankungen überdiagnostiziert werden.[241] Überdiagnosen etikettieren die Betroffenen unnötig als krank, und schaden ihnen, indem sie Therapien ausgesetzt werden, die sie nicht brauchen.[242] Vor allem für die Betroffenen mit milden Symptomen und geringen Mortalitätsrisiken, zu denen die Mehrzahl der jungen ADHS-Patienten gehört, besteht die realistische Gefahr, dass der Schaden des diagnostischen Etiketts und der medizinischen Behandlung die Vorteile übertrifft.[243, 244] Studien gehen davon aus, dass nur circa 14 Prozent der diagnostizieren Kinder schwere Fälle von ADHS haben, etwa 86 Prozent haben leichtes oder mittleres ADHS.[245]

Die Mehrzahl der DSM-Experten hat Interessenskonflikte

Was sind *Interessenskonflikte*? Sie sind das Gegenteil der Unbefangenheit. Ein Ausschlussgrund aus einer Entscheidung liegt rechtlich bereits vor, wenn der Anschein besteht, der Entscheidungsträger könnte durch sein Urteil seine eigene Position verändern, und dies nicht nur im ökonomischen Sinn. Dies gilt ohne Rücksicht darauf, ob sich der Sachverständige selbst als „objektiv" einschätzt. Auch wenn Interessenskonflikte deklariert werden, heißt das nicht, dass das Bias, die Voreingenommenheit, das diese auf die Entscheidungen haben können, abgeschwächt wird.

In letzter Zeit haben sich Hinweise gemehrt, dass die Fachkräfte im Gesundheitswesen[246], einschließlich der Experten, die Leitlinien[247] und Kranheitsdefinitionen wie das DSM-5[248] schreiben, umfassende finanzielle und auch nichtfinanzielle Verbindungen mit der Pharmaindustrie haben. Parallel wächst die Besorgnis, dass diese Verbindungen das professionelle Urteil der Experten beeinflussen könnten. Es wird regelmäßig erwähnt, dass nicht angenommen werden soll, „dass irgendein bestimmter Experte notwendigerweise wegen finanzieller Gewinne in seinem oder ihrem Urteilsvermögen beeinflusst wird".[249] Dennoch ist das Vertrauen in die wissenschaftliche Qualität der Leitlinien beeinträchtigt. Das amerikanische National Institute of Medicine hat in der Folge Empfehlungen[250] herausgegeben, wie „Leitlinien, denen wir vertrauen" publiziert werden sollen. Diese beinhalten die Empfehlungen, dass „wann immer möglich" die Entwickler und Vorsitzende der Panels von Leitlinien keinerlei und die Panelmitglieder nur in der Minderheit Interessenskonflikte haben sollten. Warum Interessenskonflikte überhaupt toleriert werden, ist fraglich. Korrekt wäre es, nur unbefangene Experten zuzulassen (S. 50).

Der australische Forscher, Autor und Journalist Raymond Moynihan untersucht systematisch die Ausdehnung von Krankheitsdefinitionen. Mit einem internationalen Team von Forschern hat er 2013 die Expertengruppen untersucht, die in Amerika zwischen 2003 und 2013 Veränderungen in der Diagnose der *14 häufigsten Krankheiten* verursacht haben, zu denen unter anderem Bluthochdruck, Alzheimer und ADHS gehören. Das Ergebnis der Studie lautet, dass die Gremien die Krankheitsdefinitionen ausgeweitet haben, ohne die potenziellen Risiken zu erwähnen, die eine Verwandlung von Menschen in Patienten mit sich bringt. Annähernd 75 Prozent der Experten arbeiteten für die Arzneimittelindustrie, meist für diejenigen Firmen, die direkt von der Ausweitung der Krankheitskriterien profitierten. In 12 von 14 Panels hatte der Vorsitzende des Panels ebenfalls Interessenskonflikte. Bei jedem der Experten mit Interessenskonflikten waren es im Mittel sieben Arzneimittelbetriebe, für die sie arbeiteten. Dies zeigt, dass die Experten ernsthafte Interessenskonflikte haben, die beispielsweise durch folgende Verbindungen entstehen: Honorare für Vorträge, Beratung, Forschungsförderung, Anstellungen, Reisen und Tantiemen.[251]

Die Ausweitung der diagnostischen Kriterien ist nicht reine Theorie. Sie spiegeln sich real in den Leitlinien für die Ärzte, die entscheiden, ob die Krankenkassen die Therapien bezahlen, und bestimmen, ob der Arzt das betroffene Kind als gesund oder krank etikettiert.[252] Am Beispiel von ADHS haben die besagten Expertengruppen die Krankheitsdefinition zwischen 2003 und 2013 ausgeweitet, indem die diagnostische Schwelle durch die Ergänzung neuer Symptome und das Alter, wann die ersten Symptome auftreten müssen, gesenkt wurde. Von den Experten der ADHS-Panels hatten 56 Prozent Interessenskonflikte durch Verbindungen mit der Industrie und 87 Prozent andersartige Interessenskonflikte, zu denen Verbindungen mit öffentlichen Einrichtungen, NGOs und Verlegern gezählt wurden. Die Panels kommentierten zwar, dass „die bedeutendste negative Konsequenz der Anhebung des Alters eine häufigere Prävalenz ist"[253], Moynihan und Kollegen kritisieren jedoch, dass das

Panel nicht auf die potenziellen Gefahren dieser Ausweitung der Prävalenz eingeht, sondern diese als „unerheblich" und vernachlässigbar bezeichnet.[254] Sie haben die Gefahren der Diagnose und Therapie vergessen.

Wie sehen die Veränderungen von DSM-4 zu DSM-5, das 2012 publiziert wurde, genau aus? Neu wird ADHS zu den Neurodevelopmental Disorders, zu den neurologischen Entwicklungsstörungen gezählt, was den somatischen Ursachenmythos nährt. Im DMS-4 gehörte es noch zu den Störungen des Sozialverhaltens.[255] Auch müssen die Kriterien für ADHS keine starken Altersbeschränkung mehr haben, früher musste man bereits vor dem siebten Lebensjahr Symptome zeigen, um eine Diagnose zu erhalten, heute reicht es ab dem zwölften Lebensjahr, was die Einschlusskriterien der Störung ebenfalls erweitert.[256] So kann ADHS leicht mit pubertärer Unruhe und Zerstreuung verwechselt werden.[257] Während im DSM-4 noch klare Hinweise für eine klinisch signifikante Beeinträchtigung des Kindes für eine Diagnose nötig waren, geriet dieser entscheidende Punkt im DSM-5 vollständig in Vergessenheit.

Betrachtet man die Fakten zur Ausweitung des Diagnoseschlüssels, die persönlichen Verbindungen der Expertenpanels mit der Industrie und die negativen Folgen einer Fehl- und Überdiagnose durch Stigmatisierung und Fehltherapie, dann wird die überraschend scharfe Kritik mancher Psychiatrie-Experten am Diagnoseschlüssel DSM verständlich. Die Kritik wird anhand von Fakten nachvollziehbar: Der Psychiater Allen Frances, der im DSM-3 mitgearbeitet und den Vorsitz im DSM-4 hatte, nennt den Diagnoseschlüssel ein „Sammelsurium ohne innere Logik", welches sich selbst widerspricht. Speziell kritisiert er „drei neue falsche Epidemien bei Kindern: ADHS, Autismus und Bipolare Störung". Er argumentiert, heutige Kinder seien nicht gestörter als früher; was sich verändert habe, seien die Bezeichnungen.[258]

Der Psychiater Leon Eisenberg gilt als „der Erfinder" von ADHS. Er soll kurz vor seinem Tod in einem Interview gestanden haben, dass ADHS ein Paradebeispiel für eine fabrizierte Erkrankung sei – viele Kinder hätten kein ADHS, obwohl man ADHS-Symptome erkennen kann. Außerdem werde die genetische Veranlagung für ADHS vollkommen überschätzt.[259] Der Psychiater Thomas Szasz, ebenfalls ein heftiger Psychiatriekritiker, legt dar, dass psychische Krankheiten nicht im eigentlichen Sinne existieren, sondern eine Metapher für unerwünschtes Verhalten sind. ADHS bezeichnet er als eine Erfindung und keine Entdeckung:

> „ADHS ist keine Krankheit. Kein Verhalten und kein Fehlverhalten ist eine Krankheit oder kann eine Krankheit sein [...] Insofern spielt es keine Rolle, wie sich ein

> Kind verhält, es gibt nichts zu untersuchen. Ist das Kind krank, so muss es objektive Diagnosemaßnahmen geben, die dies bestätigen, und an die sich Ärzte halten können. Deshalb wird ein Arzt etwa stets Blutwerte untersuchen oder Röntgenaufnahmen anfertigen, wenn man ihn aufsucht."[260]

Advokaten von ADHS versuchen, mittels Etiketten wie „kontrovers" oder „umstritten" solche Positionen zu unterwandern. Zu beachten ist jedoch, dass die Aussagen von Szasz und Eisenberg auf empirischen Fakten begründet sind. Ihr Verständnis erfordert aber die Bereitschaft, sich mit einer komplexen Thematik auseinanderzusetzen und vorgefasste Meinungen abzulegen. Manche Stimmen insistieren beispielsweise, dass neurobiologische Abweichungen, die bei bestimmten Gruppen von Kindern mit ADHS-Diagnose mittels PET- und SPECT-Untersuchungen nachgewiesen werden konnten, im Widerspruch zu Szaszs „Behauptungen" stehen. Diese Aussage ist leicht zu entkräften, da festgestellte Abweichungen einerseits nicht als objektive diagnostische Kriterien gelten dürfen, wenn sie nicht kausal, also ursächlich und dadurch bei allen betroffenen Kindern vorkommen. Darüber hinaus werden solche neurobiologischen Abweichungen nicht zur Diagnose von ADHS verwendet. Es ist davon auszugehen, dass man diese schon lange zur Diagnose einsetzen würde, wenn neurobiologische Abweichungen tatsächlich als Krankheitsmarker vorhanden wären.

Der Mangel an wissenschaftlicher Objektivität bei den aktuellen diagnostischen Kriterien und damit auch der diagnostischen Praxis spiegelt sich, wie das nächste Kapitel zeigt, in großen Länderunterschieden.

Große Länderunterschiede

ADHS ist ein kulturelles Konstrukt

> „Es wäre bereits förderlich, wenn er so sein dürfte, wie er ist, ohne ihm das Gefühl zu geben, er sein nicht gesellschaftstauglich. In der Slowakei ist es kein Problem, wenn ein Kind unruhig ist oder herumzappelt. Man wird nicht immer schräg angeschaut wie in der Schweiz. Auch in Italien gilt er nicht als auffällig, es ist immer eine Befreiung, wenn wir den Gotthard-Tunnel hinter uns haben. Auf der Taufe seiner Cousine in Italien hat er getanzt und war aktiv, alle waren begeistert von seinen Vorführungen, auf einer Schweizer Taufe waren alle genervt."
>
> Vater aus Italien, Sohn mit ADHS-Diagnose

Was der Vater beobachtet, lässt sich erklären. Obwohl der DSM als Grundlage für alle diagnostischen Tätigkeiten dient, unterscheiden sich die verschiedenen Länder massiv in ihrer Interpretation und Umsetzung der schwammigen DSM-Kriterien. In manchen Ländern müssen Eltern und Lehrer sich einig sein, damit die Symptome zählen. Manche erfordern, dass die Kinder ernsthafte Behinderungen erfahren müssen, bevor eine Diagnose überhaupt erlaubt ist, andere zählen einfach die Symptome.[261] So bestimmt die Gesellschaft subjektiv mit, wo die Toleranzschwelle für unerwünschtes Verhalten verläuft, was als ADHS in einem bestimmten Land gilt, was nicht, und wie damit umzugehen sei. Forscher wie der Psychiater und Autor Sami Timimi empfehlen daher zu Recht, ADHS als *kulturelles Konstrukt* zu verstehen und nicht als medizinische Diagnose.[262] Die Schwelle der Toleranz, ab wann auffälliges Verhalten als „abnormal" gilt, ist stark kulturell geprägt.[263] Die DSM-Kriterien sind so unscharf[264], dass sie es den Erwachsenen erlauben, je nach kultureller oder individueller Vorliebe zu entscheiden, wann das Verhalten nervt und damit als „krank" etikettiert wird.

Je nach Land trifft ADHS jedes vierte Kind

Es ist nachvollziehbar, dass die unterschiedliche Auslegung desselben Diagnoseschlüssels auch zu unterschiedlichen Prozentzahlen betroffener Kinder in den unterschiedlichen Ländern führt: Je nach Land bekommen zwischen 1 und 25 Prozent der Kinder eine ADHS-Diagnose. Das heißt, dass in Regionen, wo weniger strenge diagnostische Kriterien angewendet werden, circa *jedes vierte Kind* eine ADHS-Diagnose bekommt.[265, 266] Die durchschnittlichen *weltweiten Zahlen* von ADHS-Diagnosen bei Kindern unter 18 Jahren liegen nicht objektiv vor, sie werden mit 5,3 Prozent[267] bis 7,2 Prozent[268] geschätzt, wobei Knaben zwei- bis viermal häufiger betroffen sind als Mädchen.[269] Das bedeutet, dass weltweit etwa jeder siebte Junge diagnostiziert wird und jedes 28. Mädchen. Schätzungen von Eltern in den USA lassen weitere Schlüsse zu. 2007 berichteten die Eltern von 5,4 Millionen Kindern, die eine ADHS-Diagnose erhalten hatten, was 9,5 Prozent aller Kinder im Alter von 4–17 Jahren entspricht. 46,7 Prozent davon hatten leichtes ADHS, 39,5 Prozent moderates und 13,8 Prozent schweres ADHS.[270]

Erstaunlicherweise vertreten manche Psychiater und Verfechter der Stimulanzientherapie die Position, das ADHS unterdiagnostiziert sei.[271] Sie interpretieren die Länder-Varianz als Zeichen, das ADHS in manchen Regionen zu selten diagnostiziert wird und dass die Bedürfnisse der Kinder nicht erfüllt werden.[272] Es wurde bereits besprochen, warum das Phänomen der Unterdiagnose nur für schwere, lebensgefährliche Krankheiten zutrifft und beachtet werden muss, aber nicht für leichte Störungen oder gar gesundes, aber unreifes Verhalten zutrifft.

Die klinische Aufmerksamkeit in verschiedenen Ländern

Der Psychologe Stephen Hinshaw und der Ökonom Richard Scheffler beschreiben in ihrem Sachbuch *The ADHD Explosion* die großen Unterschiede bei diagnostischen und therapeutischen Praktiken in verschiedenen Ländern, aus denen Datenmaterial zugänglich ist.[273] Aus den Daten ziehen die Autoren den Schluss, dass die tatsächlichen ADHS-Raten weltweit wohl ziemlich ähnlich sein müssten. Sie vermuten, dass die Unterschiede zwischen den Ländern auf kulturelle und schulorganisatorische Ursachen zurückzuführen sind, die entscheiden, ob ein Kind *klinische Aufmerksamkeit* bekommt, also in den Medizinal-Apparat eingeführt wird oder nicht. Auch die Behandlungspraxis unterscheidet sich weltweit dramatisch. Laut Hinshaw und Scheffler wird die Entscheidung, ob Medikation oder nicht-pharmakologische Therapien eingesetzt werden, vor allem politisch bestimmt.

Die veralteten *amerikanischen* Richtlinien der American Academy of Pediatrics (2011) oder der American Academy of Child and Adolescent Psychiatry stehen im Gegensatz zu den Leitlinien der EU für die behandelnden Ärzte seitens der Arzneimittelhersteller.[274] Man könnte sagen, dass amerikanischen Richtlinien die Medikalisierungsprozesse vorantreiben, da sie beispielsweise Methylphenidat immer noch fälschlicherweise als erstes Mittel der Wahl empfehlen und dafür plädieren, die Substanz bereits im Alter von vier (!) Jahren einzusetzen. Sie widersprechen damit wissenschaftlicher Evidenz, vernachlässigen die Nutzen-zu-Risiko-Abwägung und stehen in vielen Punkten sogar *im Widerspruch zu den Empfehlungen der Pharmaindustrie und der Arzneimittelzulassung*. Wie bereits dargelegt, hatte die überwiegende Mehrheit der Mitglieder der nationalen und internationalen Panels, welche für die amerikanischen Guidelines inklusive DSM-5 zur ADHS-Diagnose verantwortlich waren, finanzielle und nicht-finanzielle Interessenskonflikte[275], was noch nicht beweist, aber darauf hinweist, dass diese Interessenskonflikte zu den lockeren Einschlusskriterien beitragen könnten. Hinshaw und Scheffler beschreiben, dass in den letzten 20 Jahren eine globale Amerikanisierung der ADHS-Therapiemodelle erfolgt ist, welche die Medikation als erstes Mittel der Wahl vertritt. Manche europäische Leitlinien jedoch haben dieses veraltete amerikanische Modell bereits überholt.

Als Vorzeigebeispiel in einem Ländervergleich kann *Großbritannien* gelten. Dort existiert eine strenge Interpretation der Diagnosekriterien: Eine ADHS-Diagnose, die nur von Spezialisten und nicht von Allgemeinmedizinern durchgeführt wird, erfordert permanente Überaktivität verbunden mit mittlerer bis schwerer Retardiertheit. Dies führt zu konstanten Diagnoseraten über die letzten 50 Jahre. Die Medikation wird schon immer sehr zurückhaltend eingesetzt, verhaltenstherapeutische Ansätze und Elterntraining überwiegen. Auch in *Frankreich* und *Schweden* werden wegen der strikten staatlichen Reglementierung der Verschreibung weniger Medikamente verschrieben als in anderen Ländern.

2011 entschied die *israelische* Ethikkommission, dass das Betäubungsmittel Methylphenidat kurzfristig rezeptfrei, wie Aspirin und Hustensaft, erhältlich sein sollte. Heute wird es in Israel ohne konkrete Diagnose und ohne wissenschaftliche Evidenz zur Verbesserung des Gedächtnisses, zur Erleichterung des Lernens oder gegen Arbeitsstress verschrieben.

In *Brasilien* hingegen ist der Umgang mit Methylphenidat diametral entgegengesetzt. Die Lehrer halten wenig vom Krankheitsbild des ADHS, die üblichen disziplinarischen Maßnahmen sind körperliche Betätigung und sogar leichte körperliche Strafen. Als therapeutische Maßnahmen bei ADHS überwiegen psychoanalytische Interventionen. Es gibt keinen Kostenersatz oder Unterstützung des Staates für Methylphenidat, während die meisten anderen Arzneimittel, etwa antiretrovirale Therapie für HIV, finanziert werden.

Dies führt zu der Frage, wie eine Krankheit zutreffend und sorgfältig diagnostiziert werden kann, wenn die Kriterien stark gesellschaftlich und länderspezifisch geprägt sind, diese Faktoren aber noch nicht berücksichtigt werden. Im Folgenden betrachten wir die aktuell gängigen „ADHS-Symptome" und die Krankheitsschwelle genauer, wie sie von den Experten des DSM-5-Panels festgesetzt wurden.

Fehler in den aktuellen Diagnosekriterien

> „Auch ohne körperliche Tests kann heute schon eine für das Kind zutreffende [Anm.: ADHS-] Diagnose gestellt werden."
>
> Jacqueline Esslinger, Psychologin und ADHS-Forscherin[276]

Kann man – insofern die Leitlinien sorgfältig befolgt werden – davon ausgehen, dass eine ADHS-Diagnose zutreffend gestellt werden kann? In der Perspektive der zitierten Psychologin ist eine zutreffende, also korrekte Diagnose dann möglich. Ihre Aussage vermittelt, dass die diagnostischen Leitlinien DSM-5[277] und ICD-10[278], die heutzutage zur Diagnose verwendet werden müssen, einen objektiven Entscheidungsprozess ermöglichen, ob das betroffene Kind an einer mentalen Störung und damit an einer Krankheit leidet oder nicht. Warum eine klare und zutreffende Diagnose in der Realität nicht möglich ist, soll im Folgenden genauer erläutert werden. Weitreichende Änderungen in der aktuellen diagnostischen Praxis sind nötig, damit eine zutreffende, in Zukunft voraussichtlich äußerst selten vorkommende Verlegenheits-ADHS-Diagnose – besser noch S-ADH-Diagnose – gestellt werden kann. Bevor die wünschenswerten Veränderungen der diagnostischen Praxis erörtert werden können, soll nun die Problematik der aktuellen diagnostischen Kriterien genauer unter die Lupe genommen werden.

Kriterien, die zur Diagnose führen

Die Kriterien und die „Krankheits"-Schwelle

Der Diagnoseschlüssel DSM definiert, wann ADHS diagnostiziert wird. Wenn ein junger Patient aus Sicht des Arztes die Kriterien erfüllt und somit den Schwellenwert erreicht, gilt er als krank. Im Folgenden werden einige der *18 diagnostischen Kriterien* des DSM-5[279, 280] zitiert. Laut DSM-5 müssen die Kinder mindestens sechs solcher „Symptome" genannter Verhaltensanzeichen in einem Zeitraum von sechs Monaten aufweisen, und dies in mindestens zwei unterschiedlichen Kontexten (Familie, Schule, Freunde, Verwandte, andere Aktivitäten), um eine ADHS-Diagnose zu bekommen. Diese sechs „Symptome" bilden die diagnostische Schwelle zwischen „gesund" und „krank". Lautet die Antwort mindestens sechsmal „Ja", gilt das Kind als krank. Die Diagnose ist überraschend einfach. Die Kriterien lauten folgendermaßen: Das Kind

- platzt häufig mit einer Antwort heraus, bevor die Frage beendet ist,
- hat oft Schwierigkeiten, die Aufmerksamkeit längere Zeit bei Aufgaben oder beim Spielen aufrechtzuerhalten,
- scheint oft nicht zuzuhören, wenn es direkt angesprochen wird,
- folgt Anweisungen oft nicht vollständig und schafft es oft nicht, Schularbeiten, lästige Arbeiten oder Pflichten am Arbeitsplatz zu vollenden,
- hat oft Schwierigkeiten, Aufgaben und Aktivitäten zu organisieren,

- vermeidet oft, mag nicht oder ist widerwillig bei Aufgaben, die längere geistige Anstrengung erfordern,
- ist oft leicht von äußeren Reizen oder irrelevanten Gedanken abgelenkt,
- hampelt oft mit Händen oder Füßen, schlägt mit ihnen Takt oder windet sich auf dem Sitz,
- verlässt oft seinen Platz in Situationen, wo dies stört,
- läuft oft herum oder klettert in unpassenden Situationen,
- ist oft nicht in der Lage, ruhig zu spielen oder an Freizeitaktivitäten ruhig teilzunehmen,
- redet oft übermäßig viel,
- kann nur schwer warten, bis er/sie an der Reihe ist (z. B. beim Warten in einer Schlange),
- unterbricht oder stört andere häufig.

> „Es wurde eine neue Umgebung erschaffen, die es erlaubt, Kinder, die den Erwartungen von Erwachsenen nicht entsprechen, zu diagnostizieren und mit Drogen zu betäuben. Dies führt dazu, dass alle unsere Kinder einer neuen Gruppe familiärer und schulischer Werte ausgesetzt sind, die ‚schwierige' oder ‚enttäuschende' Kinder als geeignet für eine psychiatrische Diagnose und medizinische Behandlung definiert. Wir sind zu einer Gesellschaft geworden, die den Kindern die Schuld gibt. Dies nimmt uns die Verantwortung und die Befriedigung, dass wir die volle Sorge für die Kinder selbst getragen haben." Peter Breggin

Gruppierung und Auswertung der Kriterien

Kindliche Unreife bringt viele und komplexe Folgereaktionen und Verhaltensanzeichen mit sich. Sie macht es schwierig für die Kinder, gut in der Schule zu sein, weil sie sich weniger gut konzentrieren und Anweisungen folgen können und oft bei der Koordination unterdurchschnittlich sind. Liest man die diagnostischen Kriterien, so bestätigt sich der Eindruck, dass genau jene Verhaltensanzeichen von Unreife gewählt wurden, die sich störend auf die Disziplinierungsmaßnahmen der Erwachsenen auswirken.

Die diagnostischen Kriterien werden zu drei Kategorien von Verhaltensanzeichen zusammengefasst. Als DSM-5 „Hauptsymptome" gelten Unaufmerksamkeit, die in diesem Zusammenhang „Aufmerksamkeitsdefizit" genannt wird, Impulsivität und Hyperaktivität. Diese drei „Hauptsymptome" werden auch ADHS-„Kern-Symptome" genannt. Die Kinder, die von ihnen betroffen sind, fallen somit in drei Gruppen:

1. Die Kinder haben Schwierigkeiten, sich zu konzentrieren.
2. Sie sind hyperaktiv, das heißt zappelig, und unfähig, über lange Zeit still zu sitzen, und
3. impulsiv, das bedeutet, dass sie Dinge tun, ohne innezuhalten und darüber nachzudenken.

Es existieren somit drei DSM-Diagnose-Subtypen von ADHS: der unaufmerksame Subtyp, der hyperaktive/impulsive Subtyp oder eine Kombination. Der ICD-10 hingegen nennt den Zustand Hyperkinetische Störung und verlangt, dass alle drei Hauptsymptome – Hyperaktivität, Unaufmerksamkeit und Impulsivität – vorhanden sind. Die strengeren diagnostischen Kriterien des ICD-10 führen zu einer geringeren Diagnosehäufigkeit, die meisten Ärzte verwenden jedoch DSM.[281]

Die Kriterien-Liste unspezifischen, aber unangemessenen Verhaltens wird durch manche Forscher eigenständig und *unwissenschaftlich* weiter ausgebaut. Sie bezeichnen zum Beispiel zusätzlich Defizite in der Selbstregulation, der kognitiven Kontrolle oder einer Beeinträchtigung der emotionalen Selbstregulation[282] als „Symptome" von ADHS.[283] Andere nennen oppositionelles, aggressives und störendes Verhalten und Schwierigkeiten in der visuell-motorischen Koordination[284], außerdem können Desorganisation, ein Mangel an Bereitschaft, Aufgaben abzuschließen, Ablenkbarkeit, Unruhe und andauernde Störung dazugehören. Es gibt Hinweise, dass die Faktoren geringe Anpassungsfähigkeit, unkontrollierte Antworten, „geringe" kognitive Fähigkeiten[285] und geringe Frustrationstoleranz ebenfalls als inoffizielle Kriterien verwendet werden. Welche wichtige Rolle die koordinativen Fähigkeiten spielen, die bisher oft unbeachtet bleiben, zeigt das folgende Zitat einer Ergotherapeutin.

> „Zu ADHS gehört häufig zusätzlich ein Koordinationsproblem. Es gibt Meilensteine in der Entwicklung, die meisten Kinder üben in einem bestimmten Alter gewisse Dinge Hunderte Male. Reisverschlüsse öffnen und schließen, Schuhe binden, klettern, über Steine hüpfen oder auf Mäuerchen und Randsteinen balancieren. Wenn ein Kind das nie gemacht und geübt hat, wird es auch in Zukunft nicht üben, um seine motorischen Basis-Fähigkeiten zu verbessern. Auffallend schon in der Spielgruppe oder im Kindergarten ist, dass betroffene Kinder nicht mitspielen, sondern die anderen beobachten. Sie übernehmen häufig Hol- und Bringfunktionen: Bringst du mir schnell einen Stift! Wenn jemandem etwas

runterfällt, nehmen sie es wieder auf. Soziales Verhalten und Hilfsbereitschaft zeichnet die Kinder mit ADHS aus, das sind Fähigkeiten, die sie haben, sie bekommen so positive Rückmeldungen und Selbstbewusstsein. Die Aufmerksamkeit der Kinder ist nicht auf das Spiel fokussiert, sondern im ganzen Raum. Sie sehen, was die andere nicht sehen können. Mir scheint die Helferrolle problematisch, die Erwachsenen müssten die Kinder steuern, damit sie spielen lernen und ihre Koordinationsfähigkeiten üben, üben, üben. Man muss den Kindern beibringen, dass die anderen Kinder ihre Dinge selbst holen und aufheben sollen."

Geschlechterunterschiede

Mädchen und Jungen zeigen im Schnitt unterschiedliches Verhalten. Jungen sind auffälliger, was dazu führt, dass Jungen häufiger mit ADHS diagnostiziert werden, das Verhältnis ist etwa 1 : 3.[286] Mädchen entsprechen häufiger dem unaufmerksamen Subtyp.[287] Dieser Subtyp wurde in DSM-III gestrichen, jedoch in DSM-4 wieder eingeführt, was mit einem substanziellen Anstieg an Diagnosen bei Mädchen einherging.[288]

Die Problematiken des Diagnoseschlüssels

Die diagnostischen Kriterien sind keine Symptome

Allen diesen als ADHS-„Symptome" bezeichneten Verhaltensanzeichen, die durch die DSM-Kriterien beschrieben werden, ist gemeinsam, dass sie auch bei Gesunden vorkommen, also keine Marker für Krankheit und damit laut Eric Coon oder anderen Forschern wie William Carey[289] *auch nicht Symptome genannt* werden dürften. Sie können nicht von normalem Verhalten unterschieden werden. Betrachtet man die Liste der Sätze (S. 95 f.), die das Verhalten der Kinder beschreiben, dann wird klar, warum es sich um eine *Liste des Fehlverhaltens* handelt und nicht um Symptome einer Krankheit.[290] Die Verhaltensanzeichen sind Risikofaktoren, in einer bestimmten Umgebung als auffällig oder störend zu gelten. Dies erklärt, warum in Schulklassen meist die jüngsten der Kinder eine ADHS-Diagnose haben.[291]

Die diagnostische Schwelle ist hoch subjektiv und unterliegt dem Framing-Effekt

Betrachtet man den Diagnoseschlüssel, diese Liste des Fehlverhaltens, wird klar, warum die Anzahl der „ADHS"-Diagnosen länderabhängig ist: Präzise quantitative Angaben fehlen. Innerhalb eines sinnvollen Interpretationsspielraumes treffen mindestens sechs dieser Diagnosekriterien während eines Zeitraumes von sechs Monaten auf so ziemlich alle Kinder und wohl auch auf viele Erwachsene zu. Die Leitlinien enthalten keine quantitativen Angaben, wie oft das unerwünschte Verhalten beobachtet werden muss, sie sprechen subjektiv von „oft“ oder „unangemessen“. Diese Unschärfe führt zu einer binären Alles-oder-nichts-Diagnose, die keine Differenzierung zulässt. Wie erfolgt die Beurteilung, ob dreimaliges Herausplatzen mit einer Antwort als „störend“ einzustufen ist oder ob diese Indikation erst ab 10, 100 oder 1000 Vorfällen gestellt werden kann? Dies geschieht durch die subjektive Einschätzung des Klinikers, der sich auf die Einschätzung der Eltern oder Lehrer berufen muss, da er ja selbst das Kind nicht kennt und es nicht in den einzuschätzenden letzten sechs Monaten beobachten konnte.

Welches Verhalten unangemessen ist, unterliegt somit der persönlichen Befindlichkeit, der Erfahrung und der Toleranz der Beurteilenden. Es ist schon lange bekannt, dass der Mensch nicht rein rationale Entscheidungen trifft. Faktoren wie die aktuelle emotionale Lage oder die Art, wie eine Frage gestellt wird, beeinflussen die Entscheidungen der Erwachsenen, sowohl die der Lehrer als auch die der Eltern und Ärzte. Diese Abhängigkeit der Entscheidung von dem Entscheidungs-Kontext wird *Framing-Effekt*[292] genannt. Wann ein Verhalten vom Normalen ins Unangemessene kippt, ist reine Abwägungssache und in der aktuellen diagnostischen Praxis stärker abhängig vom Gemütszustand der Erwachsenen als von dem Kind, über das entschieden wird, ohne es selbst systematisch zu befragen und zu beobachten.

Die diagnostischen Kriterien sind unwissenschaftlich und daher ungültig

Der ADHS-Forscher William Carey gibt zu bedenken, dass die diagnostischen Methoden, die zur Diagnose von ADHS verwendet werden, keine adäquaten psychometrischen Kriterien beinhalten und daher *wissenschaftlich gesehen nicht objektiv* sind.[293] Das bedeutet, dass sie ungültig sind. ADHS muss laut Carey als gültige Störung angezweifelt werden, da starke empirische Anhaltspunkte der Gültigkeit der diagnostischen Methode widersprechen und häufige Annahmen irreführend sind[294]: Die Krankheitskritierien können nicht von normalem Verhalten unterschieden werden, eine adäquate Diagnose mittels der aktuell verwendeten kurzen Fragebogen ist nicht möglich, es handelt sich

1. um keine neurologische Entwicklungsstörung,
2. die Umgebung und

3. beurteilenden Personen haben einen großen Einfluss auf die Verhaltensanzeichen.

Dass Diagnoseschlüssel klar erkennbare Fehler haben, bedeutet nicht, dass jeder Experte diese Fehler auch als Fehler anerkennt, wie das folgende Zitat zeigt:

> „Die Leitlinien, welche die Diagnosekriterien der Klassifikationssysteme DSM-5 und ICD-10 umrahmen, lassen viel Interpretationsspielraum zu und vertrauen auf die subjektive Einschätzung des Klinikers. Das wird oft kritisiert, es besteht der Wunsch nach mehr Eindeutigkeit. Dieser Spielraum für den Kliniker kann aber auch gut sein ..." Jacqueline Esslinger, Psychologin und ADHS-Forscherin[295]

Die Psychologin erkennt an, dass die diagnostischen Kriterien von ADHS subjektiv sind. Diese Anerkennung der Unschärfe ist ein wichtiger Schritt, wenn man verstehen möchte, wie zufällig und wie schnell eine ADHS-Diagnose zustandekommt. Jedoch bewertet sie in einem an Laien und Fachpersonen gerichteten Text die unwissenschaftlichen und subjektiven Kriterien und den großen Interpretationsspielraum positiv, indem sie das „Vertrauen" in den Kliniker einführt und andeutet, dass dieses den Patienten Vorteile bringen kann. Es ist faszinierend, mit welcher Vehemenz manche Experten versuchen, selbst die offensichtlichen Fehler von ADHS-Standards in positives Licht zu rücken. Dieser optimistischen Einschätzung unscharfer diagnostischer Kriterien muss man aus medizinischer Sicht grundlegend widersprechen. Krankheiten, für die keine objektiven diagnostischen Kriterien verwendet werden, führen nachweislich zu Schwierigkeiten bei Diagnose, Therapie und Prävention.[296] Es gibt nichts Positives an unscharfen Kriterien.

Das unsorgfältige diagnostische Vorgehen definiert ADHS

Die Diagnose beinhaltet eine Evaluation des Verhaltens des Kindes in mindestens zwei Kontexten, normalerweise zu Hause und in der Schule sowie durch verschiedene Personen, meist Eltern und Lehrer. Laut DSM-5 müsste in zwei Kontexten die Funktion in sozialen oder schulischen Bedingungen eingeschränkt sein.[297] Diese *Einschätzung der Funktionalität* wird jedoch nicht mit den diagnostischen Kriterien getestet. Somit ist diese wichtige Enschätzung dem Wissen und Interesse des einzelnen Arztes überlassen. Er entscheidet spontan, ob die Funktion des Kindes eingeschränkt ist oder nicht.

Studien zeigen, dass eine relevante Anzahl von Kindern auch dann eine Diagnose bekommt, wenn sie die diagnostischen Kriterien nicht erfüllt.[298] Vorurteile und Stereotypen der Ärzte über die Kinder erschweren den diagnostischen Prozess zusätzlich: 20 Prozent der Experten aus der Pädiatrie diagnostizierten ADHS bei Kindern, obwohl diese die Kriterien nicht erfüllten, rein aufgrund stereotyper Annahmen.[299] Solche Beispiele zeigen, dass die Kliniker die aktuellen Richtlinien – obwohl sie zu wenig restriktiv sind – nicht einhalten und frei nach Gefühl fehldiagnostizieren.

Die aktuellen Empfehlungen, die jedoch bisher nicht verbindlich sind, lauten, dass die Diagnose von Spezialisten durchgeführt werden sollte. Laut DSM-5 müssten nämlich bei jeder ADHS-Diagnose andere mentale Störungen, deren Symptome sich mit ADHS-Symptomen stark überlagern, durch eine *Differenzialdiagnose* eines *Fachspezialisten für Verhaltensstörungen* ausgeschlossen werden. Damit erkennt auch das DSM-5 selbst den Mangel an Objektivität und Spezifität der diagnostischen Kriterien an. Wenn keine Differenzialdiagnose durchgeführt wird, kann ein Kind, das beispielsweise an Depression, Schizophrenie, Angststörung, Persönlichkeitsstörung, Tics, kognitiven Defiziten, Substanzmissbrauch oder anderen Problemen leidet, fälschlicherweise[300] eine ADHS-Diagnose erhalten und damit auch eine falsche und dadurch schädliche Therapie. Der DSM empfiehlt medizinische und psychosoziale Tests sowie eine Untersuchung der Entwicklung des Kindes, doch auch diese sind nicht verpflichtend. Alles spricht dafür, diese verpflichtend einzuführen (S. 154). Das Fazit lautet, dass der Allgemeinmediziner der Familie das Kind an einen Pädiater oder Psychiater weiterleiten sollte, der dann die Diagnose durchführt. Allerdings ist das in vielen Ländern, in den USA, aber auch in der Schweiz, in Deutschland und in Österreich, nicht verpflichtend eingeführt. In den USA werden die meisten ADHS-Diagnosen immer noch von Allgemeinmedizinern gestellt.[301]

Zusammenfassend kann man feststellen, dass die diagnostische Praxis nach den heute gültigen Kriterien von DSM-5 zuverlässig zu einer Über- und Fehldiagnose führt: Diagnostiziert wird nicht die Krankheit ADHS, sondern unreifes Verhalten. Doch auch die aktuelle Praxis wird nicht entsprechend den Empfehlungen umgesetzt, denn die Bewertung unreifen Verhaltens als unangemessen hängt von Faktoren ab, die eigentlich keine Rolle spielen sollten: vom Land, in dem sich das Kind befindet, von der Stimmung der bewertenden Personen und vom Umfeld des Kindes. Das nächste Kapitel begibt sich auf die Spuren von Forschern, die interessiert, wie es Kindern ergeht, die eine überflüssige Diagnose erhalten haben.

Warum Diagnosen Kinder verletzen können

> „Während die Zeit vergeht, ist es wahrscheinlich, dass wir neue Spezialisten-Gruppen erleben, die versuchen, ihr medizinisches Revier auszuweiten. Die sicherste Reaktion, wenn Sie das nächste Mal jemanden sagen hören, dass eine von zehn Personen an einer Krankheit leidet, obwohl er oder sie davon gar nichts weiß, mag ein doppelter Schuss gesunder Skepsis sein." Ray Moynihan[302]

Der implizite Sozialvertrag des Gesundheitswesens lautet, dass Krankheit und vermeidbarer Tod reduziert und die Lebensqualität verbessert werden soll. Manchmal werden diese Versprechen nicht eingehalten und die Gesundheitsdienste greifen Menschen auf, die keine Intervention benötigen, unterziehen sie diagnostischen Tests und bezeichnen sie als krank oder als gefährdet, bieten unnötige Behandlungen, sagen ihnen, dass sie anders leben sollen oder bestehen auf regelmäßiger Kontrolle.[303] Diese Maßnahmen verbessern laut der Gesundheitsforscherin und Ethikerin Stacy Carter, die das Phänomen der Überdiagnose erforscht[304], die Lage der Betroffenen nicht, sie reduzieren die Lebensqualität oder verursachen Komplikationen, Erkrankungen oder sogar frühzeitigen Tod. Aktive Gesundheitsintervention ist also nicht immer etwas Gutes, sie kann zu Problemen führen, die mit einem „Zuviel an Medizin" zu tun haben: zu *Fehldiagnosen*, *Überdiagnosen* und *Übertherapien*. Diverse Phänomene eines „Zuviel an Medizin" werden mit dem Begriff *Übermedikalisierung* beschrieben.

Stacy Carter nennt ADHS als Paradebeispiel der Übermedikalisierung, da hier alle erwähnten Probleme eines „Zuviel an Medizin" eine Rolle spielen:

> „Störendes Verhalten von Kindern wird als medizinisches Problem betrachtet, das eine Behandlung mit Arzneimitteln benötigt, obwohl soziale und Verhaltensinterventionen ähnlich wirksam sein können – mit einer geringeren Wahrscheinlichkeit, Schaden anzurichten."

Inzwischen zeigen Studien, dass Arzneimittel bei ADHS weniger wirksam und schädlicher sind als andere Interventionen (Teil 4 und 5). Carter beschreibt die Übermedikalisierung von ADHS folgendermaßen:

> „dass die Bedeutung oder das Verständnis von Erfahrung verändert wird, sodass menschliche Probleme zu medizinischen Problemen umgedeutet werden, die medizinische Behandlung benötigen. Dies erfolgt jedoch, ohne dass ein Nutzen für die Patienten oder Bürger entsteht."

Der Grund, warum für die betroffenen Kinder ein Schaden oder zumindest kein Nutzen entstehe, liege daran, dass Übermedikalisierung

> „eine Umgebung erschafft, die die Probleme eines ‚Zuviel an Medizin' erlaubt. Diese Probleme sind die Ausdehnung des Krankheitsbegriffes, Disease-Mongering [S. 48 ff.], Überdiagnosen, Übertherapie, Fehldiagnose und Medikamentenübergebrauch."[305]

Das Phänomen der Überdiagnosen wird im Folgenden genauer betrachtet.

Überdiagnose ADHS: eine Diagnose, die nur schadet

> „Unser Leitfaden für Lehrpersonen und schulische Dienste[306] empfiehlt, auffällige Kinder bereits vor dem 9. Geburtsjahr zur Abklärung zu schicken, da die Invalidenversicherung für ihre medizinisch-therapeutischen Leistungen eine Diagnose und Behandlung vor dem 9. Geburtstag verlangt. Ich sende daher so früh wie möglich alle verhaltensauffälligen Schüler und Schülerinnen zur Abklärung, um Ihnen eine rechtzeitige Therapie zu ermöglichen." Lehrperson, 45 Jahre

Diese Lehrperson aus Luzern nimmt an, dass eine frühe medizinische Abklärung einem Schulkind auf jeden Fall nützt, da die Kosten der Erkrankung dann von der Versicherung erstattet werden. Leider unterliegt die Lehrperson der weit verbreiteten Fehleinschätzung, dass eine diagnostisch korrekte Abklärung immer hilfreich ist, denn sie kennt die vielen negativen Folgen eines „Zuviel an Medizin" nicht. Die Invalidenversicherung und die Lehrperson sind, indem sie zur frühestmöglichen Abklärung drängen, unbewusst aktive Treiber von Überdiagnosen.

Das Phänomen der *Überdiagnosen* beschreibt die Tatsache, dass eine Person eine Diagnose wegen einer Erkrankung oder auch einer Pseudo-Erkrankung erhält, die keinen Schaden anrichtet, während die Diagnose selbst potenziell schädlich ist. Es handelt sich also um eine *ausschließlich schädliche Diagnose*. Überdiagnosen treten auf, wenn Tests mit niedriger Schwelle „Abnormitäten" oder „Pseudo-Erkrankungen" erfassen, die unbehandelt weder Symptome verursachen noch das Leben des Individuums verkürzen. Eric Coon schreibt über die Überdiagnose:

> „Die Tatsache, dass eine Diagnose sich ausschließlich negativ auf den Patienten auswirken kann, steht im Gegensatz zur konventionellen Überzeugung, dass es

> umso besser ist, je mehr über den Patienten bekannt ist. Überdiagnosen führen zur Übertherapie, wenn diese Pseudo-Erkrankungen therapiert werden, als wären es echte Erkrankungen. Diese Therapie bringt in der Folge nur Schaden für die Betroffenen."[307]

Der Begriff überlappt mit dem Begriff der *Fehldiagnose*, wird auch manchmal synonym verwendet. Wir haben gehört, dass Forscher wie Eric Coon ADHS in erster Linie zu den *Fehldiagnosen* zählen, da mittels DSM-Kriterien Unreife und unerwünschtes Verhalten als ADHS diagnostiziert wird.[308] ADHS betrifft jedoch beide Phänomene, jenes der Fehldiagnose und jenes der Überdiagnose.

Überdiagnosen treten vor allem in reichen Ländern auf.[309] Das Phänomen ist den meisten Laien und vielen Experten unbekannt, obwohl es seit etwa 50 Jahren im Zusammenhang mit Krebs-Screenings besprochen wird. Die Gefahr von *Überdiagosen* bei Erwachsenen wird seit einigen wenigen Jahren diskutiert; so führt im Bereich Krebsvorsorge eine Zunahme der Diagnosen durch Krebs-Screening zu keiner Verbesserung des Überlebens bei Prostatakrebs.[310] Die Lebensqualität der Betroffenen wird jedoch vermindert. In der Pädiatrie wurde dem Phänomen bisher wenig Aufmerksamkeit geschenkt, obwohl Kinder zu einer besonders empfindlichen und schützenswerten Gruppe von Patienten gehören. Eine australische Studie[311] zeigt, dass die Bedeutung des Begriffes den meisten Menschen noch unklar war, nur die Hälfte der befragten Personen hatte eine ungefähre Vorstellung, was „Überdiagnose" bedeutet. Nur 3 Prozent der Befragten berücksichtigten, dass eine Überdiagnose mit einem *finanziellen Gewinn* der Ärzte einhergeht, niemand war der Meinung, dass eine Verbindung zwischen Überdiagnosen und Krankheits-Screenings oder der Anzahl und Qualität der diagnostischen Texts existiert. Die Autoren der australischen Studie empfehlen, mittels Psychoedukation auf die Risiken der Überdiagnose durch Screenings und diagnostische Tests hinzuweisen.

Warnsignale für Überdiagnosen

Laut Expertenmeinung gibt es *drei Warnsignale*, dass eine bestimmte Erkrankung überdiagnostiziert wird.[312] Erstens steigt die Häufigkeit der Störung über die Jahre an, während die Mortalität konstant bleibt. Eric Coon schreibt diesbezüglich:

> „Wenn diese Zunahme [von Diagnosen] begleitet ist von einem unveränderten Ausgang für die Patienten [normalerweise Mortalität], ist Überdiagnose eine wahrscheinliche Erklärung."

Die Störung wird zweitens mittels eines Risikofaktors oder eines Biomarkers etikettiert, damit der Zustand wie eine Krankheit klingt. Dies ist auch mittels Spekulation möglich, also ohne empirische Begründung wie im Fall von ADHS. Schließlich beobachtet man eine Verschiebung der diagnostischen Definitionen oder Schwellen ohne klare Hinweise, dass der Nutzen für die Betroffenen größer ist als der Schaden. Es ist offensichtlich, dass alle drei Warnsignale für Überdiagnosen auf die ADHS-Diagnose zutreffen.

Einzelne Fragen, die zum Erkennen von Überdiagnosen gestellt werden sollten, lauten[313]:

- Handelt es sich um einen Risikofaktor oder um einen Zustand mit [Krankheits-]Symptomen, spiegelt das Label diesen Unterschied nicht?
- Wer hat die Krankheits-Schwellen festgesetzt? [Jemand mit Interessenskonflikten? – A. W.]
- Auf welcher Evidenz von Nutzen und Schaden basieren diese Schwellen? [Ist der Nutzen nicht nachgewiesen? – A. W.]
- Entdeckt der neue Test mehr oder frühere „Erkrankungen"?
- Ist die natürliche Ursache der Erkrankung in diesen zusätzlichen Fällen unerkannt?

Alle diese Fragen treffen auf ADHS zu. Können einzelne Fragen mit Ja beantwortet werden, ist dies ein Indiz, dass das Kind eine Überdiagnose einer Pseudo-Erkrankung erhalten hat. Die korrekte Reaktion darauf ist aus Elternsicht, die Diagnose zu verweigern, und aus gesellschaftlicher Sicht, die Diagnose abzuschaffen.

Körperliche und seelische Schäden

Es existieren laut Eric Coon Hinweise, dass eine beträchtliche Zahl von Kindern nicht von der aktuellen Praxis durch pädiatrische Diagnosen wie ADHS, Hypercholesterinämie, Bakteriämie oder Lebensmittelallergie profitiert. Eine einzelne diagnostische Abklärung kann, selbst wenn sie korrekt ist, laut Literatur zu einer *Kaskade von Ereignissen* führen[314], von denen viele das Potenzial haben, Schaden anzurichten: Eine Überdiagnose kann den Kindern

- durch die Diagnose selbst schaden,
- durch die unnütze und schädliche Therapie,

- durch die finanzielle Belastung und
- das Fehlen alternativer Maßnahmen.

Die körperlichen und seelischen Folgeschäden der Stimulanzientherapie werden ausführlich in Teil 3 und 4 des Buches behandelt (S. 135 ff. und 179 ff.). Die ADHS-Expertin und Ethikerin Rae Thomas gibt außerdem zu bedenken, dass die Ausweitung der Krankheitskriterien und die daraus folgenden Überdiagnosen das Bild der Gesellschaft auf echte Krankheit verzerren. Die grundlegende und angebrachte gesellschaftliche Skepsis bezüglich ADHS könnte zulasten der Kinder mit schwerwiegenden Problemen fallen, die an ADHS-artigen Symptomen leiden, da diese ohne Frage sensibler und kompetenter Hilfe und Unterstützung bedürfen.[315]

Bei der Diagnose einer Krankheit sollten immer *Nocebo-Effekte* berücksichtigt und vermieden werden. Ähnlich wie bei einer negativen selbsterfüllenden Prophezeiung bedeutet Nocebo, dass die Diagnose selbst krankmachende Effekte auf den Körper der Betroffenen hat. Der psychosoziale Kontext der Diagnose kann durch die Aktivierung des körpereigenen Drogenlabors dieselben Rezeptoren und Mediatoren im Körper[316] beeinträchtigen wie eine Krankheit, obwohl eigentlich gar keine Krankheit vorliegt. Die negativen Symptome, die erwartet werden, treten also ein – nicht deshalb, weil die Betroffenen krank sind, sondern weil ihnen mittels Diagnose erklärt wurde, dass sie krank sind. Ein Nocebo wäre zum Beispiel die Aussage des Arztes: „ADHS ist genetisch" oder „Du hast ein Transmitter-Ungleichgewicht im Kopf." Der körperliche Ursachenmythos ist, wie bereits bekannt, nicht nur grundlegend falsch, sondern auch schädlich und sollte von allen Medizinalpersonen strikt vermieden werden.

Die ADHS-Diagnose selbst kann als Nocebo betrachtet werden. Diese Diagnose hat schädliche Effekte, da sie laut Eric Coon „die Wahrnehmung des Kindes für das Kind selbst, die Betreuungspersonen und auch für die Gesellschaft ändert. Denn Diagnosen stehen grundsätzlich für Abnormität, für etwas, das behoben, beseitigt werden muss."[317] Rae Thomas schreibt über den potenziellen psychologischen Schaden das Folgende:

> „Ein diagnostischer Stempel ist werturteilsbeladen, er hat das Potenzial, Schaden anzurichten, und erhöht paradoxerweise Probleme mit der psychischen Gesundheit."[318]

In Teil 1 des Buches wurden die psychischen Schäden der Stigmatisierung alleine infolge der diagnostischen Etikettierung durch eine mentale Störung beschrieben. Diese wiegen sogar bei schweren Fällen von ADHS schwerer als das Leid, das durch Krankheit verursacht wird.

Kinder mit einer ADHS-Diagnose werden beispielsweise im Vergleich zu Kindern mit Asthma diskriminiert: Sie gelten aufgrund von Vorurteilen als fauler, weniger intelligent und werden als weniger fürsorglich beschrieben, sie werden stärker stigmatisiert und häufiger sozial ausgeschlossen.[319] Die Erwartungen von Eltern und Lehrern an die schulischen Leistungen sind geringer, diese Erwartungen werden dann auch von geringeren durchschnittlichen Leistungen begleitet.[320] Manche Eltern glauben nach einer Krankheit trotz vollständiger Heilung an eine anhaltende Verletzlichkeit ihres Kindes, was „Vulnerable Child Syndrome"[321] genannt wird. Sie schränken ihre Kinder in der Folge unverhältnismäßig ein, obwohl diese gesund sind[322], interpretieren normales Verhalten als Krankheit und überbewerten die Symptome realer anderer Krankheiten[323].

Diagnosen haben außerdem einen Einfluss darauf, wie Kinder in der Gesellschaft behandelt werden. Etwa ein Drittel der Kinder mit eigentlich harmlosen Diagnosen wie einer Allergie auf Nahrungsmittel (circa 8 Prozent der Kinder haben eine solche Diagnose) leiden an Mobbing, welches sich inhaltlich auf ihre Allergie bezieht, und einer damit zusammenhängenden Verminderung der Lebensqualität.[324, 325]

Wie kommt es zur Überdiagnose von ADHS?

Mangel an Wissen und Unsicherheit als Treiber

Wie kommt es zu dem Phänomen der Fehl- und Überdiagnosen? Sie werden laut Coon durch unterschiedliche Faktoren angetrieben: Es existiert *Unkenntnis* seitens der Ärzte, besonders im Fachbereich Pädiatrie, dass eine Diagnose prinzipiell zu Schaden führen kann, und ebenso ein Mangel an Wissen auf Seiten der Lehrer, der Bildungsinstitutionen, der Patienten und Familien. Auch die Intoleranz gegenüber *Unsicherheit*[326] oder die Angst vor Unsicherheit[327] aller beteiligten Erwachsenen können neben finanziellen Anreizen für Ärzte laut Eric Coon Treiber der Überdiagnose sein. Er vermutet, dass die Ärzte und die Betroffenen nur zögerlich Evidenz akzeptieren, die ihren bisherigen Methoden und Erfahrungen widerstrebt, und empfiehlt daher explizite Bemühungen, das Phänomen der Fehl- und Überdiagnosen und seine Gefahren mit verschiedenen Methoden der *Psychoedukation und Aufklärung*[328] „ins Bewusstsein der Menschen zu bringen".

Die ADHS-Forscherin und Ethikerin Rae Thomas analysiert in ihrem Überblicksartikel „ADHS: Helfen oder schaden wir?"[329] Faktoren, die zu den Treibern von Überdiagnosen gehören. Auf die Mangelfaktoren Ausweitung der Krankheitsdefinition, unerfüllte diagnostische Kriterien und kommerzielle Einflüsse soll nun genauer eingegangen werden.

Senkung der Krankheitschwelle als Treiber

Die *Ausweitung der Krankheitsdefinition* durch die Anpassung der diagnostischen Kriterien des DSM ist nach Meinung von Experten eine entscheidende Ursache für den Anstieg der ADHS-Diagnosen. Ein Vergleich zwischen DSM-III und DSM-5 zeigt nämlich, dass mit jeder neuen Version des DSM die ADHS-Häufigkeit zugenommen hat.[330] Wie wir gehört haben, muss im DSM-5 der Beginn der Verhaltensanzeichen nicht bereits mit sieben Jahren, sondern erst mit zwölf Jahren erfolgen[331], wodurch ADHS mit normalen Entwicklungsprozessen wie pubertärer Unruhe und Zerstreuung verwechselt werden kann[332]. Außerdem wurde die Formulierung der Beeinträchtigung des Kindes, die nötig ist, um eine Diagnose zu stellen, abgeschwächt. In DSM-4 musste die Beeinträchtigung durch die Verhaltensanzeichen „klinisch signifikant" sein, im DSM-5 müssen diese „die Qualität der sozialen, akademischen oder beruflichen Funktionalität beeinflussen oder reduzieren".

Diagnostische Fehler: fehlende Schweregrade als Treiber

Überraschend ist, dass wichtige diagnostische Kriterien im DSM-5 zwar erwähnt, aber nicht geprüft werden: Die DSM-Kriterien fordern, dass Verhaltensanzeichen in verschiedenen Kontexten auftreten müssen, dass sie *schwerwiegend* sind, die *Funktionalität beeinträchtigen* und seit mehr als sechs Monaten auftreten. Doch die Stärke der Symptome und die Beeinträchtigung der Funktionalität werden mit den DSM-Kriterien nicht erfasst. Statt die Schwere und die erlebte Einschränkung zu erfassen, wird als unzutreffender Ersatz die subjektive Interpretation von Laien wie Eltern und Lehrern oder die subjektiv empfundene Häufigkeit der Anzeichen erhoben.[333] Es existieren also keine Kriterien im DSM-5 oder den amerikanischen, englischen oder australischen Richtlinien, die es erlauben, die circa 86 Prozent[334] der Kinder mit leichtem und moderatem ADH von den 14 Prozent der Kinder zu unterscheiden, die schwere ADH aufweisen. Es wird nicht zwischen leichten und schweren Fällen unterschieden, sondern alle Kinder werden als schwere Fälle behandelt. Die leichten und mittleren Fälle, 86 Prozent der diagnostizierten Kinder, bekommen also, wegen eines Fehlers des diagnostischen Tests eine Diagnose, *obwohl sie die diagnostischen Kriterien im Grunde nicht erfüllen.*

Finanzieller Gewinn als Treiber

Auch *kommerzielle Faktoren* sind, wie bereits bekannt, Treiber von Überdiagnosen. Im Kapitel zum Thema Disease Mongering (S. 48 ff.) wurde beschrieben, dass die Mehrzahl der Experten, die an der Entwicklung der diagnostischen ADHS-Kriterien beteiligt waren, Interessenskonflikte hatten.[335, 336] Dass direkte Verbraucherwerbung durch die Pharmaindustrie das Verlangen der Konsumenten und auch die Verschreibung durch Ärzte antreibt, ist lange bekannt.[337] Studien zeigen, dass diverse Arten von Websites, unternehmerische, erzieherische, professionelle, Verbraucherwebsites und solche von NGOs, von pharmazeutischen Unternehmen gesponsert werden.[338] Die Unternehmen sponsern Prominente, um die Allgemeinheit für ADHS zu „sensibilisieren".[339] Außerdem finanzieren sie Websites, die anhand von sechs Fragen eine Selbstdiagnose bewerben.[340] Auch die Selbsthilfegruppen der Patienten sind nicht immun gegen potenzielle Befangenheit: Rae Thomas beschreibt, dass sowohl finanzielle Unterstützung als auch medizinische Information durch Arzneimittelhersteller Selbsthilfegruppen in Amerika[341] und Großbritannien[342] zur Verfügung gestellt werden.

Man könnte Lehrpersonen, die sich für eine Abklärung einsetzen, aufgrund dieser Fakten also empfehlen, großzügiger mit auffälligem Verhalten bei Kindern umzugehen, alle ihnen zu Verfügung stehenden pädagogischen Mittel anzuwenden und lange abzuwarten, bis sie in Erwägung ziehen, dass das betroffene Kind in die Abklärung geschickt wird. Denn ein Kind, das zur medizinischen Abklärung geschickt wird, hat eine sehr hohe Chance, eine Fehldiagnose zu erhalten und dadurch einer potenziell schädlichen Behandlung unterzogen zu werden. Dieses Risiko steigt, wenn die Abklärung nicht von Spezialisten durchgeführt werden muss, wie dies aktuell beispielsweise in Deutschland, Österreich und der Schweiz noch der Fall ist. Erst das Bewusstsein, dass Kinder mit „ADHS-Symptomen", also Verhaltensanzeichen von Unreife, nicht krank sind, und dass der potenzielle Nutzen von Diagnose und Pharmakotherapie geringer ist als das potenzielle Risiko, wird garantieren, dass den Kindern in erster Linie kein Schaden angetan wird.

Sind Lernstörungen ein Schwindel?

Die Erfindung der Lernstörung

Der vergebliche Versuch der Leistungsverbesserung ist Medikamentenmissbrauch

Kinder mit ADHS werden meistens zusätzlich mit einer sogenannten „Lernstörung“ diagnostiziert. Manche Kinder bekommen Stimulanzien, um eine Lernstörung zu beheben, häufiger werden die Stimulanzien jedoch für die Kombination ADHS und Lernstörung verabreicht. Uninformierte Ärzte glauben, dass die Stimulanzien dem Kind bei der einen oder anderen Lernstörung helfen. Der Mythos lautet, dass die stimulierenden Drogen die schulischen Leistungen der Kinder mit ADHS verbessern. In der Realität und laut aktueller Evidenz verbessern Stimulanzien die schulischen Leistungen jedoch nicht[343], sie helfen somit nicht bei einer Lernstörung. Vielmehr stören stimulierende Drogen mentale Prozesse und können eine Abwärtsspirale in einem Kind auslösen.

Es ist beachtenswert, dass Kindern stimulierende Drogen verschrieben werden, um ihre Leistung zu verbessern. Dafür, dass solches Neuroenhancement tatsächlich funktioniert, gibt es jedoch keine empirischen Beweise (S. 191 ff.). Außerdem handelt es sich um Medikamentenmissbrauch, wenn eine Arznei nicht gegen Krankheit, sondern zur angeblichen Leistungssteigerung verschrieben wird. Wenn ein Arzt Methylphenidat einem Sportler zur körperlichen Leistungssteigerung verschreiben würde, verlöre er seine Lizenz und der Athlet seine Berechtigung, an Wettbewerben teilzunehmen. Bei Kindern wird dieses Vorgehen erstaunlicherweise gesellschaftlich akzeptiert.

Was die Diagnose Lernstörung bedeutet

Was ist eine Lernstörung? Die medizinische Diagnose Lernstörung wird von ADHS-Experten wie Peter Breggin als „Betrug“ bezeichnet. Kinder mit der Diagnose einer Lernstörung sind nichts anderes als Kinder mit unterdurchschnittlichen Noten. Eine „Lernstörung“ entspricht dem, was Eltern und Lehrer früher „unterdurchschnittlicher Schüler“ „Underachiever“ oder „leistungsschwach“ nannten. Der medizinische Begriff Störung wird wie im Falle von ADHS ungerechtfertigterweise für etwas eingesetzt, das keine medizinischen Wurzeln hat. Lernschwache Kinder sind nicht krank, sondern weniger gut in der Schule. Sie können zu einem erwünschten Zeitpunkt das Klassenziel nicht erreichen, obwohl sie eigentlich die Fähigkeiten dazu hätten. Der Begriff

„Störung“ impliziert neben den negativen Folgen der Fehldiagnose und Fehltherapie falsche Hoffnungen – dass das Problem erkannt wurde und nun Abhilfe geschaffen werden kann. Das DSM definiert die „Lernstörung“ folgendermaßen:

> „Lernstörungen werden diagnostiziert, wenn die Leistungen des Individuums in individuellen, standardisierten Tests in Lesen, Mathematik oder geschriebenem Ausdruck unter jenen liegen, die für das Alter, die Schulstufe und die vorhandene Intelligenz erwartet werden."[344]

Mit anderen Worten ist das von einer „Lernstörung“ betroffene Kind durchschnittlich intelligent, seine Leistungen liegen aber unter den Erwartungen. Wenn ein Kind zehn Jahre alt ist, aber in einem standardisierten Mathe-Test Leistungen wie ein durchschnittliches achtjähriges Kind erbringt, erhält es daher, sofern es abgeklärt wird, die Diagnose Lernstörung. Anhand dieser Definition kann man erkennen, dass eine Lernstörung per Definition nichts anderes ist als eine unterdurchschnittliche Leistung. Zu beachten ist natürlich, dass keine absolut gültigen Durchschnittswerte einer Schulstufe, des Alters und der vorhandenen Intelligenz existieren, dass sie von der jeweiligen Klasse, Schule, den gewählten Tests und dem Lehrer abhängen.

Der IQ ist ein überholtes Konzept

Es ist erwähnenswert, dass der IQ seit Jahrzehnten als überholtes, fehlerhaftes Konzept gilt, um die generalisierte Intelligenz einer Person zu beschreiben. Der IQ ist ein Wert in einem Test, der eine recht zufällige Auswahl von Fähigkeiten testet und der mit Papier und Bleistift durchgeführt werden kann. Manche Kinder sind gut darin, andere nicht; über ihre Intelligenz sagt dieser Test laut Expertenmeinung jedoch nichts aus. Das Konzept des IQ wird heute von vielen Forschern durch *das Konzept der multiplen Intelligenzen*[345] ersetzt. Dieses Konzept erkennt an, dass die Menschen ein gemischtes Bouquet von Fähigkeiten besitzen. Die meisten Menschen, auch die sehr leistungsfähigen, sind nicht in allem gut, sondern nur in manchen Dingen. Fähigkeiten variieren, manche Personen sind zum Beispiel in Lesen und Schreiben ausgezeichnet und in anderen Dingen wie Mathematik oder in mechanischen Geduldspielen nicht so gut.

Es hat laut Experten wie Peter Breggin keinen Sinn, ein Kind als gestört abzustempeln, weil es nicht in allen Lebensbereichen gleiche Fähigkeiten und gleiches Talent aufweist. Eltern glauben, dass ihr Kind alle Vorteile nutzen muss, um in dieser immer kompetitiveren Welt zu bestehen; Experten führen die Eltern in die Irre, indem sie behaupten, dass Erfolg erfordert, in allem gut zu sein. Erfolg bedeutet hingegen eher, dass man in etwas Bestimmtem besonders gut ist und den Mut hat, diese Fähigkeit mit Ausdauer und Enthusiasmus auszubauen. Die Erwachsenen müssen akzeptieren, dass Kinder unvermeidlich nur in manchen Dingen gut sind. Dieses Faktum ist nicht nur allgemein bekannt, sondern seit der Entstehung der Unterrichtspsychologie wissenschaftlich bestätigt. Mit dem DSM wurden diese natürlichen Unterschiede jedoch in medizinische Störungen verwandelt.

> „Wie viele Konzepte in der biologischen Psychiatrie basiert die Lernstörung auf banalen, ausrangierten Konzepten [Anm.: z.B. dem IQ], die die menschliche Varianz, den Effekt des Umfelds und viele andere Faktoren nicht berücksichtigen. [...] Erlauben sie ihrem Kind, talentiert in manchen Dingen zu sein und in anderen eben nicht. Verbringen sie mehr Zeit damit, die Talente ihres Kindes zu fördern, und weniger Zeit damit, sich auf seine Schwächen zu konzentrieren, das wird es zu einem glücklicheren und schlussendlich erfolgreicheren Jugendlichen machen."
>
> Peter Breggin

Underachiever als besseres Konzept

Das bis dato gültige nicht-medizinische Label „Underachiever" oder „leistungsschwacher Schüler" hatte eine potenziell positive, hoffnungsvolle Konnotation. Das Kind wusste, dass es nicht dumm war, es war höchstens faul oder uninteressiert. Dem Kind wurde nicht unterstellt, dass es einen mentalen oder körperlichen Defekt habe, eine permanente Behinderung im Leben. Es kann für Lehrer, Eltern und auch die Kinder selbst nützlich sein festzustellen, dass bei entsprechender Anstrengung mehr erbracht werden könnte. „Deine Leistungen sind unter deinem Potenzial, das kannst du eigentlich besser." Sätze wie dieser sind konstruktiv und haben schon viele Personen auf den richtigen Weg gebracht. Das Kind hat ungenutztes Potenzial! Wenn sie dies hören, werden Lehrer versuchen, besser zu unterrichten, Eltern werden mehr Unterstützung bieten, und das Kind wird voller Hoffnung sein, es in Zukunft noch besser zu machen.

Im Gegensatz dazu bedeutet das Label „Lernstörung" für die genau gleiche Situation, dass etwas mit den Kindern medizinisch und daher grundlegend nicht in Ordnung ist. Die Kinder finden sich selbst im Handbuch für psychiatrische Störungen wieder. Noch schlimmer wird es, wenn Erwachsene behaupten, dass die Gehirne der Kinder ein „chemisches Ungleichgewicht“ haben und dass sie deswegen „anders lernen als die anderen Kinder“. Diese Unwahrheit trägt nicht zu einer Verbesserung des Selbstwertgefühls oder der Fähigkeiten der Kinder bei.

Was stützt das Kartenhaus der Diagnose Lernstörung? Peter Breggin sieht Geld und professionelle Identität als Grundpfeiler der Lernstörung. Sie liefere wie ADHS „lukrative Karrieren für Experten“. Außerdem entschuldige die Lernstörung wie ADHS das Bildungssystem und die verantwortlichen Erwachsenen, wenn es ihnen nicht gelingt, die Kinder zu erziehen und zu unterrichten.

Aber er verwechselt die Buchstaben!

Eltern und Lehrern wird oft eingeredet, dass das Vertauschen von Buchstaben ein Zeichen für Lernstörungen sei. Aber jahrzehntelange Forschung zeigt, dass das Vertauschen von Buchstaben nichts anderes ist als ein normaler Abschnitt im Lernprozess. Manche Kinder überspringen diesen Abschnitt, andere stolpern darüber. Wenn ein Kind immer noch Buchstaben verwechselt, obwohl es schon längst weiter sein sollte, bedeutet das nicht, dass das Kind eine psychiatrische Diagnose benötigt, sondern zusätzliche Hilfe beim Lernen und Übung.

Warum die klügeren Kinder Pech haben

> „Wenn ihr Kind einen hohen IQ hat, erhöht das die Wahrscheinlichkeit, dass ihr Kind mit einer besonders ernsthaften Lernstörung diagnostiziert wird. Als Konsequenz werden viele kluge Kinder mit der Idee belastet, dass etwas an ihnen falsch ist.“
>
> Peter Breggin

Wie kommt Breggin zu dieser Aussage? Wenn ein Kind überdurchschnittlich gut im IQ-Test abschneidet, aber durchschnittliche Werte im standardisierten Mathematik-Test liefert, wird es die Diagnose einer Lernstörung bekommen. Je größer die Diskrepanz zwischen dem IQ und den Standard-Tests ist, desto schlimmer wird die Diagnose „Störung“ ausfallen. Das heißt: Je „klüger“ das Kind, desto schlimmer die Störung. Ein Kind, das in beiden Tests durchschnittliche Werte hat, wird hingegen als normal gelten. Das „kluge“ Kind wäre somit besser bedient, wenn alle Erwachsenen es als nur durchschnittlichen Schüler betrachten würden.

„Probleme“ in der „Informationsverarbeitung“

Ohne wissenschaftliche Evidenz hat das DSM-4 eingeführt, dass einige der Kinder mit dem Label Lernstörung versteckte „Anomalitäten“ in der „kognitiven Prozessierung“ aufweisen – dies ist ein schwammiger Begriff, der alle Prozesse des Denkens umfasst, aber auch beispielsweise die visuelle Wahrnehmung, Sprachprozesse, Aufmerksamkeit, Erinnerung, Filtrierung von Information oder eine Kombination davon beschreibt. Peter Breggin bemerkt, dass, nachdem das DSM-4

> „diese Büchse der Pandora des Psychogelabers geöffnet habe, eine Warnung ergänzte: Standardisierte Tests, die diese [Anm.: kognitiven] Prozesse messen sollen, sind in der Regel unzuverlässiger und weniger valide als andere psychologische oder erzieherische Tests. Leider werden die Warnungen ignoriert."

Der letzte Schrei, was Eltern laut Breggin ihren „lerngestörten Kindern“ beibringen sollen, heißt „exekutiv-regulatorische Funktion“. Was bedeutet dieser wissenschaftliche Begriff? Wenn Menschen ernsthafte Gehirnverletzungen erleiden wie Autounfälle, Schusswunden, Lobotomie, Elektroschockbehandlung oder Blitzschlag, können sie an einer Einschränkung der Funktion ihres frontalen Hirnlappens leiden, die in diesem Zusammenhang als „exekutiv-regulatorische Funktion“ beschrieben wird. Simultan mit der Gehirnfunktion verlieren sie zahlreiche menschliche Fähigkeiten wie Entscheidungsfindung, Einsicht, Witz, Empathie, Liebe. Kinder hingegen zeigen – außer sie haben schwere Hirnverletzungen erlitten oder werden mit stimulierenden Drogen behandelt – mit großer Sicherheit keine Einschränkung der exekutiv regulatorischen Funktionen, sie haben ganz normale Gehirne.

Man sollte annehmen, dass Kinder, die so systematisch durchgetestet und bewertet werden, auch selbst zu Wort kommen. Im Folgenden wird das Mitspracherecht der Kinder betrachtet.

Das Kind muss mitreden können

Eine Beteiligung der Kinder wird systematisch verhindert

Der „Denkfehler der Psychiatrie"

Der Kinderpsychiater Ian McClure betrachtet die ADHS-Diagnose als *inhärent subjektiv*, da die An- oder Abwesenheit der Verhaltensanzeichen die als Diagnosekriterien gelten, von Informanten, also Eltern und Lehrern, subjektiv beobachtet, berichtet und vom Arzt dann bewertet werden. Er beklagt, dass im

Gegensatz zu anderen psychiatrischen Erkrankungen die Erfahrungen, die funktionale Einschränkung und das Leid der Betroffenen nicht erfasst werden:

> „Jahrzehnte von ADHS-Forschung haben nicht einmal versucht, valide und verlässliche Messungen der subjektiven Erfahrungen der Patienten aufzunehmen."

Er verlangt von der Psychiatrie, sich dieser Denkfehler bewusst zu werden. Sie soll anerkennen, dass das Leid erfasst werden muss und dass die Berücksichtigung der subjektiven Erfahrung der Patienten nötig ist.[346] Die *Partizipation*, das heißt die Möglichkeit des Kindes, sich selbst und seine Meinung in die Entscheidungsprozesse von Diagnose und Therapie einzubringen, wird in der aktuellen medizinischen Praxis verhindert. Dies ist, wie eine kurze Analyse der Rechtslage zeigt (S. 76 ff.), in den Staaten der UN rechtswidrig.[347]

Kinder als benachteiligte Gruppe

> „Die Kinder sind zu klein. Sie verstehen es nicht, wenn wir sie nach ihrer Meinung, nach ihrer Erkrankung oder Therapie befragen. Sie verstehen den Begriff Leid nicht, sie können selbst an keiner Studie teilnehmen, man muss die Erwachsenen befragen."
>
> ADHS-Forscher, Soziologe, 30 Jahre

Die Meinung des zitierten Soziologen, dass die Aussage der Kinder zu ihrer Situation in der Forschung nicht berücksichtigt werden sollte, ist nicht nur unter Forschern und Experten, sondern auch unter Laien und Therapeuten verbreitet. Die Behauptung, dass Kinder zu unreif sind, um gültige Aussagen über sich selbst machen können, basiert auf einer Tradition der Bevormundung: Wie auch andere außerhalb der Mehrheitsgesellschaft stehende Akteure, die aufgrund zu hohen Alters, ausländischer Herkunft, Krankheit, weiblichen Geschlechts etc. nicht für sich selbst sprechen dürfen oder können[348], gehören Kinder und Jugendliche nicht zur „Rawls'schen Riege der Mitentscheider". Sie entscheiden nicht für sich selbst, obwohl sie vollständig oder zu einem gewissen Grade dazu in der Lage sind, sondern es wird über sie entschieden.

Im Falle von ADHS werden die Aussagen der Kinder systematisch ignoriert: Kein gültiger Diagnoseschlüssel und keine therapeutische Leitlinie von ADHS beinhaltet bisher auch nur eine einzige direkt an das Kind gestellte Frage. Alle Informationen über den Körper, den Verstand, die Gefühle und das Verhalten des Kindes, auf deren Basis der Therapeut die diagnostische und therapeutische Entscheidung trifft, werden ohne Rücksprache mit dem Kind von dritten, außenstehenden Personen zur Verfügung gestellt, und zwar von Eltern und Lehrern. Damit sind alle Informationen, die über das Kind zur Verfügung stehen, *Fremdeinschätzungen*, also fremde Erfahrungen und Meinungen und nicht die Erfahrungen des Kindes. Dem holländischen Philosoph Baruch de Spinoza wird das folgende Urteil zugeschrieben:

> „Das, was Paul über Peter sagt, sagt mehr über den Paul aus als über den Peter."

Auch aus der Forschung ist bekannt, dass Entscheidungen und Maßnahmen basierend auf empathischen Fremdeinschätzungen ohne wissenschaftliche Quantifizierung, ohne fundiertes Wissen und ohne Berücksichtigung der Perspektive der Betroffenen häufig fehlerhaft sind. Sie erfüllen die individuellen Bedürfnisse der Betroffenen nicht und können leicht zu Fehldiagnosen, Überdiagnosen, Therapieversagen und damit zur anhaltenden Schädigung der betroffenen Kinder führen.[349]

Warum die Empathie versagt

Genügt es nicht, das Kind einfach zu beobachten oder mit dem Kind zu sprechen? Die Ursachen für Therapieversagen liegen laut Studien vor allem an der Unwissenheit der Ärzte, dem Mangel an wissenschaftlichen Ansätzen in der von ihnen verwendeten Erfassung der Symptome und der Bewertung der angewandten Behandlung.[350] Viele Ärzte wissen laut den Forscher Kenneth Kirsh zu wenig über die Erfassung und Behandlung sowie das Monitoring von Krankheitsindikatoren, außerdem mangelt es allen Menschen, auch den Ärzten, in der Regel an Empathie gegenüber dem Patienten.[351] Kenneth Kirshs erste Regel zur Vermeidung von Therapieversagen lautet, dass die Fachpersonen lernen müssen, zu akzeptieren, dass sie unfähig sind, nur aufgrund ihrer Empathie, also aufgrund von subjektiven Beobachtungen, Krankheiten zu diagnostizieren oder zu behandeln, sie benötigen Selbsteinschätzungen der Betroffenen und objektive, wissenschaftlich getestete Werkzeuge wie Fragebögen, die diese bemessen können.

> „Die Tatsache, dass sie [diese Fachpersonen] gute und einfühlsame Menschen sind, qualifiziert sie nämlich noch nicht für eine kompetente und effektive Behandlung."[352]

In der Sozialpsychologie heißt dieser Prozess der unbewussten empathisch-fehlerhaften Beurteilung der Lage *Beobachter-Subjekt-Bias*.[353] Der Beobachter fällt ein fehlerhaftes Urteil aufgrund einer charaktertypischen Einschätzung. Der Arzt, der diesem Bias unterliegt, verwendet also beispielsweise einen Prototyp eines „ADHS-Kindes", um das Fehlverhalten, das Leid und die Lebensqualität einzuschätzen, anstatt sich auf die persönliche Information zu beziehen, die er von dem Patienten tatsächlich bekommen könnte. Ohne das Kind zu befragen, kann der Arzt nicht herausfinden, ob es sich um unerwünschtes Verhalten, eine von außen induzierte Krankheit oder eine intrinsische (von innen kommende) Krankheit handelt.

Müttern und Vätern sollte – wie allen beteiligten Erwachsenen – adäquate Psychoedukation, das heißt systematisch vermitteltes Wissen über das Phänomen ADH zur Verfügung gestellt werden. Als erstes jedoch müssten sie darauf aufmerksam gemacht werden, dass ihre Meinung über das Kind einerseits unzutreffend und andererseits schädlich sein kann. Sie kann dazu beitragen, dass Kinder als Patienten und Versuchsteilnehmer nicht ernst genommen werden oder sogar weiter ausgeschlossen bleiben. Kinder sind fähig, Aussagen über ihr subjektives Befinden, ihre Krankheitsgeschichte und über ihr Verhalten zu machen.

Die Einbeziehung des Kindes ist gesetzlich verankert

Es hat großen Einfluss, welche Rechte den Kindern als Patienten durch nationale Gesetze eingeräumt und welche Pflichten den Angehörigen der Heilberufe auferlegt sind. Eine Diagnose und Therapie ohne *Partizipation* des Kindes verletzt laut der UN-Kinderrechtskonvention das *Persönlichkeitsrecht* des Kindes.[354] Partizipation bedeutet, dass die Kinder die Möglichkeit haben müssen, sich und ihre Meinung einzubringen. Die aktuellen Diagnoseschlüssel missachten die Partizipation des Kindes, da sie nicht im Diagnoseschlüssel vorgesehen ist. Die gängige diagnostische Praxis, in der das Kind nicht befragt wird, ist somit rechtswidrig. Rechtliche Folgen bei Missachtung der Partizipation des Kindes unterbleiben bisher allerdings regelmäßig, weil sich die Kinder nicht dagegen wehren können.

Um das Kindeswohl zu gewährleisten, muss laut der UN-Kinderrechtskonvention die Partizipation, die Meinung und Selbsteinschätzung eines jeden Kindes berücksichtigt werden. Nach allen europäischen Rechtsordnungen ist es außerdem laut Behandlungsvertrag die Verpflichtung des Arztes, die Regeln der medizinischen Wissenschaft einzuhalten und die Partizipation inklusive Aufklärung und Einwilligung entsprechend der Rechtslage und Möglichkeit einzuholen. Die Anamnese und Therapie ohne Partizipation, also intensive Befassung, Untersuchung, Befragung, Aufklärung und Zustimmung des kindlichen oder jugendlichen Patienten, entspricht im Grunde der diskreditierten Ferndiagnose.

Die Rechtslage in drei Ländern: Wer darf partizipieren?

In *Österreich* ist beispielsweise der urteilsfähige unmündige Patient (unter 14 Jahre alt) gleich zu behandeln wie ein voll handlungsfähiger Patient; er selbst ist *aufzuklären* und trifft die *Entscheidung* über den Eingriff und nicht etwa sein gesetzlicher Vertreter. Mangelt es an der notwendigen Einsichts- und Urteilsfähigkeit, so ist die Zustimmung der Person erforderlich, die mit Pflege und Erziehung betraut ist.[355] Willigt ein einsichts- und urteilsfähiges minderjähriges Kind in eine Behandlung ein, die mit einer schweren oder nachhaltigen Beeinträchtigung der körperlichen Unversehrtheit oder der Persönlichkeit verbunden ist, so darf die Behandlung nur vorgenommen werden, wenn auch die Person zustimmt, die mit der Pflege und Erziehung betraut ist. Willigt also ein Kind im Alter unter 14 Jahren in Österreich in eine Heilbehandlung ein, die mit einer schweren Beeinträchtigung der körperlichen Unversehrtheit verbunden ist[356] – dies ist bei einer medikamentösen Behandlung von ADHS der Fall –, hätte der erziehungsberechtigte Elternteil ein Vetorecht.

Der einsichts- und urteilsfähige Minderjährige muss also der medizinischen Behandlung stets selbst zustimmen. Im Zweifel wird die nötige Einsichts- und Urteilsfähigkeit ab dem 14. Lebensjahr von Gesetzes wegen vermutet. Auch vor dem 14. Lebensjahr ist grundsätzlich Urteilsfähigkeit gegeben, was nur durch ausführliche Interaktion mit dem Kind widerlegbar ist. Der Umstand der *fehlenden Urteilsfähigkeit* ist vom Arzt begründet zu dokumentieren, damit er nicht dem Vorwurf der eigenmächtigen Heilbehandlung ausgesetzt wird. Ist der Arzt der Meinung, dass der mündige Minderjährige (ab dem 14. Lebensjahr) aufgrund seiner fehlenden Einsichtsfähigkeit die Zustimmung zu einer notwendigen Behandlung nicht erteilen kann, kann er bzw. die Person, die ganz oder teilweise mit der Obsorge betraut ist, das Gericht anrufen.[357] Der Arzt hat den Umstand der fehlenden Einsichtsfähigkeit zu *dokumentieren und zu beweisen*.[358, 359] In Österreich besteht somit eine in Bezug auf die Heilbehandlung nicht beschränkte Geschäftsfähigkeit ab dem Lebensalter von 14 Jahren.

Das Recht auf Einwilligung zu oder Verweigerung einer medizinischen Heilbehandlung zählt *in Deutschland* zu den höchstpersönlichen Rechten eines Menschen auf Selbstbestimmung. Soweit ein (minderjähriger) Patient die *notwendige Reife* hat, um die Notwendigkeit, die Tragweite und mögliche Folgen des geplanten Eingriffs zu erfassen, ist er in jedem Fall mit in die *Aufklärung* einzubeziehen. In diesen Fällen bedarf es zur Wirksamkeit der Einwilligung in den Eingriff auch der *Zustimmung* des noch minderjährigen Patienten. Dem Minderjährigen kann bei einem relativ indizierten Eingriff mit der Möglichkeit erheblicher Folgen für die künftige Lebensplanung ein Vetorecht gegen die Einwilligung durch die gesetzlichen Vertreter zustehen, wenn er über eine ausreichende Urteilsfähigkeit verfügt.[360] Minderjährig sind in Deutschland, der Schweiz und Österreich Personen bis zum vollendeten 18. Lebensjahr. Die Einwilligung zum Eingriff muss im Falle der *fehlenden Einsichtsfähigkeit* des Kindes in Deutschland durch die sorgeberechtigten Personen erfolgen. Während bei leichteren Eingriffen bei einem Kind regelmäßig die Zustimmung eines sorgeberechtigten Elternteils genügt, müssen bei schwerwiegenderen Eingriffen beide Elternteile einwilligen, sofern sie das gemeinsame Sorgerecht haben.[361]

Das *Schweizer Personenrecht* unterscheidet die Mündigkeit, die mit der Volljährigkeit (18 Jahre) eintritt[362], und die Urteilsfähigkeit[363], die nicht von einem bestimmten Alter abhängt. Eine in Bezug auf die Heilbehandlung nicht beschränkte Geschäftsfähigkeit (abhängig vom Lebensalter, wie in Österreich) gibt es im Schweizer Recht nicht. Urteilsfähig ist jeder, dem nicht wegen seines Kindesalters die Fähigkeit mangelt, vernunftgemäß zu handeln.[364] Rechtslehre und Judikatur sehen den Beginn der *Urteilsfähigkeit* ab einem Lebensalter zwischen 10 und 14 Jahren als gegeben an. Bei Jugendlichen ab 16 Jahren könne die für die Einwilligung in einen nicht außergewöhnlich weit reichenden Eingriff erforderliche Urteilsfähigkeit im Normalfall grundsätzlich angenommen werden.[365] Beim urteilsunfähigen Kind liegt der Entscheid über die Erteilung der Einwilligung zur Heilbehandlung beim gesetzlichen Vertreter. Bei der Beurteilung der Urteilsunfähigkeit ist darauf abzustellen, ob der Patient die erforderliche Einsichtsfähigkeit bezüglich Bedeutung und Tragweite des konkreten Eingriffs hat. Gesetzliche Vertreter der unmündigen (und auch urteilsunfähigen) Kinder sind die Eltern, wobei die Einwilligung eines Elternteils genügt. Kinder stehen, solange sie unmündig sind, unter elterlicher Sorge.

Kritik der aktuellen Rechtslage

Verpflichtungen laut UN-Kinderrechtskonvention

Die Kinderrechtskonvention ist ein von der internationalen Staatengemeinschaft – den Vereinten Nationen (UNO) – beschlossener Vertrag.[366] Mit der Einräumung eigener Rechte für Kinder sollen die Lebensbedingungen von Kindern und Jugendlichen auf der ganzen Welt gebessert werden. Alle Staaten, welche die Kinderrechtskonvention angenommen haben – das sind 194 Länder weltweit – bekennen sich zu diesen Rechten und müssen ihnen auch im Alltag der Kinder zur Geltung verhelfen. Zu den Vertragsstaaten des völkerrechtlichen Übereinkommens der UN-Kinderrechtskonvention gehören auch Deutschland, Österreich und die Schweiz. Dass Kindern, unabhängig von ihren Selbstbestimmungsrechten, ein Recht auf Partizipation zustehen soll, ist in der Kinderrechtskonvention verankert. Die Meinung des Kindes muss nicht nur gehört, sondern auch angemessen berücksichtigt werden. Die entsprechende Bestimmung lautet[367]:

- Die Vertragsstaaten sichern dem Kind, das fähig ist, sich eine eigene Meinung zu bilden, das Recht zu, diese Meinung in allen das Kind berührenden Angelegenheiten frei zu äußern, und berücksichtigen die Meinung des Kindes angemessen und entsprechend seinem Alter und seiner Reife.
- Zu diesem Zweck wird dem Kind insbesondere Gelegenheit gegeben, in allen das Kind berührenden Gerichts- oder Verwaltungsverfahren entweder unmittelbar oder durch einen Vertreter oder eine geeignete Stelle im Einklang mit den innerstaatlichen Verfahrensvorschriften gehört zu werden.

In der *Rechtslehre* wird überwiegend die Auffassung vertreten, die Einzelgewährleistungen der UN-Kinderrechtskonvention[368] seien nicht unmittelbar als geltendes Recht anwendbar. Behörden und Gerichte könnten die Konventionsbestimmungen folglich nicht unmittelbar heranziehen.[369] Weite Beachtung findet jedoch das Rechtsgutachten von Ralph Alexander *Lorz*[370], wonach die unmittelbare Anwendbarkeit der Konvention im nationalen Rechtsraum durch das Kindeswohl in Art. 3 I KRK der Kinderrechtskonvention normiert ist. Dieser Artikel 3 I KRK gebietet, dass bei allen staatlichen Maßnahmen, die Kinder betreffen, das Wohl des Kindes als vorrangiger Gesichtspunkt zu berücksichtigen ist. Lorz spricht Art. 3 I KRK die Qualität innerstaatlich unmittelbar anwendbaren Rechts zu. Zu diesem „Self Executing Charakter" des Art. 3 I KRK gelangt er anhand objektiver Auslegungskriterien.

Analyse der Rechtslage der Partizipation

Franziska Sprecher, Professorin für öffentliches Recht in Bern, analysiert die Rechtslage der Partizipation in der *Schweiz* wie folgt:

> „Im medizinischen Kontext bedeutet der Partizipationsgedanke, dass auch jüngere Kinder in Entscheidungen über eine Behandlung einbezogen werden. Sind also zum Beispiel bei einem achtjährigen krebskranken Kind verschiedene Therapieformen möglich, dann sind zwar die Eltern dafür zuständig, im Sinn des Kin-

deswohls zu entscheiden und die Einwilligung in eine bestimmte Behandlung zu erteilen. Das Kind soll aber ebenfalls über die verschiedenen Behandlungsalternativen aufgeklärt werden, es soll um seine Meinung gefragt werden und seine Vorschläge sollen von den Entscheidenden ernsthaft geprüft werden. Schon kleinere Kinder besitzen nämlich wertvolles Wissen über die eigene Situation und die eigene Krankheit, das sie einbringen können. Die psychologische Forschung zeigt, dass einer solchen Erfahrung der Selbstwirksamkeit – also dass eigene Initiativen oder Reaktionen etwas bewirken – für das Wohlbefinden, die Gesundheit und die psychische Entwicklung eine zentrale Rolle zukommt. Partizipation umfasst aber auch einen Aspekt von Verfahrensfairness: Die empirische Forschung weist darauf hin, dass schon kleinere Kinder ein Gefühl für prozedurale Gerechtigkeit haben und einen Entscheid besser akzeptieren können, wenn sie in die Entscheid Findung einbezogen wurden. Schliesslich ist davon auszugehen, dass sich Kinder, wenn sie sich an Entscheidfindungsprozessen beteiligen können, Kompetenzen aneignen, die sie später zur Wahrnehmung ihrer Selbstbestimmungsrechte erst befähigen."

Die Genfer Professorin für Rechtssoziologin und Familienrecht Michelle Cottier zieht ähnliche Schlüsse wie Franziska Sprecher.[371] Die *gegenwärtige Schweizer Rechtslage* leidet darunter, dass es bei den Patientenrechten Urteilsunfähiger vorrangig um die Frage nach der Entscheidungskompetenz geht: Wer hat in medizinischen Angelegenheiten urteilsunfähiger Personen das letzte (d. h. das entscheidende) Wort? Die in der Schweiz eher gering ausgeprägten Partizipation der Kinder wird wenig berücksichtigt. Dies ist in der Schweiz durch die Verwurzelung der Patientenrechte im Selbstbestimmungsrecht begründet, das Urteilsfähigkeit[372] voraussetzt, die ab einem Lebensalter zwischen 10 und 14 Jahren als gegeben gilt.[373] Bei Jugendlichen ab 16 Jahren könne die für die Einwilligung in einen nicht außergewöhnlich weit reichenden Eingriff erforderliche Urteilsfähigkeit im Normalfall grundsätzlich angenommen werden.[374] Beim urteilsunfähigen Kind liegt der Entscheid über die Erteilung der Einwilligung zur Heilbehandlung beim gesetzlichen Vertreter.

Das Schweizer Selbstbestimmungsrecht verleiht urteilsfähigen Patienten das Recht auf Einwilligung bei medizinischen Maßnahmen, woraus sich rechtsdogmatisch das Recht auf Aufklärung ableitet. Aufzuklären ist einzig, wer befugt ist, die Einwilligung zu einem Eingriff zu erteilen. Diese Verknüpfung des Rechts auf Einwilligung und Aufklärung mit der Urteilsfähigkeit hat aber zur Folge, dass urteilsunfähige Patienten ihre Patientenrechte nicht selber wahrnehmen können und in medizinischen Angelegenheiten fremdbestimmt sind. Die Grenze zwischen Selbstbestimmung und Fremdbestimmung ist damit undurchlässig. Bei fehlender Urteilsfähigkeit werden Patienten zu Objekten der Fürsorge Dritter, die in medizinischen Angelegenheiten an ihrer Stelle entscheiden. Diese „Alles-oder-nichts-Konzeption" vermag den Persönlichkeitsrechten urteilsunfähiger Patienten nicht vollständig gerecht zu werden.[375]

In *Deutschland* ist das Kind, das

> „die notwendige Reife hat, um die Notwendigkeit, die Tragweite und mögliche Folgen des geplanten Eingriffs zu erfassen, [...] in jedem Fall mit in die Aufklärung einzubeziehen."

Diese Reife dürfte etwa der Urteilsfähigkeit in der Schweizer und der österreichischen Rechtsordnung entsprechen. Die Zustimmung für die medizinische Intervention geben in Deutschland die Eltern bzw. der sorgeberechtigte Elternteil. Das urteilsfähige Kind hat aber ein Vetorecht. Der Mangel dieser Regelung liegt, ähnlich wie in der Schweiz, darin, dass über das Kind schon vorab entschieden wird, ob es wohl reif genug ist, informiert zu werden. Vetorecht bedeutet aber auch, dass die Entscheidung der sorgeberechtigten Eltern zwar sistiert, aber gegen deren Willen nicht der Behandlung zugestimmt werden kann. In Deutschland gibt es keine Rechtsvermutung zugunsten des Vorliegens der Urteilsfähigkeit ab einem bestimmten Alter.

In *Österreich* gibt es eine gesetzliche *widerlegbare Vermutung zugunsten der Urteilsfähigkeit ab dem Alter von 14 Jahren*. Es müsste vom Arzt sohin bewiesen und dokumentiert werden, aus welchen Gründen diese nicht vorliegt. Schon vor Erreichen dieser Altersgrenze ist das Kind *generell aufzuklären und in die Entscheidung einzubeziehen*. Es ist wieder in die Verantwortung des Arztes gestellt, zu beweisen und zu dokumentieren, weshalb noch nicht vom Vorliegen der Urteilsfähigkeit ausgegangen werden kann. Bei Vorliegen der Urteilsfähigkeit entscheidet das Kind allein. Ein Vorteil in Österreich ist, dass anders als in der Schweiz nicht die Vorstellung besteht, bei einem Alter von unter zehn Jahren sei jede Information und Aufklärung entbehrlich. Das österreichische Kindrechtsänderungsgesetz, das diese Rechtslage eingeführt hat, war vom Beitritt zur UN-Konvention inspiriert.

Fazit zur Rechtslage ADHS

Die vom Gesetzgeber ausgehend beste Rechtslage für das Kind besteht in Österreich. Sie entspricht der UN-Kinderrechtskonvention. Weder in Deutschland noch in der Schweiz sind die Ärzte oder Vormundschaftsbehörden bzw.

Gerichte gehindert, die unbestimmten Gesetzesbegriffe offensiver im Sinne der Partizipation des Kindes zu interpretieren und anzuwenden. Rechtsdogmatisch interessant sind die Vetorechte des Kindes in Deutschland und in Österreich. Unvertretbar im Sinne der UN-Kinderrechtskonvention ist eine Interpretation der Reglemente, bei der die Urteilsfähigkeit eines Kindes von vornherein aberkannt und auf jede Befassung, Aufklärung und Einholung der Einwilligung verzichtet wird. Dies scheint nach der von Michelle Cottier und Franziska Sprecher geäußerten Kritik in der Schweizer Praxis noch immer vorzukommen und bedarf dringender Anpassung.

Kinder werden zwar in allen Rechtsordnungen höchstpersönliche Rechte zugesprochen, sie sind jedoch wegen ihrer „Unmündigkeit“ und mangelnden Handlungsfähigkeit regelmäßig nicht in der Lage, alleine vor Gericht zu gehen und ihre Rechte in behördlichen Verfahren durchzusetzen. Ginge es bei dieser Thematik der Partizipation nicht um Kinder, sondern um inzwischen erwachsene Patienten, könnte man zuverlässig davon ausgehen, dass die Problematik der zu geringen Partizipation längst eindeutig – und zwar im Interesse der Kinder – höchstrichterlich entschieden wäre.

Die Notwendigkeit von Selbsteinschätzungen

Forschung, therapeutische Maßnahmen und Bildungsmaßnahmen sollten die Aussagen der betroffenen Kinder systematisch mit Fragebögen erfassen und diese in der Entscheidungsfindung berücksichtigen. Die Kinder sollten an erster Stelle zu Wort kommen, noch vor den außenstehenden Erwachsenen. Es wäre also vorteilhaft, wenn der behandelnde Arzt, statt nur mit einem Elternteil des Kindes zu sprechen und über Umwege die Meinung der Lehrperson einzuholen, zusätzlich und geduldig das Kind selbst befragen würde. Es liegt jedoch auf der Hand, dass Kinder gegenüber unbekannten Erwachsenen nicht spontan kooperieren. Daher muss zuerst eine Vertrauensbasis aufgebaut werden, und auch dann sind Geduld und vermutlich eine oder zahlreiche Wiederholungen der Sitzung erforderlich. Anders als die Erwachsenen hat sich das Kind ja nicht selbst in Behandlung begeben, es kann also nicht erwartet werden, dass sich das Kind spontan anvertraut. In dem üblichen zehnminütigen Gesundheitscheck können pädagogische Probleme in Familie und Schule nicht erfasst und ausgeschlossen werden.

Da es aktuell noch keine offiziellen Vorlagen oder Leitlinien mit Fragebögen gibt, könnte der Arzt selbst mit vertretbarem Aufwand seinen eigenen Katalog von Fragebögen erstellen, um gültige Information über den Zustand des Kindes zu erlangen. Die verantwortlichen Ärzte und Therapeuten könnten also mit einfachen Mitteln wie Visuellen Analogskalen (VAS)[376] einen großen Einfluss darauf nehmen, wie gut die Diagnose die Selbsteinschätzung der Kinder berücksichtigt und damit die Gesundheit der Kinder in Zukunft unterstützt (siehe auch nächstes Kapitel, S. 125).

Wie könnten solche Fragebögen aussehen? Um herauszufinden, ob das Kind krank ist, ist es zu befragen, ob, und falls ja, woran es leidet. Laut dem Schmerzexperten Kenneth Kirsh erlaubt die Selbsteinschätzung von Leid die Vermeidung von Therapieversagen bei Krankheit, was Fremdeinschätzungen nicht leisten können. Die Frage lautet damit zum Beispiel: „Leidest du? Falls ja, woran?" Diese Frage ist besonders wichtig, da wie bereits bekannt kontextspezifisches Leid ein Ausschlusskriterium für eine ADHS-Diagnose darstellt. Schmerz oder Leid kann dann anschließend auf einer VAS-*Skala von eins bis zehn* bewertet werden, wobei eins für kein und zehn für das schlimmste je erlebte Leid steht.[377] Anstelle von Zahlen können auch Emoticons verwendet werden: Die Kinder zeigen dann auf nummerierte Emoticons, runde, lächelnde Gesichter, deren Blick immer finsterer wird, bis sie in Tränen ausbrechen. Diese VAS-Skala als einfachste Form des Fragebogens kann für *beliebige Messvariablen* verwendet werden, auch für die einzelnen Wirkungen und Nebenwirkungen der therapeutischen Bausteine. Diese einfache, auf Sprache und Symbolen basierende Beschreibung des Zustandes des Kindes mittels Selbsteinschätzung ist das wichtigste und einfachste Mittel zur Kommunikation über subjektive Zustände, zu denen das Phänomen ADHS gehört und verhindert Fehler, die durch Fremdeinschätzungen entstehen.

Um herauszufinden, ob eine Therapie funktioniert, wird dieselbe Skala vor und während der Therapie eingesetzt: Das Leid und die funktionale Einschränkung des Kindes vor einer Therapie muss beispielsweise größer sein als nach einer therapeutischen Intervention. Wenn eine Therapie diese Regel des Vorher-nachher-Vergleiches nicht besteht, stimmt etwas nicht; die Therapie ist dann unwirksam, schädlich oder behandelt etwas anderes als die Krankheit und wird somit off-label – also jenseits der Zulassung – eingesetzt, was einer missbräuchlichen Anwendung entspricht. Welches weitere Verbesserungspotenzial hat die Diagnose in der Zukunft?

Wünschenswerte Veränderungen der Diagnosemethoden

Verhinderung der Überdiagnose von Gesunden

> „Zu viele Tests an gesunden Menschen und zu wenig Betreuung der Kranken, das verstärkt die gesundheitliche Ungleichheit und erschöpft die Professionalität, wodurch beide Gruppen Schaden erleiden, diejenigen, die eine Behandlung brauchen, und diejenigen, die keine brauchen." Margaret McCartney[378]

Die Frage nach dem Nutzen einer Diagnose

Der Kinderarzt und Forscher William Carey betont, dass die ADHS-Diagnose nicht nützlich oder hilfreich sei für Lehrpersonen, Psychologen und Ärzte, da sie es nicht erlaubt, die Probleme und Stärken des individuellen Kindes zu beschreiben. Das komplexe Problem von Kindern mit schulischen Schwierigkeiten werde durch die ADHS-Diagnose zu stark vereinfacht aufgrund der falschen Behauptung, dass eine Störung der Gehirnfunktion vorliege, die irgendwie abgebildet werden könne, was in der Folge nur die Medikation mit Stimulanzien fördere und andere Ansätze außer Acht lasse.[379] Als Beispiel für solch spekulative Aussagen kann folgende Aussage einer Psychologin gelten:

> „Diese bildgebenden (diagnostischen) Verfahren rücken aber immer mehr ins Zentrum der Forschung, so wie auch die Theorie, dass die Ursache für AD(H)S ein Mangel des Neurotransmitters Dopamin zwischen den Nervenzellen ist."
> Jacqueline Esslinger, Psychologin und ADHS-Forscherin[380]

Wozu dient eine Diagnose? Sie soll die

- Lebensqualität der Betroffenen verbessern sowie
- Krankheit und vermeidbaren Tod zurückdrängen.

Der Nutzen einer Diagnose wird fraglich, sobald sie in diesen Aufgaben versagt. Die ADHS-Diagnose versagt klar in beiden Punkten. Somit ist ihr Nutzen nicht gegeben. Im Gegenteil: Wir haben gehört, dass das diagnostische Etikett selbst schädlich und stigmatisierend ist[381], und dass die ADHS-Diagnose das reale Potenzial hat, die Lebensqualität und die mentale und körperliche Gesundheit der Kinder mit allen Problemen eines „Zuviel an Medizin" zu verschlechtern. Ein Nutzen der Diagnose ist nicht gegeben, aber wissenschaftliche

Hinweise auf mögliche mentale und physiologische Risiken und Schäden der Diagnosen liegen vor.

Es hat den Anschein, dass das, was getan wird, nicht das Richtige ist: Eine ADHS-Diagnose birgt sowohl durch die Diagnose als auch durch die Therapie Langzeitrisiken für die intellektuelle, emotionale, soziale und verhaltensbezogene Entwicklung. Bildung und Beruf werden beeinträchtigt, soziale Unangepasstheit und Substanzmissbrauch sind häufig.[382] Kinder mit ADHS-Diagnose werden von den Lehrern schlechter bewertet in ihren schulischen und sozialen Leistungen als andere Kinder.[383] Außerdem kommt es vor, dass die Kinder sich nicht so gut mit den Eltern und Freunden verstehen, dass sie unkooperativ oder oppositionell erscheinen und dass sie häufiger in Schwierigkeiten geraten als andere Kinder.[384] Die Kinder erfahren häufiger Ablehnung durch ihre Kameraden[385] und haben häufiger Verletzungen.[386] Langzeitstudien über Jahrzehnte zeigen die negativen Effekte einer Krankheitsgeschichte mit ADHS-Diagnose in der Kindheit auf die Entwicklung von Erwachsenen und Jugendlichen.[387] Außerdem verwenden sie häufiger legale oder illegale Drogen.[388] Wäre den Kindern ohne Diagnose besser gedient gewesen? Experten, die Überdiagnosen bei ADHS erforschen, beantworten diese Frage mit Ja. Und sie geben Empfehlungen, wie die aktuelle Praxis verändert werden sollte. Advokaten von ADHS drehen den Spieß um und liefern einfache, bei genauer Betrachtung unlogische Antworten: Sie geben je nach Bedarf die „organische Krankheit“ oder die „Unterdiagnose“ oder „Untertherapie“ des Kindes als das Problem an, das alles verursacht, das alle Schuld trägt. Dies lenkt von dem Faktum ab, dass die ADHS-Diagnose medizinisch nutzlos ist.

Die Übung der Unsicherheitstoleranz

Die Allgemeinmedizinerin und Autorin Iona Heath argumentiert[389], dass Patienten Ärzte brauchen, die mutig genug sind, die Grenze zwischen gesund und krank präzise zu definieren. Die betroffenen Menschen sollen nur dann die „Reise über die Grenze ins Reich der Krankheit“ machen, wenn medizinische Versorgung angebracht ist und diese mehr Nutzen als Schaden verursacht. Sie betont, dass die Überdiagnosen und die damit verbundene Übertherapie durch bestimmte „Waffen“ verteidigt werden. Alle diese Punkte sind bei ADHS erfüllt:

- die Ablösung der Krankheit vom Leid der Betroffenen,
- die Ausweitung der Krankheitsdefinitionen,

- die Interpretation von Risikofaktoren als Krankheit,
- die Angst vor Unsicherheit.

Die Überdiagnose der Gesunden und die Unterversorgung der Kranken sind laut Heath die *siamesischen Zwillinge der modernen Medizin.* Ärzte arbeiten laut Heath jeden Tag in der Angst, eine ernsthafte Diagnose zu übersehen und dadurch eine vermeidbare Tragödie für eine oder einen ihrer Patienten herbeizuführen. Ärzte lernen laut Heath, Angst vor Unsicherheit zu haben. Sie testen mehr und mehr, oft umsonst, um sicherzugehen, wer krank und wer gesund ist. Ressourcen werden so laut Heath von den Kranken abgezogen und den Gesunden zugeführt. Heath betont

- dass der Krankheitsbegriff in Zukunft nicht von der Erfahrung von Leid getrennt werden sollte,
- dass die Definitionen von Krankheit nur erweitert werden sollten, wenn der Nutzen das Risiko überwiegt, und
- dass Risikofaktoren keine Erkrankungen sind.

Die Medizin ist grundlegend von Unsicherheit durchdrungen, die Umsetzung von generalisierten Erkenntnissen biomedizinischer Wissenschaft auf das Leben und das spezifische Umfeld eines Individuums wird immer unsicher bleiben. Die Idee der Präventivmedizin, dass alle Risikofaktoren Krankheiten darstellen und dass sie von Arzt und Patient erkannt, analysiert und eliminiert werden müssen, um die zukünftige Gesundheit sicherzustellen, ist unzutreffend, da die Zukunft des Individuums definitiv unsicher bleibt. Also liegt die Präventivmedizin falsch, wenn sie in linearer Kausalität annimmt, dass jemand schuld sein muss, wenn Tod oder Krankheit frühzeitig und unvorhersehbar eintreten. Diese Rhetorik bringt laut Heath die Ärzte dazu, immer mehr zu tun statt weniger, wie schädlich die Konsequenzen auch sein mögen. Überdiagnose und Übertherapie werden nach Meinung mancher Forscher so lange weitergehen, bis Ärzte, Patienten und die Gesellschaft akzeptieren, dass die Unsicherheit eine innewohnende Eigenschaft der medizinischen Praxis darstellt.[390]

Was an Forschung berücksichtigt werden sollte

Neue Evidenz zur Über- und Fehldiagnose bei ADHS sowie Kritik an der weit verbreiteten Therapie mit Stimulanzien erfordern Veränderungen in der diagnostischen Methode und Praxis, um Fehldiagnosen, Fehltherapie und in der Folge das Leid der Kinder und potenzielle Schadensersatzforderungen zu vermeiden. Aufgrund des aktuellen Wissensstandes sollten ADHS-Diagnosen *grundsätzlich vermieden* werden, denn medizinische Intervention ist nur dann angebracht, wenn diese nachweislich mehr Nutzen als Schaden verursacht.[391]

Einführung eines Stufenprozesses vor der Diagnostik

Ein gestufter diagnostischer Ansatz scheint notwendig, bis konkrete Änderungen in den offiziellen Leitlinien und DSM-5 erfolgen und – optimalerweise – ADHS aus dem DSM-Katalog entfernt wird. Rae Thomas gilt neben Allen Frances[392] und Ray Moynihan[393] als Vertreterin solch eines neuen *gestuften diagnostischen Ansatzes*, der viel mehr zeitlichen Aufwand und Vorsicht, Reflexion und die genauere Erfassung der individuellen Patientengeschichte verlangt, bevor ein Kind mit ADHS oder besser S-ADH diagnostiziert wird oder zu einer Diagnose gesendet wird. Ihr sechsgliedriges Stufenmodell[394] sollte durch die folgenden relevanten Faktoren ergänzt[395] werden:

- die Einführung der Erfassung von Leid, Schweregraden[396] und das Erfordernis einer ernsthaften funktionalen Einschränkungen des Kindes,
- die Anwesenheit von intrinsischer Krankheit und der Ausschluss von Kindern, deren Leid und funktionale Einschränkung durch pädagogische Probleme in Familie und Schule entstehen[397],
- die Partizipation des Kindes und Berücksichtigung seiner Perspektive[398],
- Berücksichtigung der Patientengeschichte des Kindes[399],
- die Berücksichtigung pädagogischer Maßnahmen als Ursachenbekämpfung sowie die multimodale Förderung.[400]

Stufe 1: [Bilden Sie sich fort über die pädagogischen Maßnahmen, die ADH-Verhaltensanzeichen reduzieren. Wenn Sie daran kein Interesse haben, verweisen sie das Kind an einen anderen Arzt. – A. W.] Sammeln Sie Informationen vom Kind und von mehr als einer Quelle, z. B. in der Schule und zu Hause. Wenn die Probleme [durch das Leid und die schwere Einschränkung des Kindes, A. W.] drängend sind, gehen Sie direkt zu Stufe 6.

Stufe 2: Suchen Sie andere Erklärungen als Krankheit für die Verhaltensprobleme. Konzentrationsprobleme und Unruhe können beispielsweise von Schlafentzug stammen, von Überforderung in der Schule, hoher Arbeitsbelastung oder Spannungen zu Hause oder in der Schule. [Lernen Sie die individuelle Geschichte des Kindes kennen. Analysieren sie die pädagogischen Leistungen der Eltern und Lehrpersonen. – A. W.]

Stufe 3: Wachsames Abwarten [und Kennenlernen des Kindes]: Beobachten Sie, ohne sich auf eine definitive Diagnose oder eine Behandlung festzulegen.

Stufe 4: Wenn die Probleme anhalten, bieten Sie der Familie/Lehrperson eine minimale Intervention an, beispielsweise [pädagogische] Psychoedukation in Form von Lesematerial und Selbsthilfe-Training für Eltern von Kindern mit ADH-Verhaltensanzeichen. Vermeiden Sie jedoch, das Kind mit ADHS zu etikettieren, sprechen Sie von Unruhe, Konzentrations- und Verhaltensschwierigkeiten, von normaler kindlicher Unreife [der mit gehobenen pädagogischen Maßnahmen zu begegnen ist].

Stufe 5: Wenn die minimale Intervention nicht ausreicht, führen Sie 5–6 Beratungssitzungen durch, in denen Sie einfache Techniken verwenden, um die Eltern in neuen Einstellungen, pädagogische Maßnahmen und Coping-Strategien zu unterrichten, die bei Hyperaktivität, Impulsivität und Konzentrationsproblemen nützlich sind. [Geben sie ihnen Informationsmaterial zu pädagogischen Maßnahmen an die Lehrer mit.]

Stufe 6: Wenn die Probleme und die Beeinträchtigung des Kindes anhalten, ist eine intensivere Betreuung, [nötig. Entwickeln Sie in Kooperation mit Experten eine individuelle, multimodale Förderung für das Kind ohne Stimulanzientherapie mit Bausteinen wie: Elterntraining und Lehrertraining, Nahrungsumstellung, Bewegung, Psychosoziales Training. Der Effekt jedes Bausteines sollte mindestens drei Monate beobachtet werden, bevor die Bausteine variiert werden. – A. W.]

[Stufe 7: Bringt dies keine Besserung der Beeinträchtigung des Kindes durch das Leid und die schwere Einschränkung, ist] normalerweise Sekundärversorgung nötig. [Hier gibt es zwei Wege der Weiterleitung: Beachten Sie, ob die Krankheitsanzeichen unter bestimmten Bedingungen wie Urlaub und interessanten Aktivitäten verschwinden. Trifft dies zu, ist das Kind nicht intrinsisch krank, sondern es wird durch die Umstände krankgemacht. In diesem Fall handelt es sich um keine Krankheit. Leiten Sie die Patienten an erfahrene Pädagogen weiter.] Bei intrinsischer Krankheit leiten Sie den Patienten an einen erfahrenen Pädiater oder Psychiater zur Ursachenanalyse, Differenzialdiagnose und -therapie weiter.

Verbot von Interessenskonflikten

Vorab ist zu kritisieren, dass Krankheitsdefinitionen von Expertengruppen mit schweren Interessenskonflikten publiziert werden und dass die Definitionen einfach erweitert werden, ohne den potenziellen Schaden der Überdiagnosen und Übertherapien abzuwägen. Experten wie Ray Moynihan schlagen vor, dass Panels, die Krankheitsdefinitionen bearbeiten, keine Interessenskonflikte haben dürfen, und sowohl den potenziellen Nutzen als auch den potenziellen Schaden der Änderungen, die sie vorschlagen, explizit untersuchen und betrachten müssen. Außerdem sollte starke Evidenz in randomisierten Studien zeigen, dass der Gebrauch der neuen diagnostischen Kriterien real die Mortalität und/oder die Morbidität der Betroffenen reduziert.

Global arbeiten verschiedene Organisationen, unter anderem auch die World Health Organisation, an neuen Regeln für Experten, die Krankheitsgruppen definieren. Das Ziel der Organisationen ist, dass Experten ohne Interessenskonflikte die Gefahren und Vorzüge einer Senkung der Krankheitsschwelle beachten, die mehr Menschen zu Patienten macht. Die Forscher verlangen, dass die Art und Weise, wie Evidenz produziert, analysiert und interpretiert wird, verbessert werden muss, um Fehl- und Überdiagnosen und die damit verbundene Übertherapie zu bekämpfen. Dazu gehört ein grundlegender Skeptizismus, der die Möglichkeit der Fehl- und Überdiagnosen sowie Übertherapie in allen Stadien des Prozesses, in Forschung und Alltag, während diagnostischer Abklärung und Therapie berücksichtigt. Diagnostische Kriterien sollen entwickelt werden, die nicht nur An- oder Abwesenheit von Krankheit messen, sondern zusätzlich klinisch relevante Krankheitsstadien bestimmen. Es ist wichtig zu wissen, bei welchem Stadium und bei welchen Individuen klinisch, also therapeutisch eingegriffen werden soll und wann nicht.

Die Forscher empfehlen, individuelle Risiken abzuschätzen, um diagnostische und therapeutische Schwellen festzulegen, bei denen der Nutzen den Schaden von Diagnose und Therapie überwiegt.[401] Bei Kindern mit ADHS sollte nur in den seltensten Fällen von ADH-Verhaltensanzeichen klinisch eingegriffen werden, und zwar erst dann, wenn klar ist, dass das Kind intrinsisch leidet und nicht das Umfeld es krankmacht.

Eine Übergangslösung ist angebracht

Bis die nötigen Änderungen in der Zusammensetzung der Experten-Panels, die Einengung der diagnostischen Kriterien sowie eine Erhöhung der Krankheitsschwelle von ADHS umgesetzt werden, wird es noch einige Zeit dauern. Bis dahin wäre es empfehlenswert, den erwähnten Stufenprozess vor die Diagnose zu schalten. Außerdem sollten man sich an der diagnostischen und therapeutischen Praxis von Ländern wie Großbritannien orientieren, die Kriterien und Schwellen äußerst *streng* interpretieren, eine *schwere Einschränkung* des

Kindes für die Diagnose verlangen und Medikation mit Stimulanzien äußerst zurückhaltend einsetzen. Als Ergänzung sollten die Ärzte die Kinder durch *Selbsteinschätzungen* von Leid und Schmerz mit einbeziehen. So lassen sich leichte und mittlere Fälle von den schweren Fällen, die tatsächlich erkrankt sind, unterscheiden. Für die Diagnose einer Krankheit oder Störung müssen die Kinder intrinsisch krank, also nicht durch ihr Umfeld krankgemacht worden sein. Macht das Umfeld die Kinder krank, brauchen sie keine Diagnose, sondern die Erwachsenen im Leben des Kindes pädagogische Nachhilfe. Nur die intrinsischen, schweren Fälle von Krankheit mit ADH-Verhaltensanzeichen sollten eine Diagnose „Krankheit bzw. Störung mit ADH" (S-ADH) erhalten. Von der Diagnose einer organischen Hirnstörung sollte immer abgesehen werden, außer es liegen objektive Tests und Resultate zu einer Hirnverletzung vor. In diesem Falle lautet die korrekte Diagnose nicht ADHS, sondern Hirnverletzung.

Schließlich sollte – wie das nächste Fallbeispiel zeigen wird – die Diagnose durch eine *individuelle Bestimmung des Umfelds und der Krankengeschichte* ergänzt werden, um zu vermeiden, dass beispielsweise wie im folgenden Fall eine Sehstörung und das daraus resultierende Fehlverhalten eines Kindes als ADHS fehldiagnostiziert wird.

Die Erfassung der individuellen Patientengeschichte

Nyanja Garnik[402] beschreibt in einer Fallstudie, wie ein Pflegekind namens Darren nie direkt sagte, dass es wütend war, da es in jungem Alter seine Emotionen noch nicht ausdrücken konnte. Man konnte seine Wut jedoch anhand seiner Aussagen, seinem Verhalten und seinen Reaktionen ableiten. Wut und Zorn können Zeichen von Leid sein, das durch aktuelle oder vergangene Gewalttaten ausgelöst wird.[403] Das Kind Darren war zum Zeitpunkt der Fallstudie fünf Jahre alt, hatte in vier Pflegefamilien gelebt und verschiedene Arten von körperlicher und seelischer Gewalt, Misshandlung und Vernachlässigung erlebt. Angesichts des Alters und der Geschichte des Kindes scheint es nicht verwunderlich, dass Darren wütend und frustriert handelt; sein Verhalten wurde jedoch auf ADHS als Ursache zurückgeführt und das Kind wurde mit Stimulanzien behandelt. Dieser gewählte Lösungsansatz, der ADHS als „Ursache" für die Wutausbrüche diagnostiziert, übersieht die Gewalt, die dem Kind angetan wurde. Er riskiert laut Karnik zukünftigen Schaden für Kind und Umgebung und stellt selbst neuerlich einen Akt der Gewalt dar. Karnik verwendet den Begriff *„Gewalt"* für alle Aktionen von Staat, Familien und Individuen dem Kind gegenüber, die seinen Verstand und seinen Körper gewaltsam betreffen, wie beispielsweise von einer zur nächsten Familie geschoben zu werden. Laut Karnik fixierten sich die Ärzte, Schulverantwortlichen und Fürsorger auf diese Wut und ihre Folgeaktionen als Hinweise auf ADHS und verschrieben in der Folge starke, die Psyche verändernde Drogen wie Methylphenidat, um die Ausbrücke zu regulieren.

> „Schließlich wurde ihm [Darren] vom Medizinalsystem Gewalt angetan. Dies ist auf Dauer vielleicht die am wenigsten offensichtliche und gleichzeitig die zerstörerischste Art von Gewalt, weil sie von einem System stammt, wo Heilung stattfinden sollte [...] Krankheit kann nie auf biologische Erklärungen reduziert werden. Indem der Arzt es versäumte, die sozialen Ursachen für seinen Zustand anzugehen, ließ er zu, dass ein gewalttätiger Akt andauerte – er erlaubte es, dass die Geschichte des Kindes sein Leben weiterhin beeinträchtigt."[404]

In der beschriebenen Fallstudie stammt das Etikett ADHS von einer einzigen Notiz eines Fürsorgers, der die Wut frei nach Schnauze als Symptom von ADHS interpretierte. Karnik spricht von der starken Macht des *Folklore-Effektes* und der *selbsterfüllenden Prophezeiungen* in der Konstruktion des Krankheitsbildes ADHS. Als Folklore-Effekt bezeichnet Karnik die Tatsache, dass nur selektive Information in die Krankheitsgeschichte eines Kindes aufgenommen wird, die sich dann erzählerisch verselbstständigt und im Sinne einer sich selbst erfüllenden Prophezeiung schließlich als wahrhaft angesehen wird. Der Folklore-Effekt, der durch eine einzige Notiz mit dem Stichwort „Aufmerksamkeitsdefizit" ausgelöst wird, beeinflusst die Art, wie das Kind und sein Verhalten interpretiert wird, und vermehrt sich selbst. Bei jeder neuen Person führt das Etikett bewusst oder unbewusst zur Vorstellung von einem Problemkind mit ADHS, weil der Unterschied von Wut und ADHS nicht zu unterscheiden sind.

Können Diagnose und Therapie eine Form von Gewalt darstellen?

Das Fazit von Karnik, dass immer in Betrachtung gezogen werden muss, ob der diagnostische und therapeutische Ansatz selbst eine Form von Gewalt darstellt, ist eine wichtige Erkenntnis. Juristisch gesehen handelt es sich bei der Ritalin-Therapie um einen Eingriff in die körperliche Integrität des Kindes. Im Falle einer Fehl- oder Überdiagnose, bei falscher Therapiewahl sowie bei falscher Nutzen–zu-Risiko-Abwägung kann das medizinische System, das Patienten helfen sollte, mit vergangenem oder aktuellem Leid umzugehen, den Betroffenen eine neue Form der Gewalt antun.

Karnik betont, dass die Ärzte diejenigen sind, welche die *finale Autorität* über pharmazeutische und medizinische Interventionen besitzen. Daher müssen sie bei Kindern als Schiedsrichter in Streitfällen agieren, in denen Familie, Schule und Staat unterschiedlicher Meinung sind, und ihre *Loyalität* muss laut Karnik gänzlich beim Kind liegen. Diese Loyalität erfordert mehr Zeit, mehr Aufmerksamkeit und Arbeit von Seiten aller Beteiligten. Daher sollen die Ärzte laut Karnik in den kollektiven Widerstand treten, wenn es darum geht, die Untersuchungszeiten zu kürzen und psychotrope Drogen wie Methylphenidat in fehlerhafter Langzeittherapie zu verschreiben. Bei jedem scheinbar von ADHS-Symptomen betroffenen Kind müssen laut Karnik sorgfältig als erstes die psychosoziale Geschichte und der aktuelle psychosoziale Kontext betrachtet werden, bevor irgendwelche therapeutischen Maßnahmen begonnen werden. Ein Arzt kann Darrens wütendes Verhalten in der Schule nicht verstehen, wenn er die Geschichte des Kindes nicht kennt. Wenn diese Geschichte nicht berücksichtigt wird, ist es unvermeidlich, dass Wut oder Resignation auch seine Zukunft dominieren werden.

Im Falle von Darren hat seine neue Pflegefamilie die medizinischen, schulischen und staatlichen Autoritäten, die veranlasst hatten, dass Darren mit fünf Jahren eine Ritalin-Therapie erhielt, mit Hilfe eines unabhängigen Teams von Psychologen in Frage gestellt. Dieses Team konnte zeigen, dass Darren eine Sehstörung hatte, und die Ärzte und Fachbetreuer in Schule und Staat stimmten daraufhin der Absetzung der Methylphenidat-Therapie zu. Obwohl es scheint, dass eine medizinische Kategorie durch die nächste ersetzt wurde, schließt Karnik für diesen Fall auf eine Befreiung für Darren, da er nicht mehr mit den Disziplinierungsmaßnahmen einer ADHS-Diagnose konfrontiert wurde.

Dieses Fallbeispiel zeigt eindrücklich, wie zufällig und einfach eine ADHS-Diagnose bei „schlimmen" Kindern entsteht, welchen Schaden sie anrichten kann und wie leicht sie durch einen anderen Erklärungsansatz, in diesem Falle eine Sehstörung, wieder aufgehoben werden kann – wenn die Loyalität der Erwachsenen beim Kind liegt.

Teil 3
Therapie mit stimulierenden Drogen?

„Viele Kinder ‚entwickeln sich weiter', sie nehmen nicht nur mehr Stimulanzien, sie nehmen eine Kombination aus verschiedenen psychiatrischen Drogen, Antidepressiva, Tranquilizer und Antipsychotika. Häufig werden diese zusätzlichen Medikamente eingesetzt, um die Nebenwirkungen der Stimulanzien zu behandeln. Die Eltern haben zu diesem Zeitpunkt meist vergessen, dass ihre Kinder die Stimulanzien wegen relativ harmloser Probleme bekommen haben, weil sie tagträumen oder die Hausaufgaben nicht machen. Die ernsthaften Probleme in Erziehung und Lehre entstehen normalerweise während der Stimulanzientherapie und werden bei jeder neuen Medikation, die eingeführt wird, schlimmer. Die Eltern stellen irgendwann frustriert fest, dass es ihren Kindern besser gegangen ist, bevor sie irgendwelche psychiatrischen Drogen eingenommen haben. [...] Die Befürworter der Stimulanzientherapie behaupten, ohne es belegen zu können, dass ihre Behandlung die finanziellen Kosten, den Kindern zu helfen, senken wird. Die atemberaubenden Kosten der Diagnose und Therapie, die sich im Bereich von hunderten Millionen Dollar bewegen, werden nicht angesprochen. Die Folgekosten der sinnlosen und schädigenden Behandlungen werden verschwiegen."

Peter Breggin

Die therapeutische Praxis ist nicht sicher für Kinder

> „Niemand hat Position zur Medikation bezogen. Nur die Psychiaterin hat gesagt, Ritalin sei wie ein Bagger, der alles vor uns wegräumt. Wir haben es also ausprobiert." Vater Secondo mit ADHS. Sohn wird im Alter von zwölf auffällig.

Dieser 3. Teil des Buches gibt einen Überblick über die häufigsten therapeutisch eingesetzten Arzneien bei ADHS, die *Stimulanzien.* Es zeigt auf, dass die Substanz *Methylphenidat* (Ritalin), die aktuell noch das häufigste Mittel der Wahl ist, eine *Droge mit großem Suchtpotenzial*[405] *ist.* Bei der Recherche der Fakten wird klar, dass diese Arznei und ihre Verwandten nicht als Medikament bei ADHS eingesetzt werden sollte: Einerseits hat die Arznei ernsthafte körperliche und seelischen Nebenwirkungen, andererseits zeigen aktuelle Studien keine medizinische Wirksamkeit bei ADHS (Teil 4). Ob in seltenen Ausnahmefällen bei schwerer Krankheit und unter strenger Beschränkung eine Einnahme während maximal zehn Wochen hilfreich sein kann, muss noch nachgewiesen werden. – Bis zu diesem Nachweis sollten Stimulanzien nicht eingesetzt werden.

Experten wie der Psychiatrieprofessor und Forscher Roger Mulder sprechen die Warnung aus, dass Stimulanzien bei der Therapie von ADHS bei Kindern

- aktuell überdimensional und nicht zielführend eingesetzt werden,
- obwohl Wirksamkeit, Nutzen und Sicherheit nicht erwiesen sind und
- ohne dass die nötigen Regulationen eingehalten werden.[406]

Der aktuelle Wissensstand erfordert daher einen *sofortigen Verschreibungsstopp* für stimulierende ADHS-Medikamente bei Kindern, da der Nutzen das Risiko für die Kinder in der Regel nicht rechtfertigt.

Stimulanzien, die als Drogen dem Betäubungsmittelgesetz unterliegen, können bei nicht-medizinischer Anwendung, aber auch bei medizinischer Anwendung zu ernsthaften Gesundheitsschäden führen. Daher gilt ihre Anwendung grundsätzlich als *nicht sicher für Kinder.*[407] Dieselbe Unsicherheit gilt auch für andere psychiatrische Arzneien wie Antidepressiva und Neuroleptika. Falls psychiatrische Arzneien trotzdem angewendet werden, muss dies diagnostisch und therapeutisch nach sehr strengen Regulationen und Richtlinien erfolgen. Diese Richtlinien werden in der klinischen Praxis jedoch bei bis zu 70 Prozent der Kinder, die Stimulanzien erhalten, nicht eingehalten, obwohl die aktuellen Richtlinien als viel zu wenig konservativ eingestuft werden können.[408] Aktuell bedeutet das, dass *70 Prozent der Kinder mit Stimulanzientherapie* momentan eine *gefährliche Fehlmedikation* erhalten. Diese risikobereite Haltung der Kliniker bringt große Risiken für den Körper und die Psyche der Kinder mit sich. Die Behandler selbst setzen sich mit Off-Label-Verschreibungen potenziellen rechtlichen Konsequenzen aus, falls fehlbehandelte Patienten eines Tages ihre Rechte einfordern.

Zu den psychotropen Substanzen, die medizinisch eingesetzt werden, gehören neben den Psychostimulanzien Methylphenidat und die Amphetamine sowie nicht zugelassene Antidepressiva, Antipsychotika, Anxiolytika und Sedativa. Millionen von Kindern weltweit konsumieren psychotrope Substanzen, die Verschreibungen haben in den letzten 25 Jahren weltweit um das Fünf- bis Zehnfache zugenommen.[409] In den Niederlanden und Großbritannien haben sich die Verschreibungszahlen zwischen 2003 und 2008 verdoppelt.[410, 411] In Australien nahmen die Verschreibungszahlen zwischen 2000 und 2011 um 73 Prozent zu.[412] Aus vielen Ländern gibt es keine vollständige Information, nur Hinweise zur Zunahme der Verschreibungen.

Sieben gefährliche Trends der Fehlmedikation mit Psychopharmaka

Betrachtet man die aktuelle Evidenz der Medikation von Kindern, ist es erschreckend, in welchem Ausmaß gefährliche und unzulässige Praktiken üblich sind. Ein unvoreingenommener Beobachter, der die Fakten nicht kennt oder versteht, wird in der Regel annehmen, dass alles seine Richtigkeit hat, was in der psychiatrischen Praxis geschieht. Diesem unvoreingenommenen Beobachter kann man nur empfehlen, sich zu bilden, die Fakten zu studieren und selbst zu analysieren, ob es sich bei der *Fehlmedikation von Kindern mit Psychopharmaka* um ein kontroverses Thema oder um eine gefährliche Realität handelt.

Peter Breggin gibt einen Überblick über 7 gefährliche Trends in der Behandlung von Kindern mit psychiatrischen Arzneien, die von Experten zu vermeiden sind[413], da sie neben Gefahren für das Kind rechtliche Konsequenzen für die Kliniker mit sich bringen können:

1. Psychiatrische Arzneien werden als erste und/oder einzige Therapie angewendet, um Kinder zu behandeln, die keine psychischen Störungen, sondern korrigierbare Schwierigkeiten in ihrem Umfeld haben, wie ungeeigneten Unterricht, schlechte Noten oder schlechte Disziplin zu Hause oder in der Schule.
2. Die parallele Verschreibung mehrerer psychiatrischer Arzneien.
3. Die Behandlung von Kindern mit Arzneien, die nicht oder erst ab 18 zugelassen sind (= Off-Label-Verschreibungen).
4. „Behandlung" von ADHS, Lernstörungen oder Verhaltensproblemen mit gefährlichen antipsychotischen oder neuroleptischen Arzneien, die nur für Erwachsene mit Psychosen oder Schizophrenie zugelassen sind (= Off-Label-Verschreibungen).
5. „Behandlung" von Nebenwirkungen der Stimulanzien oder Antidepressiva durch die Verschreibung der noch schädlicheren Neuroleptika (= Off-Label-Verschreibungen).
6. „Behandlung" von ADHS, Lernstörungen oder Verhaltensproblemen mit Antidepressiva, die häufig schwere Nebenwirkungen wie Manie und Psychosen bei Kindern verursachen (= Off-Label-Verschreibungen).
7. Die Diagnose von Depression, bipolaren oder anderen psychiatrischen Störungen, wenn die Kinder in Wirklichkeit an emotionalen Störungen durch Nebenwirkungen der Stimulanzien oder Antidepressiva leiden.

ADHS wird in der Regel falsch therapiert

Fehltherapie oder Übertherapie bedeutet, dass eine Therapie durch ihre Nebenwirkungen nur Schaden anrichtet und keinen Nutzen für die betroffenen Kinder mit sich bringt. Dass Kinder Medikamente bekommen, die nur schaden und nichts nützen, klingt unwahrscheinlich. Teil 3 dieses Buches zeigt auf der Basis wissenschaftlicher Studien den Schaden auf, den die Medikamente mit sich bringen, Teil 4 behandelt ihren Mangel an Nutzen und Wirksamkeit. Teil 5 zeigt auf, welche Maßnahmen bei ADHS-Verhaltensanzeichen angebracht sind.

Wir haben bereits gehört, dass ADHS stark vom Phänomen der Überdiagnosen betroffen ist.[414] Ray Moynihan[415] analysiert den engen Zusammenhang zwischen Überdiagnosen und dem Phänomen der Übertherapie:

„Wenn jemand mit einer Pseudo-Erkrankung diagnostiziert wird, die weder voranschreitet noch Schaden zufügt, führt Überdiagnose zur Übertherapie."

Diese Therapie bringt in der Folge nur Schaden für die Betroffenen.[416] Studien zeigen, dass Eltern, obwohl sie wissen, dass eine Pharmakotherapie nichts gegen bestimmte Symptome ihres Kindes nützt, diese Behandlung trotzdem und häufiger verlangen, wenn das Kind eine Diagnose erhalten hat.[417] Das heißt: Trotz der Tatsache, dass die Pharmakotherapie nur Nebenwirkungen und keine positiven Wirkungen für das Kind haben kann, wollen die Eltern die Behandlung. Dies kann man als hoch-irrationales Verhalten bezeichnen. Es unterstützt die Theorie der Fremd-Hypochondrie, dass die Behandlung alleine einen Nutzen für die Eltern hat. Dass immer empfindlichere Tests zu einer häufigeren Diagnose von Pseudo-Krankheiten und in der Folge zur falschen Behandlungen führen, kann als Teufelskreis betrachtet werden: Da die Prognose von Pseudo-Erkrankungen im Allgemeinen gut ist, entsteht eine Wahrnehmung, dass auch den ADHS-„Patienten" die Behandlung gut tut. Dies verstärkt den Glauben in die Wertigkeit der Therapie, den ausgeweiteten Patientenkreis und veranlasst weitere Übertherapie.[418]

Forscher schätzen, dass in den USA zwischen 320 und 500 Millionen Dollar ausgegeben werden für Medikation von Kindern, die eine Fehldiagnose erhalten haben, indem kindliche Unreife als ADHS diagnostiziert wurde.[419] 2010 wurden circa 87 Prozent der Kinder mit schwacher und moderater ADHS mit unnötigen und schädlichen Stimulanzien oder Neuroleptika therapiert.[420, 421]

70 Prozent unzulässige Verschreibungen

Die auf Pädiatrie spezialisierte Pharmakologin Florentia Kaguelidou und der Psychiater Eric Acquaviva geben an, dass *mindestens 60 bis 70 Prozent* der psychotropen Substanzen in der Kinder-Psychiatrie *off label*, das heißt nicht entsprechend den Personengruppen, Altersbestimmungen, Dosierungen und Indikationen, die von den regulierenden Autoritäten, den Arzneimittelbehörden, genehmigt wurden, verschrieben werden.[422]

In der Pädiatrie sind nur wenige Medikamente für die Behandlung von Kindern zugelassen, da die Medikamente sich in diversen klinischen Arzneimittelversuchen als nicht sicher und als nicht wirksam herausgestellt haben. Advokaten der Psychopharmakotherapie beim Kind geben zu, dass Off-Label-Verschreibungen zum klinischen Alltag gehören. Als Grund dafür wird oft angegeben, dass zu wenige Arzneimittel für Kinder zugelassen sind, da die für das Zulassungsverfahren notwendigen klinischen Studien mit hohen Kosten verbunden sind. Wie so häufig im Kontext mit ADHS trifft man auf Argumente, die für den unvoreingenommenen Betrachter logisch klingen, aber leider geschickt verdrehte Unwahrheiten sind. Der Grund, wieso die Psychopharmaka nicht zugelassen sind, liegt nicht in den Kosten der Studien, sondern daran, dass die durchgeführten Studien keine Wirksamkeit und Sicherheit beweisen konnten.

Grundsätzlich kann jedes Medikament vom Arzt Off-Label eingesetzt werden – es existieren jedoch genaue *Regeln zu Off-Label-Verordnungen* jenseits der Zulassung durch die Arzneimittelbehörden.[423] Arzneimittel gelten in Deutschland laut Gesetz außerhalb ihrer Zulassungsbeschränkungen prinzipiell als verordnungsfähig und erstattungspflichtig,

- wenn eine *schwerwiegende Erkrankung* vorliegt,
- bei der *keine alternative Therapieoption* besteht und
- wenn aufgrund der aktuellen Datenlage *die Wirksamkeit erwiesen* ist.[424]

Es ist wichtig festzustellen, dass alle diese Bedingungen für nicht zugelassene Psychopharmaka bei ADHS *nicht erfüllt sind.* Somit kann die Off-Label-Verschreibung von Methylphenidat und anderen, nicht für Kinder zugelassenen Psychopharmaka wie Neuroleptika oder Antidepressiva als unzulässig oder sogar verboten betrachtet werden. Bei Off-Label-Verschreibung ohne gute Begründung durch eine schwerwiegende Erkrankung, Mangel an alternativen Therapien und Evidenz zur Wirksamkeit handelt es sich um Fahrlässigkeit. Deshalb könnten bei 60–70 Prozent der aktuellen ADHS-Verschreibungen Klagen für Ärzte entstehen, da die Kliniker die jeweils aktuellsten Empfehlungen der Arzneimittelbehörden nicht befolgen.

Was missbräuchliche Anwendung bedeutet

Unter Medikamentenmissbrauch versteht man den akuten oder chronischen Missbrauch von Arzneimitteln für Zwecke, die primär nicht therapeutisch ausgerichtet sind: Methylphenidat wird aufgrund seiner euphorisierenden und stimulierenden Wirkung missbräuchlich als *Stimulans oder Droge* eingesetzt. Außerdem wird es zur zumindest *vermeintlichen Leistungssteigerung* missbraucht. Medikamentenmissbrauch kann bei Stimulanzien bereits nach kurzfristiger Anwendung zur Medikamentensucht führen. Insgesamt drängt sich die Frage auf, ob es sich bei der Mehrzahl der Methylphenidat-Verschreibungen um medizinisch unzulässige, missbräuchliche Anwendungen handelt. Da mit der ADHS-Diagnose auf keine Erkrankung geschlossen werden kann, ist dies allem Anschein nach der Fall. Experten wie Florentia Kaguelidou und Eric Acquaviva bezeichnen die grundsätzliche Verwendung psychotroper Substanzen bei Kindern als *großes gesundheitliches Problem.*[425]

Die Forderung nach einem Verschreibungsstopp

Florentia Kaguelidou und Eric Acquaviva setzen in ihrem Überblicksartikel „Die Sicherheit von psychotropen Drogen bei Kindern und Jugendlichen"[426] eine wichtige Leitlinie: Sie fordern einen *sofortigen Verschreibungsstopp*.

Die zukünftige Verschreibung psychotroper Substanzen soll erst wieder erfolgen dürfen, wenn neue und qualitativ hochwertige Forschungsarbeit über die Wirksamkeit und Sicherheit in der Patientengruppe von Kindern publiziert wird. Aktuell herrscht ein Mangel an Forschungsdaten über die Sicherheit und das Nutzen-zu-Risiko-Verhältnis von psychotropen Arzneien bei Kindern und Jugendlichen, sodass aufgrund der schlechten Datenlage die medizinischen Entscheidungsprozesse nicht angemessen durchgeführt werden können.[427] Nötig seien Studien, welche die Wirksamkeit bei längerer Anwendung und vor allem die Sicherheit in Bezug auf das Wachstum und die Gehirnentwicklung bei den jungen Patienten beweisen. Bis diese Datenlage hergestellt sei, raten die Autoren dringend zum *Verschreibungsstopp*.

Gesetzliche Einschränkung der Verschreibungen auf Fachärzte

Die Verschreibungsrate von Methylphenidat für Kinder in der Erstversorgung durch Allgemeinmediziner ist höher als die Verschreibungsraten in spezialisierten Kliniken. Dies ist problematisch, da die Allgemeinmediziner in der Regel einen *Mangel an spezifischer Expertise und Ressourcen* haben, um das nötige Monitoring durchzuführen. Monitoring bedeutet die Überwachung des Eintretens der erwünschten Wirkungen und das Ausbleiben unerwünschter Nebenwirkungen. Die Forscher empfehlen, dass Allgemeinmediziner und Ärzte, die nicht genügend Wissen und Ressourcen haben, um ihre Patienten sorgfältig abzuklären und zu begleiten, die Verschreibung von psychotropen Substanzen unterlassen und die Patienten an Spezialisten überweisen sollten. Es erscheint wünschenswert, einen Schritt weiter zu gehen, und Diagnose und Therapie von ADHS durch gesetzliche Regelung den Spezialisten für kindliche Verhaltensstörungen zu überlassen.

Ignoranz der Unsicherheit und negativer Resultate

Es ist überraschend, dass trotz der massiven Kritik an der Sicherheit (S. 137 ff. und 195 ff.) in aktuellen Lehrbüchern über den Einsatz von Stimulanzien bei ADHS (2016) folgende tendenziöse Aussagen stehen:

> „Wenn Amphetamine und Methylphenidat-Präparate bestimmungsgemäß eingenommen werden, ist die Arzneimittelsicherheit hoch und das Risiko für unerwünschte Arzneimittelwirkungen gering [...] obwohl es keine direkten Vergleichsstudien gibt, scheint es keine gravierenden Unterschiede von Amphetamin und Methlphenidat-Präparaten hinsichtlich des Risikos für unerwünschte Arzneimittelwirkungen zu geben."[428]

Der Schweizer Psychologe Peter Rüesch hat im Auftrag des Zürcher Kantonsrates die Behandlung von ADHS im Kanton Zürich mehrfach analysiert. Er interpretiert die Verdopplung der Methylphenidat-Verschreibungen innerhalb von 4 Jahren (2006–2010) nicht als „forcierte Medikalisierung". Dieses Fazit wird ohne eine Begründung entgegen der Evidenz gezogen (vgl. Medikalisierung bei ADHS, S. 42 und 48). Er schreibt außerdem in einem an Laien gerichteten Artikel zum Thema Medikalisierung:

> „Es wäre falsch, die medikamentöse Behandlung von ADHS grundsätzlich zu verteufeln und so zur weiteren Stigmatisierung der Eltern beizutragen."[429]

Die Wortwahl „verteufeln" scheint in diesem Zusammenhang überraschend. Sie ist moralisch gefärbt und irreführend. Aufgrund der Faktenlage, die in Teil 3 und 4 dieses Buches recherchiert wird, ist offensichtlich, dass Methylphenidat riskant und unsicher ist und daher ungeeignet als Arznei zur Behandlung von ADHS: Der Nutzen einer Stimulanzientherapie überwiegt ihr Risiko regelmäßig nicht und die Praxis der medikamentösen Behandlung kann daher als Medikalisierung und Übertherapie bezeichnet werden.[430, 431] – Der Begriff „verteufeln" beinhaltet eine fundamentalistische religiöse Beurteilung, die eine negative Bewertung von Medikamenten verbietet. Peter Rüesch forciert seine Verteidigung von Methylphenidat, indem er die Reihenfolge der Opfer verdreht, und zwar die Eltern an die erste Stelle setzt, die seiner Meinung nach stigmatisiert werden. Wie bereits bekannt, ist Stigmatisierung ein Phänomen, dass vor allem die Kinder mit ADHS-Diagnosen betrifft (S. 59 ff.). Nicht die Stigmatisierung der Eltern ist laut Experten die Gefahr, die überwiegt, sondern die Bedrohung des Kindeswohles durch gefährliche, nachweislich nicht garantiert wirksame Betäubungsmittel[432], die entgegen den Richtlinien und der Evidenz als Dauertherapie eingesetzt werden[433].

Kleines Kompendium der Psychopharmaka

Liste geläufiger Psychopharmaka

Die Pharmakotherapie wird immer noch als erstes Mittel der Wahl bei ADHS betrachtet, obwohl Evidenz vorliegt, dass sie als letztes Mittel der Wahl und nur bei schweren Fällen von ADHS eingesetzt werden sollte[434]: Durchschnittlich 78 Prozent der Kinder mit ADHS-Diagnosen erhalten in Europa eine Pharmakotherapie, davon erhalten 83 Prozent die *Stimulanzien Methylphenidat oder Amphetamine*, wobei Methylphenidat am häufigsten verschrieben wird. Methylphenidat als wichtigste zugelassene Droge wird im nächsten Kapitel separat behandelt (S. 150 ff.). Die restlichen 17 Prozent der betroffenen Kinder erhalten die zugelassenen Wirkstoffe *Atomoxetin*, *Guanfacine* oder die für die Behandlung von ADHS *nicht zugelassenen Antidepressiva und Antipsychotika*. Wenn man die Liste der angewendeten Arzneien betrachtet, ist es schockierend, wie viele nicht zugelassen, also für Kinder verboten sind und trotzdem angewendet werden.

- **Stimulanzien**:
  Methylphenidat (S. 150 ff.)
  Amphetamine,
  Modafinil (nicht zugelassen)
- **Nicht-Stimulanzien**:
  Atomoxetin, Clonidin, Guanfacine
- **Antidepressiva** (nicht zugelassen)
- **Neuroleptika/Antipsychotika** (nicht zugelassen): u. a. Aripiprazol, Risperidon, Quetiapin und Olanzapin

Amphetamine, auch bekannt als Speed, Crystal Meth

Unter dem Begriff *Amphetamine* werden neben dem Wirkstoff Amphetamin verschiedene amphetaminartige Stoffe zusammengefasst. Amphetamine heißen in der Drogenszene *Speed*. Sie sind synthetisch hergestellte Substanzen mit stimulierender Wirkung, die mit den körpereigenen Neurotransmittern Noradrenalin und Dopamin verwandt sind. Ein großes Risiko beim länger dauernden Amphetamingebrauch ist die Entwicklung einer Abhängigkeit. Diese kann auch dann eintreten, wenn Amphetamine nur zu bestimmten Anlässen und in niedriger Dosierung konsumiert werden.[435] Bei intravenöser Injektion sowie beim Rauchen von Amphetaminen kann sich eine Abhängigkeit noch schneller einstellen als bei der Einnahme in Tablettenform. Der Konsum von Amphetaminen führt nachweislich und ursächlich zu schweren, körperlichen und psychischen Schäden.

Amphetamin-Präparate werden laut Zulassung und laut Arzneimittelinformation für Kinder und Jugendliche im Alter von 6–17 Jahren bei ADHS im Rahmen einer therapeutischen Gesamtstrategie empfohlen, wenn die vorangegangene Behandlung mit Methylphenidat unzureichend war[436]:

> „Elvanse [Anm.: ein Amphetaminderivat] sollte als Teil eines umfassenden Therapieprogramms eingesetzt werden, wenn sich Verhaltensmassnahmen allein sowie eine Behandlung mit Methylphenidat als unzureichend erwiesen haben. Ein umfassendes Therapieprogramm zur Behandlung von ADHS kann psychologische, pädagogische und soziale Massnahmen beinhalten."
>
> Arzneimittelkompendium der Schweiz[437]

Die zugelassenen Stimulanzien, die als Arzneimittel verwendet werden, sind ähnlich in ihrer Wirkung und Nebenwirkung bei Kindern.[438] Die Amphetamine Methamphetamin und Dextroamphetamin gelten in ihrem Wirkungs- und Nebenwirkungsprofil als identisch mit Methylphenidat.[439, 440] Viele epidemiologische Studien unterscheiden nicht, ob Methylphenidat oder Amphetamine verabreicht werden.

Methamphetamin ist als Crystal Meth, Ice oder Glas in der Drogenszene, als Pervitin zur Kriegsführung als „Super-Soldaten-Droge" (S. 189) und spätestens seit der US-Serie *Breaking Bad* auch dem Laien bekannt. Methamphetamin zählt zu den Drogen mit dem höchsten Sucht- und Zerstörungspotenzial.[441] Betroffene berichten, dass sie bereits bei der ersten Einnahme süchtig geworden sind. Die Rauschzustände können bis zu 70 Stunden dauern. Methamphetamin ist heute in manchen Ländern wie den USA unter dem Markennamen Desoxyn[442] von der FDA zur Behandlung von ADHS bei Kindern sowie zur Behandlung von Fettsucht zugelassen. Ursprünglich wurde angenommen, dass die Methylgruppe die Wirkung von Methamphetamin im Gehirn erleichtert und so größeres Abhängigkeitspotenzial als bei anderen Amphetaminen entsteht. Es existieren jedoch Hinweise, dass Methamphetamin und *Dextroamphetamin* gleiche Wirkung zeigen und daher auch ein identisches Potenzial zum Missbrauch sowie körperlichem und mentalem Schaden aufweisen.[443] Trotzdem ist Dextroamphetamin in den USA unter dem Namen Adderal[444] und als Elvanse[445] in der Schweiz zugelassen für die Behandlung von ADHS bei Kindern und zur Behandlung von Narkolepsie, der Schlafkrankheit.

Nicht-Stimulanzien

Sie gelten als zweite Mittel der Wahl nach den Stimulanzien, da ihre erwünschte Wirkung noch weniger erwiesen ist und sie stärkere Nebenwirkungen zeigen als die Stimulanzien. Empfohlen werden sie zum Beispiel bei der Gefahr von Substanzmissbrauch durch die Kinder oder ihr Umfeld.

Atomoxetin hemmt die Aufnahme von Noradrenalin. Es wurde zur Behandlung von Depressionen entwickelt, erwies sich hier jedoch als unwirksam. Es hat ähnliche Nebenwirkungen wie die Antidepressiva, die die Aufnahme von Serotonin hemmen. Dabei sollte vor allem beachtet werden, dass die Substanz suizidales Verhalten auslösen kann. Das Mittel kann leicht überdosiert werden und hat gefährliche kardiovaskuläre Effekte. Eine Wirkung kann erst nach einigen Wochen erreicht werden, sie wurde für eine Dauer von drei bis zehn Wochen nachgewiesen.[446] Bei längerer Anwendung kann man nicht von einer Wirksamkeit ausgehen.

Clonidin und *Guanfacine* sind Antisympatotonika – Mittel, die den Blutdruck senken und am Alpha-Adrenorezeptor als Agonist wirken. Diese Rezeptoren kommen in Blutgefäßen und auch im Gehirn vor. Sie sind vermutlich an der Steuerung von Wachsamkeit und Schlaf beteiligt. Es gibt nur wenige Placebo-kontrollierte Studien zu einer Wirksamkeit von acht Wochen, diese zeigen jedoch zum Teil keine signifikante Verbesserung.[447] Auch hier sollte keinesfalls von längerer Wirksamkeit ausgegangen werden.

Nicht zugelassene Wirkstoffe

Antidepressiva

Antidepressiva sind für die Behandlung von Kindern mit ADHS oder auch bei Depression von Kindern *nicht zugelassen*, da sie nicht wirksam sind und außerdem schwerwiegende mentale und körperliche Probleme wie bei circa 23 Prozent der Kinder manische Störungen[448] und sogar suizidales Verhalten[449] verursachen. Selektive Serotonin-Wiederaufnahmehemmer, eine bestimmte Klasse der Antidepressiva, haben außerdem die Tendenz, neben Depressionen eine Lobotomie-artige Gleichgültigkeit bei Kindern und Erwachsenen zu verursachen (vgl. S. 162). Es handelt sich um einen Zustand des Desinteresses, der mit dem bei der chirurgischen Lobotomie vergleichbar ist. Das *American Textbook of Psychiatry* nennt dies auch „Apathy Syndrome“ oder „Frontal Lobe Syndrome“ und warnt davor, dass das arzneimittelinduzierte Syndrom oft mit einem Rückfall in die Depression verwechselt wird.[450] Es ist bekannt, dass Selektive Serotonin-Wiederaufnahmehemmer langandauernde Veränderungen in der Biochemie des Gehirns verursachen können, auch ein langandauerndes Frontal Lobe Syndrome. Sie stören grundlegende Hirnfunktionen, eine Studie zeigt beispielsweise objektive Gehirnschäden bei Kindern.[451] Diese Substanzen sollten Kindern nicht verschrieben werden. Das Mittel der Wahl bei depressiven Kindern ist laut aktuellem Forschungsstand eine *psychotherapeutische Behandlung*, und zwar eine kognitive Verhaltenstherapie.[452]

Neuroleptika, Antipsychotika

> „Der Kinderarzt von Alec (10 Jahre) erwähnte nie, dass Ritalin – wie alle Stimulanzien – zu extrem unkontrolliertem Verhalten führen kann und dass sich in Kombination mit Klonopin oder einem anderen Beruhigungsmittel die Wahrscheinlichkeit für enthemmtes Verhalten und einen gewalttätigen Verlust von emotionaler Kontrolle erhöht. Stattdessen verschrieb der Psychiater Valproinsäure [Anm.: ein Antipsychotikum, Depakine/Convulex], um eine ‚Bipolare Störung‘ zu behandeln. Alecs Verhalten wurde aggressiver, er begann darüber zu sprechen, sich selbst umzubringen. Aus Angst und Frustration brachten seine Eltern Alec zur Untersuchung zu einem weltbekannten Psychiater des National Institute of Mental Health in Maryland. Der neue Arzt stimmte gänzlich allem zu, was die vorherigen Ärzte gemacht hatten. Er bot allerdings eine neue Meinung an. Alecs auftauchende Bipolare Störung sei in Wirklichkeit eine auftauchende schizoaffektive Störung, eine Mischung aus Bipolarer Störung und Schizophrenie. Er ergänzte das Antipsychotikum Risperdal [Anm.: ein Neuroleptikum] zu Alecs Bataillon von Medikamenten, fünf unterschiedlichen psychiatrischen Drogen, viele in Dosen, die für Erwachsene bestimmt waren. Der Psychiater klärte nicht darüber auf, dass Risperdal nur für Erwachsene und nur für Psychosen wie Schizophrenie zugelassen ist. Er unterschlug auch eine weitere Information, etwas, auf das er die Eltern nach jedem ethischen und medizinischen Standard hätte hinweisen müssen, etwas, das sie daher auf tragische Weise selbst herausfinden mussten: Drei Monate nach dem Start der Einnahme begann Alec seltsame Kaubewegungen zu machen, so als würde er mit einem großen Stück Kaugummi kämpfen. Seine überraschten, bereits durch sein Verhalten frustrierten Eltern versuchten seinen

Mund aufzuzwängen, um zu sehen, woran er kaute. Dann entschieden sie, dass er für sie oder – noch schlimmer – für eine imaginäre Person Grimassen zog. Bald begann Alec die Augen zusammenzukneifen, als würde er von sehr hellem Licht geblendet. Als seine Eltern den Experten auf diese Veränderung hinwiesen, erklärte dieser, dass Alec Zeichen des Tourette-Syndroms zeigte, das unbekannte Ursachen habe und sich durch eine Kombination von Tics und Lauten äußere. Er wollte daraufhin die Dosis von Risperdal erhöhen, um die Tics und die Halluzinationen zu kontrollieren. [...] Nachdem Alec diese neuen Symptome entwickelt hatte, kam seine Großmutter auf den Gedanken, dass die psychiatrischen Arzneistoffe etwas damit zu tun hatten. [...] Sie begann auf eigene Faust über die Arzneien zu recherchieren. [...] Dabei fand sie heraus, dass Alecs Zuckungen und Krämpfe sogenannte Spätdyskinesien waren, eine neurologische Störung, die durch antipsychotische Drogen häufig hervorgerufen wird. [...] Alecs Großmutter drängte seine Eltern, einen Termin mit mir zu vereinbaren. [...] Vom ersten Treffen an war mir klar, dass die psychiatrischen Arzneimittel Alec zerstörten. Wenn der Prozess so weiter verliefe, würde er in ein Erwachsenenalter als chronischer Geisteskranker mit entstellenden und behindernden Zuckungen und Krämpfen in Körper und Gesicht übergehen, durch die er für alle, die ihm begegneten, verrückt wirken würde."[453]

Peter Breggins Fallbeispiel aus seiner psychiatrischen Praxis zeigt eindrücklich, warum Neuroleptika für die Behandlung von Kindern mit ADHS nicht zugelassen sind. Der Grund liegt darin, dass sie erwiesenermaßen nicht wirksam sind und dass die Einnahme enorme Risiken für das Kind birgt. Ärzte sollte die Verschreibung bei Kindern prinzipiell vermeiden, da diese durch Neuroleptika dauerhaft verletzt und beeinträchtigt werden können. Sie führen zu Nebenwirkungen wie der Spätdyskinesie, die meist *irreversible*, also dauerhafte, entstellende und oft schmerzhafte Tics und Muskelkrämpfe nach sich ziehen. Diese Nebenwirkung kann in diversen bizarren Formen auftreten. Die Symptome werden regelmäßig mit epileptischen Anfällen, Hyperaktivität oder Psychosen verwechselt. Sie verschlimmern sich bei Stress oder Müdigkeit und verschwinden während des Schlafs. Diese Spätdyskinesie tritt nach konservativen Quellen mit einer Wahrscheinlichkeit von circa 5 Prozent pro Jahr auf und kumuliert bei einem Einsatz von beispielsweise fünf Jahren laut konservativen Quellen auf 20 Prozent, das heißt, sie betrifft dann eines von fünf Kindern.[454] Die reale Prozentzahl ist vermutlich um einiges höher. Circa 2,4 Prozent der Kinder entwickeln außerdem bereits bei der ersten Dosis eines Neuroleptikums ein bösartiges Syndrom namens *Neuroleptic Malignant Syndrome*, das wie eine

Gehirnhautentzündung ausgeprägt ist und häufig mit mentalen Störungen oder einer Infektion verwechselt wird.[455]

Leider werden Neuroleptika manchmal verschrieben, um Tics und Krämpfe zu behandeln, obwohl sie eben diese auslösen. Das Neuroleptikum Haldol beispielsweise ist bei Kindern ab drei Jahren zum Beispiel zur Behandlung von Tourette, Manie, Schizophrenie und Erregungszuständen zugelassen.[456] Warum eine Arznei für die Behandlung von Zuständen wie Tourette zugelassen wird, obwohl sie diese in noch schwererer Form auslöst, scheint unverständlich. Es existieren Fälle, in denen die Ärzte oder die Schule die Eltern nicht ernst genommen haben, wenn sie von Nebenwirkungen von Stimulanzien oder anderen Antipsychotika wie Neuroleptika berichteten. Die Eltern wurden als verantwortungslos hingestellt und Kinderschutzbehörden wurden verständigt. Solch massive Fehlentscheidungen müssen verhindert werden. Ärzte sollten vermeiden, die Nebenwirkungen von Stimulanzien mit Manie oder Schizophrenie zu verwechseln. Sie sollten die Eltern ernst nehmen, wenn sie berichten, dass die Kinder unter der Medikation anormale Bewegungen oder Halluzinationen entwickeln.

Modafinil bei Schlafkrankheit

Modafinil ist ein Arzneistoff zur Behandlung der Narkolepsie (Schlafkrankheit). Die Substanz gehört ebenfalls zu den Stimulanzien. Die Europäische Arzneimittelagentur hat 2011 die Zulassung eingeschränkt mit der Bestimmung, dass der Einsatz auf die Schlafkrankheit beschränkt werden muss, da das Nutzen-zu-Risiko-Verhältnis bei anderen Diagnosen nicht mehr als vorteilhaft eingestuft wird[457]:

> „Bei der Überprüfung der Daten aus den klinischen Prüfungen stellte der Ausschuss fest, dass die Wirksamkeit von Modafinil bei Narkolepsie-Patienten nachgewiesen worden war. Allerdings lieferten die Daten aus den Studien bei anderen Erkrankungen keine überzeugenden Nachweise, die die Anwendung des Arzneimittels stützten. Modafinil stand in engem Zusammenhang mit einem Risiko schwerwiegender, lebensbedrohlicher Hautreaktionen namens Steve Johnsons Syndrom, das bei Kindern erhöht zu sein scheint."

Desweiteren beobachtete der Ausschuss „einen Zusammenhang zwischen Modafinil und psychiatrischen Nebenwirkungen (z. B. Suizidgedanken, Depression, psychotischen Episoden) sowie zwischen Modafinil und kardiovaskulären Nebenwirkungen, etwa Bluthochdruck (Hypertonie) und Herzrhythmusstörungen". Es besteht somit keine Zulassung zur Behandlung von

ADHS, die Arzneimittelinformationen in der Schweiz[458] und in Deutschland[459] nennen als einzige Indikation Narkolepsie und raten explizit von der Anwendung unter einem Lebensalter von 18 Jahren ab. Trotzdem wurde das Stimulans Jahre später in Studien zur Behandlung von ADHS, und zwar in der Hoffnung auf Wachsamkeits- und Motivationsenhancement, angewendet.[460] Inzwischen hat auch die FDH in den USA die Zulassung für ADHS wegen des Steve-Johnsons-Syndroms abgelehnt.[461] Jedem Arzt muss somit dringend von einer Off-Label-Verschreibung bei ADHS abgeraten werden.

Die Substanz Methylphenidat

Methylphenidat ist ein Betäubungsmittel

> „Ritalin-Tabletten sind wie Guetzli."
>
> 40-jährige Mutter von zwei Kindern, die seit Jahren Ritalin einnehmen

Methylphenidat ist die Arznei, die am häufigsten zur Behandlung von ADHS bei Kindern eingesetzt wird.[462] Handelsnamen von Methylphenidat sind beispielsweise Ritalin, Concerta, Medikinet, Euquasym und Daytrana. Die Pharmakologin Florentia Kaguelidou und der Psychiater Eric Acquaviva weisen in ihren Überblicksartikel von 2016 über die Sicherheit psychotroper Substanzen darauf hin, dass die aktuelle breite Anwendung von Methylphenidat und allen anderen Psychostimulanzien noch nicht von der nötigen hochqualitativen Forschung begleitet sei, welche die Wirksamkeit und den kurz- und längerfristigen sicheren Gebrauch in dieser Patientengruppe rechtfertige. Die Forscher empfehlen daher wie bereits erwähnt einen sofortigen *Verschreibungsstopp*.

Entgegen der Einschätzung der zitierten Mutter, die es mit Keksen vergleicht, gehört Methylphenidat zu den gefährlichsten Arzneimitteln, die in Europa eingesetzt werden: Es handelt sich um eine Droge[463], eine anregende Substanz, ein *Betäubungsmittel*. Als Betäubungsmittel gelten alle durch das Betäubungsmittelgesetzes deklarierten Substanzen mit hohem Suchtpotenzial sowie daraus gewonnene Arzneimittel, deren Handel gesetzlich reglementiert und zum Teil strafrechtlich verfolgt wird.

Methylphenidat wird laut Arzneimittelinformation zur *Behandlung von ADHS* eingesetzt. Wichtig ist der Fakt, dass es bei Gesunden und bei Patienten mit ADHS identisch wirkt, was für ein Arzneimittel untypisch ist. In der Regel wirken Arzneimittel nur bei Kranken, bei Gesunden tritt keine erwünschte Wirkung ein. Methylphenidat ist bei Kindern ab sechs Jahren mit ADHS-Diagnose zugelassen und maximal bis zum Alter von 18 Jahren empfohlen.[464, 465] Eine weitere Zulassung hat Methylphenidat zur Therapie von *Narkolepsie*. In der Schweiz wurde Ritalin nach den Angaben von Swissmedic am 6. Oktober 1954 für die Behandlung von Kindern und später auch von Jugendlichen zugelassen.[466] Nicht angewendet werden darf Methylphenidat unter anderem bei Psychosen, Depressionen, Schilddrüsenüberfunktion, Glaukom, Suchterkrankungen und beim Phäochromozytom, also bei hormonell aktiven Tumoren.[467] Laut deutscher Fachinformation gibt es bezüglich einer Dauertherapie von mehr als zwölf Monaten folgenden wissenschaftlichen Stand: „Die Sicherheit und Wirksamkeit der Langzeitanwendung von Ritalin wurde nicht systematisch in kontrollierten Studien untersucht."[468] Trotzdem wird Methylphenidat systematisch als Langzeittherapie eingesetzt.

Chemischer Verwandter von Amphetamin

Methyphenidat wurde 1944 von dem Schweizer Leandro Panizzon synthetisiert. Er war Mitarbeiter der Firma Ciba, der heutigen Novartis, und hat mit seiner Frau die Wirkung im Selbstversuch mehrfach getestet. Der Name Ritalin leitet sich von „Rita", dem Spitznamen seiner Ehefrau ab. Leandro Panizzon fiel bei seiner gesunden Frau auf, dass sie nach der Einnahme von Methylphenidat besser Tennis spielen konnte. Daraus resultierend entdeckte er den antriebssteigernden Effekt der Substanz. Diese stimulierenden Eigenschaften sind nicht überraschend, Methylphenidat ist ein Piperidinderivat des Aufputschmittels Amphetamin. Methylphenidat wird nicht illegal produziert, bei der missbräuchlich angewendeten Substanz handelt es sich ausschließlich um über Betäubungsmittelrezepte abgegebene Arzneimittel, die weitergegeben, verkauft oder von den Patienten selbst missbräuchlich angewendet werden.

Methylphenidat ist nicht harmlos

> „Medikinet hat die gleich starken negativen Nebenwirkungen wie homöopathische Globuli."
>
> Vater eines zehnjährigen Sohnes, der seit drei Jahren Medikinet einnimmt

Die katastrophale Fehleinschätzung des Vaters, dass Methylphenidat ein ähnliches Gefahrenpotenzial wie beispielsweise die in Wirklichkeit nebenwirkungsfreien homöopathischen ADHS-Globuli habe, ist leider kein Einzelfall und unter Eltern und Lehrern der betroffenen Kinder weit verbreitet. Wie diese irrationale, komplett unzutreffende Einschätzung eines gefährlichen Medikaments entsteht, ist unklar, sie könnte jedoch mit einem Mangel an Unsicherheitstoleranz, Verdrängung oder einem schlechten Gewissen zusammenhängen.[469] Die betroffenen Erwachsenen halten die Unsicherheit, die Grauzone, die die Einnahme von stark wirksamen Arzneimitteln immer begleitet, das konstante und nötige Abwägen zwischen positiver und negativer Wirkung nicht aus. Daher entscheiden sie sich zur Verdrängung der Unsicherheit, zu Schwarz oder Weiß: Medizin wird im seltenen Falle verfrüht abgesetzt, im vorherrschenden Fall jedoch verharmlost. – Solch eine Entlastung des Gewissens der Erwachsenen hat in der Regel schlimme Folgen für die betroffenen Kinder, denn die nötige konstante Nutzen-zu-Risiko-Abwägung wird unterlassen.

Wirkungsmechanismen nicht existent, Störung der Gehirnfunktion bekannt

> „Kokain, eine der suchterzeugendsten der missbräuchlich angewandten Drogen mit der größten Verstärkerwirkung, hat einen pharmakologischen Wirkmechanismus, der dem des Methylphenidats sehr ähnlich ist, einer der am häufigsten verschriebenen psychotropen Medikationen für Kinder in den USA [Anm. A. W.: sowie auch in Deutschland, Österreich und der Schweiz]."
>
> Leitartikel der Redaktion des renommierten Journals *Archives of General Psychiatry*[491]

Der Wirkungsmechanismus von Methylphenidat zur Behandlung von ADHS ist nicht bekannt; eine zukünftige Klärung eines medizinischen Wirkmechanismus ist unwahrscheinlich, da ADHS keine organische Fehlfunktion oder körperliche Erkrankung ist, die durch Manipulation der Nervenzellen behoben werden kann. Man sollte daher im Zusammenhang von Methylphenidat nicht von einem Wirkmechanismus sprechen.

Bekannt ist jedoch, dass Methylphenidat wie alle Stimulanzien eine bestimmte Wirkung auf das Gehirn von Gesunden wie Kranken hat: Es schädigt das Gehirn. Dies weiß man vor allem aus Tierstudien, bei denen das Gehirn der Tiere genau untersucht und seziert werden kann: Wie Kokain erhöht Methylphenidat die extrazelluläre Konzentration der Botenstoffe der Nervenzellen namens Dopamin und Norepinephrin, indem es die Transportproteine blockiert.[470, 471] Methylphenidat führt außerdem zu einer Aktivierung der noradrenergen und in geringerem Ausmaß der serotoninergen Neurotransmission.[472] Es ist ein indirekt wirkendes Sympathomimetikum mit zentral stimulierender Wirkung. Methylphenidat ist bezüglich der chemischen und pharmakologischen Eigenschaften mit verbotenen Drogen wie Amphetaminen, die ebenfalls im Doping verwendet werden, oder mit Kokain vergleichbar. Es steht auf der Liste der für den Wettkampf verbotenen Wirkstoffe und Methoden, der so genannten Dopingliste.

> „Alle Stimulanzien setzen einen Regler in das Gehirn des Kindes, der die Fähigkeit, spontanes seelisches Leben und Verhalten zu äußern, unterdrückt. [...] Stimulanzien überaktivieren mindestens drei Neurotransmitter oder chemische Botenstoffe: Dopamin, Norepinephrin und Serotonin. Diese Neurotransmittersysteme reichen in jede Ecke des Gehirns und beeinflussen die meisten seiner Funktionen. Eine Störung jedes einzelnen dieser großen komplexen Leitungsbahnen wäre ausreichend, die korrekte Funktion, das Wachstum und die Entwicklung des kindlichen Gehirns zu stören; eine Störung aller drei Systeme auf einen Schlag ist das beste Rezept für eine Katastrophe." Peter Breggin[473]

Auf Basis der bisherigen Evidenz ist Methylphenidat therapeutisch unwirksam (S. 181 ff.); allerdings werden die neurotoxische Effekte auf Gehirn und Rückenmark mit einer „pädagogischen" Wirkung in Verbindung gebracht. Es kann sein, dass kurzzeitig das unerwünschte Verhalten durch die Störung der Gehirnfunktionen verschwindet, empirisch ist diese pädagogische Wirkung jedoch nicht erwiesen. Die Störung des Dopamin-, Norepinephrin- und Serotonin-Stoffwechsels scheint dabei eine wichtige Rolle zu spielen.[474] Es existieren bisher keine überzeugenden Erklärungen für eine Wirkung auf die Verhaltensanzeichen Hyperaktivität und Impulsivität.[475] Allerdings lassen Studien von Tierversuchen und auch klinische Studien Schlüsse zu, dass die Stimulanzien höhere Gehirnfunktionen stören und so komplexes und insofern auch unerwünschtes Verhalten reduzieren (S. 195). In therapeutischer Dosis wirkt Methylphenidat wie alle Psychostimulanzien und alle Sympathomimetika in der Regel anregend. Es gibt eine hohe Wahrscheinlichkeit ernsthafter psychischer und körperlicher Nebenwirkungen (S. 156 ff.) wie eine Erhöhung der Herzfrequenz und des Blutdrucks, eine Verringerung des Schlafbedürfnisses sowie die Abnahme des Appetits und in der Folge Anorexie (Magersucht).[476]

Der Einsatz von Methylphenidat

Zunahme der Verschreibungen trotz nachgewiesener Übertherapie

In den neunziger Jahren, als die Diagnose von ADHS gesellschaftlich breiter akzeptiert wurde, wurde Methylphenidat das therapeutische Mittel der

Wahl[477], wobei die Verschreibungszahlen in der Folge laufend zunahmen.[478] Zuvor war man der Meinung, dass Auffälligkeiten im Verhalten auch alleine durch psychologische und pädagogische Interventionen behoben werden sollten.[479] Trotz der aktuellen Evidenz zum *Mangel an Sicherheit*[480] und *Wirksamkeit*[481] und des *Vorwurfs von Über- und Fehltherapie* ist Methylphenidat heute immer noch das Arzneimittel, das weltweit am häufigsten zur Behandlung von Kindern mit ADHS angewendet wird.[482, 483] Alle negativen Beweise werden ignoriert, die Grundlagen der medizinischen Ethik werden missachtet.

Methylphenidat unterliegt den Betäubungsmittelgesetzen

Die Häufigkeit der Anwendung konnten die aktuellen strengen Abgabekriterien bisher noch nicht reduzieren: Aus Sicherheitsgründen für die Patienten – in diesem Falle die betroffenen Kinder – unterliegt Methylphenidat in der Schweiz der *Betäubungsmittelkontrolle*[484] und zählt zur *strengsten Abgabekategorie A+*. In Österreich unterliegt es dem Suchtmittelgesetz[485], in Deutschland dem Betäubungsmittelgesetz.[486] Diese Kategorie der Arzneimittelabgabe bedeutet, dass das Medikament zu der grundsätzlich als am meisten gefährlich eingestuften Arzneimittelgruppe gehört, da sie ohne korrekte ärztliche Diagnose und ohne konstante Überwachung erwiesenermaßen zu ernsthaften Gesundheitsschäden führen kann. Außerdem zeigt die Klassifizierung als Betäubungsmittel, dass die Einnahme mit dem Risiko der Suchtgefahr verbunden ist. Es ist wahrscheinlich, dass psychische und körperliche Abhängigkeit eintritt. Um Schäden zu vermeiden, existieren strenge Regeln seitens der Arzneimittelhersteller zur Arzneimitteleinnahme (S. 223 ff.). Diese werden jedoch wie erwähnt bisher in bis zu 70 Prozent der Verschreibungen nicht eingehalten[487], da sie nicht verpflichtend sind, obwohl ihre gesetzliche Regelung von den Experten empfohlen wird[488].

Abgabe nur mit Betäubungsmittelrezept

Der Bezug des Medikaments ist in der Schweiz nur mit einem *Betäubungsmittelrezept* möglich. Für Betäubungsmittel der Kategorie A+, zu denen die Stimulanzien gehören, ist eine nur einmalige Abgabe auf ärztliche Verschreibung hin vorgesehen. Das heißt, der Arzt darf nur eine Menge verschreiben, die für eine einmonatige Behandlung ausreicht; nur in sehr gut begründeten Ausnahmen kann der Bezug der Medikamente während dreier Monate wiederholt werden. Betäubungsmittel dürfen nur von dem Arzt verschrieben werden, der den Patienten selbst untersucht hat. Zuwiderhandlungen wie Rezeptfälschungen führen zu strafrechtlichen Sanktionen.[489]

Im Jahr 2003 hat die Swissmedic erstmals festgelegt, dass die Behandlung mit Methylphenidat nur von Ärztinnen und Ärzten begonnen werden sollte, die auf Verhaltensstörungen von Kindern und Jugendlichen spezialisiert sind, und dass diese Ärzte die Kinder überwachen müssen. Auch diese Empfehlung ist jedoch nicht verpflichtend. Zur Verschreibung von Methylphenidat ist in Deutschland, Österreich und der Schweiz aktuell jeder Arzt berechtigt, auch ein Zahnarzt. Dies erscheint unverantwortlich in Anbetracht dessen, dass Allgemeinmediziner nicht spezialisiert sind auf die anspruchsvolle ADHS-Differenzialdiagnose und -Therapie und laut Expertenmeinung im Schnitt einen Mangel an Expertise und Ressourcen haben.[490]

Vorteile der Abgabe in der Apotheke vs. Selbstdispension des Arztes

Hat der Arzt eine Hausapotheke – also eine bestimmte Art und Menge Arzneimittel auf Lager – und gibt die Arznei selbst ab, dann hat dies nur einen Vorteil: dass der Patient sich den Weg in die nächste Apotheke erspart. Gesundheitlich gesehen überwiegen jedoch die Nachteile für den Patienten, denn wenn er sich die Arznei in der Apotheke besorgt, dann leistet der Apotheker eine Zweitkontrolle der Medikation und der Dosierung, prüft das Rezept auf Interaktionen mit anderen Krankheiten oder Medikamenten, die dem Arzt verborgen sein könnten, und garantiert mit über 4000 Arzneimitteln im Lager die Versorgungssicherheit. Oft werden Arzneien vom Apotheker spezifisch für den Patienten hergestellt. Ein weiterer wichtiger Punkt, welchen man nicht vernachlässigen sollte, ist der Nutzen einer fachlich fundierten Zweitmeinung, die dem Patienten durch den Apotheker zur Verfügung gestellt wird.

Idealerweise ist unser Arzt des Vertrauens unabhängig und seine Interessen sind ungetrübt – das Wohl des Patienten ist sein oberstes Ziel. Leider zeigt die Erfahrung, dass dieser Idealfall in der Realität nicht immer zutrifft. Verdient der verschreibende Arzt am Medikamentenabsatz mit, so ist er eventuell geneigt, das gewinnbringendste Präparat, das er gerade im Lager hat, der am besten geeigneten Medizin zu bevorzugen. Um dieses Problem zu unterbinden, niederschwellige Beratung, maximale Auswahl an Arzneien und Zweitkontrolle zu garantieren, hat unsere Gesellschaft die Medizinabgabe von der Verschreibung getrennt und die Apotheken rechtlich geschützt. Die Apotheken sind somit ein zusätzliches, essenzielles Kontrollorgan unseres Gesundheitssystems, welches die Versorgungsqualität konstant überprüfen und verbessern soll. Im Falle der Abgabe von Methylphenidat könne man also zum Schutz der Patienten empfehlen, die rechtliche Lage so anzupassen, dass die Abgabe auf Spezialisten beschränkt und die Medizin in der Apotheke abgegeben wird.

Unerwünschte Wirkungen von Methylphenidat

Stimulanzien wie Methylphenidat bringen *fünf Hauptgefahren* für Gehirn, Herz, Kreislauf, Wachstum und Gewicht mit sich: Sie verursachen häufige und ernsthafte körperliche Probleme wie Fehlfunktionen des Gehirns, des Herz-Kreislauf-Systems, Anorexie, Wachstumsunterdrückung und Tic-Störungen. Diese Probleme treten bereits ab Behandlungsbeginn auf und verstärken sich mit der Dauer und Dosis der Einnahme.[492] Die laut Studien bereits *nach kurzer Anwendung* eintretenden häufigsten Nebenwirkungen von Methylphenidat sind die *Reduktion von Wachstumshormonen*, ein *Rückgang des Appetits, Schmerzen, Schlaflosigkeit* und *Nervosität*. Sie verstärken sich mit zunehmender Methylphenidat-Dosis. Die Hemmung des Wachstums aller kindlicher Organe und des ganzen Körpers ist so stark[493], dass anhand der Konzentration des Wachstumshormons Somatotropin bestimmt werden kann, ob ein Kind Methylphenidat einnimmt oder nicht.[494] Diese Einbußen im Wachstum können nicht mehr aufgeholt werden. Aktepe et al. haben beispielsweise die Nebenwirkungen von Methylphenidat bei 126 Kindern untersucht und Appetitverlust (34 Prozent) beobachtet, außerdem traten jeweils Schmerzen (22 Prozent), Nervosität (20 Prozent), Schlafstörungen (15 Prozent), Gewichtsrückgang (12 Prozent), Schwindel oder Übelkeit (12 Prozent), Trauer (8 Prozent), Hyperaktivität (7 Prozent), Schläfrigkeit (6 Prozent) und sozialer Rückzug oder Tics (4 Prozent) und andere Nebenwirkungen auf.[495] Manche Autoren weisen ferner auf eine Steigerung der Reizbarkeit, Aggression und sozialen Rückzug bei Methylphenidat-Einnahme hin.[496] Die Wahrscheinlichkeit, dass eine der erwähnten Nebenwirkungen bei einem Kind eintritt, lässt sich durch Addieren der Prozentzahlen berechnen; das bedeutet, dass bei der Einnahme von Methylphenidat mit einer Wahrscheinlichkeit von 140 Prozent, also mit einiger Sicherheit, eine oder mehrere der genannten unerwünschten Nebenwirkungen auftreten. Dieses Risiko, kombiniert mit dem Fehlen eines therapeutischen Nutzens, macht die Therapie mit Stimulanzien in der Regel obsolet.

Damit die Eltern rechtzeitig reagieren können, bevor das Kind durch unerwünschte Arzneimittelwirkungen Schaden nimmt, müssen sie vor Beginn der Therapie informiert werden, welche negativen Wirkungen Methylphenidat überhaupt haben kann, welche toleriert werden können und welche einen sofortigen Verschreibungsstopp erfordern. Nach vorläufigen Ergebnissen haben über 80 Prozent der Eltern nicht die nötigen Informationen, die sie laut Arzneimittelinformation brauchen, um das Kind während der Therapie zu begleiten.[497] Nur mit den nötigen Informationen können die Bezugspersonen den ursächlichen Zusammenhang zwischen gefährlichen Nebenwirkungen und Stimulanzientherapie erkennen. Der Arzt, der das Kind laut aktuellen Empfehlungen nur alle sechs Monate sieht, kann diese Aufgabe nicht übernehmen.

Beim Auftreten von Nebenwirkungen müssen die Eltern sofort den Arzt informieren, der dann eine Nutzen-zu-Risiko-Abwägung macht und mit einer Reduktion der Dosis und/oder dem Absetzen des Medikaments reagieren kann. Es ist daher wichtig für die Bezugspersonen, die öffentlich zugänglichen und gültigen medizinischen Fachinformationen zu Methylphenidat, beispielsweise unter compendium.ch, abzurufen und genau zu studieren. Die folgenden Kapitel geben einen kurzen, nicht vollständigen Einblick in die unerwünschten Wirkungen und Nebenwirkungen von Methylphenidat.

„Fight and Flight" als unerwünschte Wirkung

Psychostimulanzien gehören zu den Sympathomimetika, zu Medikamenten, welche die Wirkung des Sympathikus verstärken. Der *Sympathikus* ist ein Teil des menschlichen autonomen Nervensystems, das weitgehend der willkürlichen Kontrolle entzogen ist, sich also autonom verhält. Durch den Sympathikus werden vorwiegend Körperfunktionen gesteuert, die den Körper in erhöhte Leistungsbereitschaft versetzen und den Abbau von Energiereserven zur Folge haben; er ermöglicht „Fight and Flight", Kampf und Flucht. Eine Steigerung der Herzfrequenz und des Blutdrucks gehören daher sofort ab Therapiebeginn neben einer Verminderung der Drüsensekretion im Magen-Darm-Trakt, einer Verminderung der Darmbewegung, einer Erhöhung der Schweißsekretion und einer Pupillenerweiterung zu den grundlegenden Arzneimittelwirkungen von Methylphenidat, die jedoch nicht erwünscht sind.

Sympathomimetika hemmen außerdem die Wirkung des Parasympathikus, des Gegenspielers des Sympathikus. Durch die Nerven des Parasympathikus werden vorwiegend Körperfunktionen gesteuert, die der Regeneration des Organismus und dem Aufbau von Energiereserven dienen, Zustände wie „Rest and Digest", also Ruhe, Schlaf, Verdauungsprozesse und die Homöostase, die Herstellung des inneren Gleichgewichtes. Diese Prozesse des Parasympathikus werden durch Sympathomimetika unterbrochen und gestört, was zahlreiche der auftretenden Nebenwirkungen erklärt, beispielsweise den sehr häufigen Appetitverlust, Schlafstörungen, den Rückgang des Gewichtes und damit die

Gefahr der ernsthaften und lebensbedrohlichen Essstörung Anorexie.[498] Kurz gesagt macht die Arznei nervöse, überstimulierte Kinder noch nervöser, trocknet und hungert sie aus.

Toxizität für Herz und Gefäße

Durch die immer auftretende *Steigerung der Herzfrequenz und des Blutdrucks* besteht die Gefahr der kardiovaskulären Toxizität, der Toxizität für Herz und Gefäße. Tierstudien weisen darauf hin, dass Stimulanzien wie Methylphenidat außerdem den *Herzmuskel schwächen* und in der Funktion stören.[499] Stimulanzien können *Schlaganfälle* auslösen[500, 501], da sie den *Blutfluss im Gehirn um 20–30 Prozent reduzieren.*[502]

Patienten, die höhere Dosen Methylphenidat erhalten hatten, zeigten acht Jahre nach Therapiestopp immer noch höhere Herzfrequenzen.[503] Dies weist auf eine potenzielle Langzeiterhöhung des Blutdrucks durch die Behandlung und dadurch auf ein erhöhtes Risiko für kardiovaskuläre Erkrankungen hin.[504] Europäische Richtlinien empfehlen eine gründliche klinische Untersuchung vor Therapiestart, um jegliche potenziellen kardiovaskulären Risikofaktoren auszuschließen, bevor die Medikation begonnen wird. Herzfrequenz und Blutdruck sollten während der Therapie alle sechs Monate und bei jeder Dosisanpassung vom Arzt untersucht werden.[505] Kaguelidou und Acquaviva kritisieren in ihrem Überblicksartikel, dass die Effekte auf Herz, Gefäße und Blutdruck viel zu wenig untersucht wurden. Sie kritisiert, dass Stimulanzien normalerweise off-label und entgegen der Empfehlungen der Arzneimittelinformation, die von einer längeren Anwendung als zehn Monate abrät[506], von früher Kindheit an bis ins Erwachsenenalter verschrieben werden.[507]

Zu bedenken ist, dass kardiovaskuläre Erkrankungen aktuell die häufigste Todesursache in Deutschland sind. Rund jeder zweite Todesfall geht auf eine derartige Erkrankung zurück, insbesondere ältere Menschen sind betroffen.[508] Therapien, die das Herz-Kreislauf-System unnötig belasten, sollten unbedingt vermieden werden. Wie stark der beobachtete Effekt von Methylphenidat auf kardiovaskuläre Störungen ist, ist bis jetzt noch unklar.[509] Forscher untersuchen eine mögliche Verbindung zwischen plötzlichem Tod und Methylphenidat-Einnahme.[510, 511, 512]

Wachstumsrückgang und Anorexie

> „Alle die nicht selbst betroffen sind, tun sich nicht schwer damit zu behaupten, ich würde meinem Kind niemals Ritalin geben. Wir hatten Erfolg mit Ritalin. Seit der Behandlung [mit Ritalin] hat er abgenommen [...] die Leistung ist jetzt sehr gut."
>
> Alleinerziehende berufstätige Mutter, hochbegabter Bub mit ADHS-Diagnose

Stimulanzien stören die *Produktion von Wachstumshormonen* und damit das Wachstum des ganzen Körpers inklusive des Wachstums des Gehirns, der Lunge, des Herzens und die sexuelle Reifung.[513]

Eine *signifikante Reduktion des Wachstums und des Gewichtes* der Kinder ab einem Behandlungszeitraum von 6 Monaten bis 3,5 Jahren wurde in vielen Studien nachgewiesen. Eine Langzeitstudie über 3 Jahre ab Behandlungsbeginn zeigt, dass der Wachstumsrückgang dosisabhängig ist und dass das Wachstum nicht mehr aufgeholt werden kann. Die mit Methylphenidat behandelten Kinder bleiben im Schnitt kleiner.[514] Der Wachstumsrückstand beträgt im Durchschnitt ein Zentimeter pro Jahr während den ersten drei Jahren bei einer Dosis von 20 mg Methylphenidat täglich.[515, 516] Öffentlich zugängliche europäische Richtlinien empfehlen daher die konstante Beobachtung des Appetits und die Messung von Gewicht, Größe und Body-Mass-Index alle sechs Monate.[517] Obwohl der Wachstumsrückgang eindeutig belegt ist, gibt es immer noch Experten, die behaupten, dass Methylphenidat keinen Effekt auf das Wachstum habe. Brandau und Kaschnitz zitieren beispielsweise in ihrem pädagogischen Ratgeber *ADHS im Jugendalter*[518] von 2013 eine einzige veraltete Studie von 1996 und behaupten, dass medizinische Standarddosen das Wachstum nicht reduzieren. Sie bezeichnen die Reduktion des Wachstums als „Mythos über die Medikation mit Stimulanzien" – obwohl die Arzneimittelinformation zu diesem Zeitpunkt schon lange vor der Wachstumsreduktion warnte. Dieses Beispiel veranschaulicht wieder deutlich die Gefahr der Beharrungstendenz von Meinungssystemen.

Es muss jedenfalls vermieden werden, dass das Kind an *Anorexie* erkrankt, laut *Arzneimittelinformation* kommt diese häufiger vor, als es bei einem von zehn Kindern (*häufiger als* 1/10) zu erwarten wäre. Unter Anorexie versteht man wörtlich übersetzt „Appetitlosigkeit". Die bekannteste Form der Anorexie ist die Magersucht. Eine Anorexie kann lebensgefährliche Folgen haben, die Mortalitätsrate an den Folgen der Anorexie ist mit circa 16 Prozent alarmierend hoch.[519] Das bedeutet, dass etwa einer von sechs Erkrankten stirbt. Anorexie ruft einen Nährstoffmangel hervor, der zu einem kompensatorischen Abbau von Körpergeweben führt. Parallel dazu entsteht häufig ein Elektrolytmangel, der unter anderem Herzrhythmusstörungen auslösen kann. Kaguelidou und Acquaviva empfehlen bei *jedem* Wachstums- und Gewichtsrückgang, da diese bereits als anorektische Zeichen gelten, das Ausschleichen der Dosis und *das radikale Absetzen der Therapie.* Dies sollte man der zitierten Mutter ebenfalls empfehlen, da sie die Warnsignale nicht selbst erkennt.

Toxizität für Nervenzellen: die Vergiftung der Psyche

Ohne die *Toxizität von Methylphenidat für die Nervenzellen* gäbe es keine Effekte, die fälschlicherweise als „therapeutischen Effekte" bezeichnet werden, bei denen es sich im Grunde aber um pädagogische, nicht um medizinische Effekte handelt. Stimulanzien reduzieren ab erster Gabe den *Blutfluss im Gehirn* um 20 bis 30 Prozent[520] und führen zur *Störung von Transmittern und Rezeptoren* oder gar zum *Zelltod.*[521, 522] Diese toxischen Wirkungen aller Stimulanzien auf Gehirn und Rückenmark verursachen vermutlich die von den Erwachsenen erwünschte pädagogische Wirkung. Sie werden vertieft im Teil 4 (S. 195 ff.) behandelt. Diese Vergiftungsanzeichen und die erwünschten Effekte sind nicht auseinanderzuhalten, und diese Entsprechung wird von den Erwachsenen häufig ignoriert. *Depression* und *zwanghaftes Verhalten* treten mit gemeinsamer Wahrscheinlichkeit von 100 Prozent auf.[523, 524] Stimulanzien führen in der Regel zu einer *Verschlechterung (!) der kognitiven Leistungen*[525] und zu einer *chemisch induzierten zwanghaften Aufmerksamkeit*, die mit *Gefügigkeit* einhergeht.[526, 527] Stimulanzien sind *Einstiegsdrogen*, denn sie sensitivieren das Gehirn der Kinder und machen es empfänglicher für zukünftigen Drogenkonsum.

Zusätzliche Risiken drücken sich in der erhöhten Wahrscheinlichkeit aus, *ernsthafte psychische Nebenwirkungen* wie Aggression, Psychose, Agitation, Manie, Depression und Zwangsstörungen zu entwickeln. 50 Prozent der Kinder entwickeln aufgrund der Stimulanziengabe eine obsessiv-kompulsive Störung[528], 40 Prozent eine Depression[529] bzw. das sogenannte „Zombie-Erscheinungsbild"[530] oder den „Amphetamin-Look"[531] und 9 Prozent eine Psychose.[532] Die psychiatrischen Störungen hören meist auf, wenn die Stimulanzientherapie ausgeschlichen wird. Manche Kinder haben schwere Ausprägungen von obsessiv-kompulsiven Störungen, die die Erwachsenen in Kauf nehmen, wie das folgende Zitat zeigt:

„Sie hat vor kurzem stundenlang Blätter gerecht und dann darauf gewartet, dass einzelne Blätter zu Boden fielen. Ich habe ihr gesagt, dass sie das nicht mehr darf. Sie verharrt zwanghaft und ohne enden zu wollen bei Spielen oder beim Aufräumen, sorgt sich unentwegt über kleine Details. Früher ist mir das nicht an ihr aufgefallen, aber mit der Lehrerin geht es besser."

Mutter, 34 Jahre, Tochter nimmt seit acht Monaten Methylphenidat.

Bei dem Verhalten der Tochter handelt es sich um eine medikamenteninduzierte Psychose. Eine Psychose ist ein wichtiges Ausschlusskriterium für die Therapie mit Methylphenidat. Das Medikament muss sofort ausgeschlichen und abgesetzt werden.

Die Auslösung psychiatrischer Störungen

Bereits 1984 warnten Fialkov und Hasley, Pädiater am Psychiatric Institute and Clinic of Pittsburgh, dass psychiatrische Medikamente inklusive der Stimulanzien mit hoher Wahrscheinlichkeit psychiatrische Störungen verursachen. Sie schlossen diese Beobachtung aus dem Faktum, dass 66 Prozent der Kinder, die während des beobachteten Zeitraums von elf Monaten in der Klinik hospitalisiert wurden, verschiedene psychiatrische Medikamente vor der Verschlimmerung ihres Zustandes eingenommen hatten. Die Forscher sprachen die folgende Warnung aus:

„Eine unangemessene, ungerechtfertigte Verwendung psychiatrischer Medikation scheint mit unvorhergesehenen negativen Verhaltensänderungen einherzugehen, die eine Verschlechterung der Funktion des Kindes mit sich bringen, welche dazu führen kann, dass eine psychiatrische Einlieferung erforderlich ist."

Jerome Fialkov et al.[533]

Überblick über psychiatrische und neurologische Effekte

Methylphenidat hat viele unerwünschte *psychiatrische und neurologische* Wirkungen. Die Arzneimittelinformation empfiehlt, dass die Kinder mindestens alle sechs Monate auf das durch Methlyphenidat bedingte Auftreten psychiatrischer Störungen getestet werden.[534] Leider verwechseln die meisten Erwachsenen psychiatrische Nebenwirkungen von Methylphenidat mit neu auftretenden Erkrankungen ihres Kindes. Die häufigsten neurologischen Störungen, die laut Arzneimittelinformation[535] in der Folge von Methylphenidat-Konsum auftreten sind beispielsweise: *Schlaflosigkeit (häufiger als 1/10), Übelkeit (häufiger als 1/10), Mundtrockenheit (häufiger als 1/10), Nervosität (häufiger als 1/10), Unruhe (häufiger als 1/10), Anorexie (häufiger als 1/10), Affektlabilität, Aggres-*

sion, Angst, Depression, Trauer, Reizbarkeit, anormales Verhalten (jeweils weniger als 1/10). Das Medikament kann außerdem die Verkehrstüchtigkeit einschränken sowie die Fähigkeit, Maschinen zu bedienen.

Methylphenidat kann wie die verwandten Substanzen Kokain oder Amphetamine psychotische Symptome wie *Schizophrenie* oder *Paranoia* auslösen.[536, 537] Es gibt Hinweise, dass *Wesensänderungen* unter Methylphenidat auftreten, aber im Großteil der Studien findet dieser Aspekt wenig oder keine Beachtung. Wesensänderungen werden definiert als *„allmähliche, dauerhafte Veränderungen persönlichkeitseigener Charakteristika ohne stärkere Einbußen an intellektuellen Fähigkeiten"*.[538] Bei einigen Studien[539, 540, 541] wurden Wesensänderungen erfragt, erfasst und beschrieben; wie häufig sie auftreten und ob sie nach dem Absetzen der Medikation anhalten, kann man zum aktuellen Zeitpunkt jedoch nicht angeben, weil dies nicht systematisch untersucht wurde.[542, 543] Laut Arzneimittelinformation häufig auftretende Nebenwirkungen können jedoch als ausgiebig erforschte Wesensänderungen betrachtet werden. Dazu gehören unter anderem abnormales Verhalten (Rastlosigkeit, Aggression, Erregung, Ängstlichkeit, Depression, Reizbarkeit) als auch das Potenzial von Methylphenidat, süchtig zu machen.[544]

Depression und Suizidalität

Peter Breggin berichtet aus seiner klinischen Erfahrung, dass Kinder unter Stimulanzientherapie häufig Depressionen oder gar suizidale Gedanken entwickeln. Ihre Ärzte verkennen laut Breggin häufig die Ursache der Depression. Anstatt die Sitmulanzientherapie zu stoppen, ergänzen sie ein nicht zugelassenes Antidepressivum off-label, das noch größere emotionale Störungen beim Kind verursacht.[545] Reviewarbeiten berichteten bereits 1995, dass circa 40 Prozent der therapierten Kinder Depressionen entwickeln.[546] Diese Beobachtung einer hohen Anzahl von Depressionen als Nebenwirkung von Methylphenidat oder Amphetaminen wird von anderen Studien bestätigt.[547]

Verwandlung zum Zombie

Am 5. Februar 2014 wurde im bayerischen Fernsehen in der Sendung *Kontrovers* der Fall einer Mutter geschildert, der das Sorgerecht für ihre zehnjährige Tochter entzogen wurde. Die Mutter hatte sich geweigert, das Kind mit Methylphenidat behandeln zu lassen, da sich das Kind während der Einnahme des Medikaments in seinem Verhalten verändert habe, es sei

> „zum Zombie geworden".

Ist das Wort Zombie im Zusammenhang mit Methylphenidat weit hergeholt? In der Populärkultur ist ein Zombie ohne Bewusstsein und wird vom Hunger auf Menschenfleisch angetrieben. Zombies dienen auch als Metapher für ein angepasstes Dahinvegetieren, unterwürfigen und kritiklosen Gehorsam, den „Kadavergehorsam", für passiven Konsum und Desinteresse. Nur wenn sie Menschenfleisch in der Nähe wittern, kippen sie in wütende, nicht zu stoppende Aggression.

Tatsächlich wird das sogenannte „Zombie-Erscheinungsbild" in der wissenschaftlichen Literatur als Folge der Methylphenidat-Therapie von Experten als „nicht ungewöhnlich" bezeichnet, und zwar, um das unerwünschte Sozialverhalten und die aggressive Missstimmung zu umschreiben, die besonders durch Methylphenidat verursacht werden können.[548] Laut Arzneimittelinformation sollte bei Kindern, die eine Therapie mit Methylphenidat beginnen, auf das Auftreten oder die Verstärkung von *aggressivem Verhalten* geachtet werden, dazu ist eine sorgfältige Überwachung nötig. Aggression wird häufig fälschlich als Symptom mentaler Störungen wie ADHS assoziiert[549]; Fakt ist jedoch, dass es sich um kein Verhaltensanzeichen von ADHS handelt, sondern um eine unerwünschte Nebenwirkung von Methylphenidat. Agression ist kein diagnostisches Kriterium für ADHS, obwohl dies regelmäßig fälschlicherweise angenommen wird.

Interessanterweise bleiben bei manchen Experten dominante Merkmale des Zombie-Erscheinungsbildes wie *Willenlosigkeit* und ein scheinbarer *Mangel an Bewusstsein* unerwähnt, obwohl der durch die Gabe von Methylphenidat zu beobachtende Rückgang in „oppositionellem Verhalten" – populär als „chemisch bewirkte Fügsamkeit" bezeichnet – ein erwünschter Effekt der Arznei ist. Der scheinbare Mangel an Bewusstsein oder eine emotionale Abgestumpftheit, eine Unterdrückung des Gefühlslebens kann beim Gebrauch aller Arten von Drogen auftreten. Manche Experten beschreiben, dass Kinder, die mit Stimulanzien behandelt werden, einen „Amphetamin-Look, einen verkniffenen, düsteren Ausdruck" bekommen. Sie beschreiben, dass der Amphetamin-Look im Verhalten mit einem „Zombie-Effekt" auf Gefühle und Spontanität zusammenhängt.[550]

Für den ADHS-Forscher und Psychiater Peter Breggin ist die durch Stimulanzien häufig induzierte *Depression* der dominante Faktor des Zombie-Erscheinungsbildes. Robotisches und depressives Verhalten von Kindern ist ähnlich in der Ausprägung. Depressive Kinder sind unmotiviert, haben einen Mangel an Selbstwertgefühl und fühlen sich unfähig, Entscheidungen zu treffen. Dies erzeugt laut Breggin einen roboterartigen Eindruck, der von Ausbrüchen des Widerstandes unterbrochen wird.[551] In relativ milden Ausprägungen verlieren die Kinder laut Breggin den Glanz in den Augen, ihre Persönlichkeit verliere die Ecken und Kanten, ihr Temperament sei gedämpft und ihre Reaktionen weniger spontan. Dies fällt häufig nur den Personen auf, die die Kinder lieben und mit ihnen eine enge Verbindung haben.

> „Meine Tochter ist nicht mehr dieselbe. Natürlich ist sie pflegeleichter, aber es macht mich traurig, weil ich sie irgendwie verloren habe." Vater, 45 Jahre

Psychose

Vielen Ärzten ist nicht bekannt, dass Stimulanzien Kinder nicht nur depressiv, sondern auch „verrückt" machen können. Eine fünfjährige Studie zeigt, dass Stimulanzien ernsthafte, psychotische Symptome bei etwa 9 Prozent der Kinder auslösen.[552] Diese Symptome, die bereits bei einer Einzeldosis von 5 mg Methylphenidat oder auch erst nach sieben Jahren Einnahme auftreten, weisen ein breites Spektrum auf, das von manischer Euphorie bis Suizidalität, Aggression, Paranoia und Halluzinationen reicht.

Suizidgefahr

Die Kinder sollten gemäß den europäischen Richtlinien vor Therapiestart und während der Therapie auf *suizidale Gedanken und Taten* überprüft werden.[553] Die Arzneimittelinformation erwähnt Suizid, Suizidversuch, Suizidgedanken als Nebenwirkungen von Methylphenidat. In diesem Zusammenhang ist zu berücksichtigen, dass nach verschiedenen Studien junge Erwachsene, die als Kinder mit ADHS diagnostiziert und therapiert wurden, ein höheres Risiko zu Selbstmord und selbstverletzendem Verhalten aufweisen als jene ohne Diagnose und Therapie in der Kindheit[554], wobei Mädchen stärker gefährdet sind als Knaben[555].

Toxizität für andere Organe

Der Mediziner und Forscher Francesco Busardò beschreibt in seinem Überblicksartikel[556], dass zu den potenziellen negativen *organischen Spätfolgen* von Methylphenidat schlüssige Untersuchungen fehlen. Einiges an Literatur zur *Toxizität der Stimulanzien* auf diverse Organe ist jedoch heute bereits zugänglich und erforscht. Die Stimulanzien beeinträchtigen in der Regel durch die Unterdrückung des Wachstumshormons das Wachstum aller kindlichen

Organe.[557] Je länger die Stimulanzien eingesetzt werden, desto stärker ist dieser Effekt.

Methylphenidat hat aufgrund der Arzneimittelwirkung Einfluss auf alle Organsysteme des Menschen, auf *Nervensystem*, *Herz-Kreislauf-System*, *Verdauungssystem*, *Atmung* und *Immunsystem*, *Urogenitalsystem*, *Haut* sowie das *Stütz- und Bewegungssystem*. Methylphenidat kann *toxisch für die Leberzellen* sein[558], daher ist die konstante Überwachung der Leberwerte empfohlen. Die Liste der Nebenwirkungen auf die spezifischen Organe während der Einnahme ist in den Arzneimittelinformationen öffentlich zugänglich. Eine seltene, aber gefährliche Nebenwirkung ist der *Priapismus*, eine schmerzhafte Dauererektion des Penis, die durch Methylphenidat verursacht werden kann. Es handelt sich um einen urologischen Notfall, der zur Vermeidung von bleibenden Funktionsstörungen sofort behandelt werden muss.[559] Es wird empfohlen, dass die verschreibenden Ärzte die männlichen Patienten direkt auf dieses Risiko und auf die Notwendigkeit sofortiger Behandlung hinweisen, da die Gefahr besteht, dass vor allem jüngere Kinder das Problem nicht erkennen oder sich schämen.

Methylphenidat ist eine Droge

> „Einiges am Forschungsantrag ist falsch. Zum Beispiel macht Methylphenidat nicht süchtig."
>
> anonymer Reviewer[560]

Obwohl solche Aussagen vermeintlicher Experten leicht zu entkräften sind, ist es ärgerlich, wie beharrlich sich bestimmte Mythen halten. Vor allem dann, wenn die Mythen dringenden Forschungsarbeiten im Weg stehen. Wie alle anderen Stimulanzien kann Methylphenidat Sucht und körperliche Abhängigkeit auslösen.[561] Vor allem längere Anwendung kann zu Abhängigkeit und Sucht führen und sollte daher vermieden werden. Dies wird in der aktuellen Praxis der Gabe bei Kindern nicht berücksichtigt, Kindern werden Stimulanzien entgegen den neuen Empfehlungen zur kurzzeitigen Anwendung über wenige Wochen immer noch über Monate und sogar jahrelang verschrieben. Die Arzneimittelinformationen der Stimulanzien deuten die suchterzeugende Wirkung in der Regel nur vorsichtig an. Das Schweizer Arzneimittel-Kompendium formuliert das Folgende zum Thema Sucht in der Arzneimittelinformation zu Ritalin:

„Es gibt klinische Hinweise darauf, dass während der Verabreichung von Arzneimitteln mit dem Wirkstoff Methylphenidat vermehrt psychiatrische Störungen (einschliesslich Suchtverhalten und suizidales Verhalten) sowie Gewichts- und Appetitverlust auftreten. Eine sorgfältige Erfassung solcher Veränderungen oder aber Anzeichen für Fehlgebrauch und Missbrauch des Medikaments muss bei jedem Besuch und jeder Dosisanpassung vorgenommen werden."[562]

Die Warnung, dass Methylphenidat eine Sucht auslösen kann und bei jedem Besuch das Auftreten einer Sucht überprüft werden muss, ist leicht zu überlesen; das Wort „Sucht" wird komplett vermieden. Die empfohlene Vorgehensweise ist sinnlos. Wie soll das Auftreten einer Sucht geprüft werden, wenn einem süchtigen Menschen regelmäßige Dosen der Droge verabreicht werden, die mit hoher Wahrscheinlicheit abhängig macht und ausgeschlichen werden muss? Mit einem frommen Wunsch werden so Fakten verschleiert. Aus der Praxis ist bekannt, dass die meisten Kinder das Methylphenidat gerne einnehmen. Dies kann man von einer Droge erwarten.

Die Arzneimittelinformation eines in der Schweiz erhältlichen Amphetaminderivates, Elvanse, warnt deutlicher vor der Gefahr der Anhängigkeit. Die folgenden Zeilen sind für alle Stimulanzien gültig, auch für Methylphenidat. Sie sollten auch für die Arzneimittelinformation von Methylphenidat übernommen werden.

„Bei Stimulanzien, einschliesslich der Amphetamine, besteht ein potenzielles Risiko für Missbrauch, Fehlgebrauch, Abhängigkeit oder Abzweigung zu nicht-therapeutischen Zwecken, das Ärzte bei der Verordnung solcher Produkte berücksichtigen müssen. Bei Amphetaminen gibt es einen erheblichen Missbrauch. Dabei sind Fälle von Toleranz, extremer psychischer Abhängigkeit und schwerer sozialer Behinderung aufgetreten."[563]

Entzugserscheinungen sehen aus wie ADHS

„Patienten kommen oft zu mir, weil sie Hilfe im Entzug von psychiatrischen Arzneimitteln brauchen. Als die Eltern von Alec (acht Jahre) die Medizin auf einem Ausflug vergaßen, verschlimmerte sich sein Verhalten auf verstörende Weise. Er verwandelte sich in ein ‚Monster' und musste davon abgehalten werden, sich selbst und seine Familie zu verletzen. Die schockierten Eltern riefen den Kinderarzt an. Er deutete nicht einmal an, dass die Verschlimmerung des Verhaltens akute Entzugssymptome von Ritalin sein könnten. Stattdessen empfahl der Arzt, dass der Junge ‚niemals, für den Rest seines Lebens, die Einnahme der Arznei unterbrechen sollte'." Peter Breggin[564]

Bereits wenige Stunden nach der letzten Einnahme eines Stimulans treten in der Regel psychische und körperliche Entzugserscheinungen auf. Sie werden daher auch als „Zwischendosis-Entzug" bezeichnet. Sie entstehen nicht erst bei Langzeitgabe, sondern sind bereits nach der Einnahme einer einzigen Dosis eines Stimulans häufig. Entzugserscheinungen werden auch „Rebound-Effekt" genannt und zeichnen sich durch eine Verschlimmerung der ursprünglich beobachteten Verhaltensanzeichen des Kindes aus. Sie können sich von Kind zu Kind stark unterscheiden. Man muss bedenken, dass beinahe alles, was während eines Entzugs auftritt, durch diesen auch verursacht sein könnte.

Die Auslösung von „ADHS" bei Gesunden

Eine Studie, die 1978 im renommierten Journal *Science* publiziert und vom National Institute of Mental Health durchgeführt wurde, dokumentierte das dramatische Auftreten von Entzugserscheinungen nach bereits einer einzigen Dosis von Stimulanzien:

„Ein spezifischer Rebound-Effekt im Verhalten wurde von Eltern und Lehrern [Anm.: bei Kindern ohne ADHS] circa fünf Stunden nach der Einnahme der Medikation beobachtet; er zeichnete sich aus durch Erregbarkeit, Geschwätzigkeit und bei drei Kindern durch Euphorie." Rapoport et al.[565]

Diese Studie wurde interessanterweise mit Knaben ohne ADHS-Diagnose durchgeführt. Das bedeutet, dass auch *Kinder ohne ADHS durch den Entzug von Stimulanzien ADHS-Symptome entwickeln.* Die Autoren betonen, dass diese Beobachtung zu Zweifeln am gängigen Ursachen- und Behandlungs-Modell von ADHS führen sollte. Obwohl diese Studie in einer der wichtigsten Fachzeitschriften publiziert wurde, wurde sie vorwiegend ignoriert und blieb bis heute ohne Effekt. Dies sollte sich ändern, indem das Krankheitsmodell von ADHS verabschiedet wird.

Die Fehlinterpretation von Entzugserscheinungen verursacht Dauermedikation

„Ich weiß immer genau, wenn Yannick seine Dosis nicht genommen hat. Er ist dann angespannt und gestresst. Ich erkläre ihm öfters, dass er seine Medikamente regelmäßig einnehmen muss, weil er sie braucht. Sein Verhalten beweist meinen Punkt." Lehrerin, 45 Jahre

Wenn sich das Verhalten eines Kindes in nur wenigen Stunden verschlechtert, liegt das in der Regel an Entzugserscheinungen. Dies ist den verantwortlichen Erwachsenen in der Regel nicht bewusst. Lehrer und Eltern glauben häufig, dass die Kinder die Stimulanzien brauchen, da sich das Verhalten aufgrund der Erkrankung verschlechtert, wenn ein oder zwei Dosen ausfallen. Sie glauben, wie die oben zitierte Lehrerin, dass das Kind von der Medikation profitiert und sie braucht. Dieser Mythos der verkannten Entzugserscheinungen ist einer der *Hauptgründe*, warum Eltern, Lehrer und auch Ärzte entscheiden, dass das Kind auf *Dauermedikation* bleiben soll.

Die Ausprägung und die Gefahr ernsthafter Entzugserscheinungen wird in der Arzneimittelinformation von Ritalin unzutreffend angedeutet. Der Mythos der verkannten Entzugserscheinungen wird sogar bestärkt:

„Eine sorgfältige Überwachung ist beim Absetzen des Arzneimittels erforderlich, da es dabei zur Demaskierung sowohl von Depressionen als auch von chronischer Überaktivität kommen kann. Einige Patienten benötigen möglicherweise Nachuntersuchungen über einen längeren Zeitraum. Während des Absetzens nach missbräuchlicher Anwendung ist eine sorgfältige Überwachung notwendig, da es zu schweren Depressionen kommen kann." Rote Liste[566]

Der erste Satz stammt vermutlich von einem Imageberater, der vorgeschlagen hat, die Kausalitäten umzudrehen, indem die Symptome „demaskiert" werden und nicht direkt durch den Entzug entstehen. Es handelt sich um eine gezielt angebrachte Fehlinformation, die dringend aus der Arzneimittelinformation gestrichen werden sollte. Es ist wichtig, sich daran zu erinnern, dass die Anomalitäten in der Funktion entstehen, wenn Kinder, egal ob mit oder ohne ADHS-Verhaltensanzeichen die Stimulanzien einnehmen; sie werden jedoch erst offensichtlich, wenn die Drogen plötzlich abgesetzt werden. Um das fehlgeleitete Argument noch besser zu verstehen, kann man Alkoholiker oder Drogensüchtige als Beispiel nehmen. Wenn man über Alkoholiker oder Drogensüchtige ähnlich argumentiert, lautet das Argument, dass diese ihre Drogen benötigen, um „normal" zu sein, und dass beim Entzug ihre Störung zum Vorschein kommt, die durch die Drogen behandelt wird. Anhand dieses Beispiels sollte jedem der Fehlschluss klar sein. In Wahrheit müssen die Betroffenen von den Drogen befreit werden, um normale und gesunde Menschen zu werden.

Ausprägung der Entzugserscheinungen

> „Unser Sohn nimmt seit drei Jahren Methylphenidat, begonnen haben wir mit 10 mg, inzwischen nimmt er 50 mg. In diesen Sommerferien haben wir auf Empfehlung der Kinderärztin die Tabletten abgesetzt. Schon am nächsten Tag war er nervös, unkonzentriert und aggressiv. Wir waren erstaunt, wie gut die Medizin nach wie vor wirkt, und haben sofort wieder mit der Therapie begonnen."
>
> Mutter, 36 Jahre

Was wie eine korrekte Intervention der Mutter klingt, ist also leider ein therapeutischer Fehler. Der Sohn hat schlicht Entzugserscheinungen. Diese sind oft dem primären Effekt der Stimulanzien entgegengesetzt. Kinder, die durch Stimulanzien emotional abgeflacht und gefügig sind, werden schwierig und unangepasst. Kinder, die durch die Stimulanzien angeregt wurden, werden bei Entzug müde und unfokussiert. Entzugssymptome gehen mit einer Verschlechterung des Verhaltens der Kinder einher, mit Hyperaktivität, Gereiztheit oder mit Psychose, Depression oder sogar lebensbedrohlichen Reaktionen wie Suizidalität.[567] Häufig dauern die Entzugserscheinungen nur ein oder zwei Tage. Bei manchen Kindern sind sie leicht ausgeprägt, andere haben massive Entzugssymptome und müssen in einer Klinik behandelt werden.

Die oben zitierte Mutter deutet die Entzugserscheinungen als Anzeichen für die positive Wirkung des Arzneimittels. Allerdings verschlechtert sich das Verhalten wie bereits bekannt nicht, weil die Therapie so gut nützt und beim Absetzen der Therapie die Symptome der Störung wieder in Erscheinung treten, sondern weil der Körper des Kindes sich an den Arzneistoff angepasst hat und unter Entzug fällt.

Die Entwicklung einer Toleranz

Die Tatsache, dass die Dosis des Sohnes von 10 auf 50 mg erhöht wurde, spricht dafür, dass sein Körper über die Jahre eine *Toleranz* entwickelt hat. Von Toleranz spricht man, wenn nach einer bestimmten Anwendungszeit die Dosis des Wirkstoffes erhöht werden muss, um irgendeinen Effekt zu erzielen, da sich der Körper an das Stimulans gewöhnt hat. Stimulanzien wie Methylphenidat führen zur Toleranzentwicklung bei Kindern[568] und Erwachsenen.[569] Es muss betont werden, dass es nie so weit kommen sollte, dass der Körper eine Toleranz entwickelt, da Stimulanzien nur im Ausnahmefall und nur über wenige Wochen angewendet werden sollten. Die Dosierung, die der Junge einnimmt, ist bereits sehr hoch. Die maximale empfohlene Tagesdosis von Methylphenidat liegt bei 60 mg.[570] Bei hoher Dosis steigt die Gefahr für Nebenwirkungen,

Suchtentwicklung, Entzugserscheinungen und dafür, dass die therapeutische Breite für das betroffenen Kind überschritten wird. Der Mutter sollte man einen Stimulanzienentzug ab sofort empfehlen (S. 227 f.). Ihr Kind nimmt das Medikament schon zu lange ein. Parallel sollten passende Therapiebausteine der multimodalen Therapie oder noch besser eine pädagogische Fortbildung für die erwachsenen Bezugspersonen ausgesucht und gestartet werden.

Methylphenidat im Vergleich zu anderen Drogen

Was ist eine Droge?

Drogen sind stark wirksame Substanzen, welche die menschliche Psyche beeinflussen, zur Veränderung von Bewusstsein und Wahrnehmung, Rausch oder Euphorie führen und Gefahren für Körper und Psyche mit sich bringen. In der Wahrnehmung vieler Menschen gehören zu der Kategorie „Droge" nur die illegalen Drogen. Arzneimittel wie Methylphenidat und Opioide sowie legale Drogen wie Tabak oder Alkohol zählen diese Personen – fälschlicherweise – nicht dazu. Dass Drogen ein reales Gefahrenpotenzial haben, ist schon lange erwiesen: Exzessiver, unkontrollierter Drogenkonsum geht mit körperlichem und psychischem Schaden einher. Wie groß dieser Schaden sein kann, wird in der Delphi-Studie des Forschers David Nutt eingeschätzt.[571] Diese Studie vergleicht den körperlichen Schaden, den die häufige missbräuchliche Anwendung von Drogen wie Methylphenidat anrichten kann, mit dem Abhängigkeitspotenzial verschiedener Drogen.

Die Ignoranz des Suchtpotenzials der Stimulanzien

Methylphenidat ist eine Substanz, die im Rauschgifthandel systematisch und illegal vertrieben und konsumiert wird. Dass die Substanz süchtig macht, wird bisher gesellschaftlich weitgehend ignoriert, auch von denjenigen, die die Substanz anwenden. Es erscheint logisch, dass Jugendliche, die süchtig nach Methylphenidat sind, ihren Konsum verharmlosen oder abstreiten oder sich auf den Mythos des Neuroenhancement beziehen, wenn zahlreiche Experten nach wie vor die Mythen vertreten, dass Methylphenidat nicht süchtig mache und leistungssteigernd wirke. Das gleiche gilt für erwachsene Bezugspersonen, die den ihnen unterstellten Kindern Stimulanzien verabreichen oder eine Verabreichung zulassen. Zusammenfassend kommt die Drug Enforcement Administration (DEA) zu folgendem Schluss:

„dass Methylphenidat ein hohes Missbrauchspotenzial aufweist und ähnlich im illegalen Drogenhandel wie andere Schedule-II-Substanzen vertrieben wird. Informationen von Ärzten, Eltern, Schulen, Vergiftungszentren [...] Untersuchungen und Strafverfolgungen weisen darauf hin, dass eine wachsende Anzahl von Jugendlichen die Droge illegal anwendet, dass die primäre Quelle Individuen sind, denen die Droge für die Behandlung von ADHS verschrieben wurde, und dass die Jugendlichen den Missbrauch als harmlos betrachten. Ärzte, Eltern und Schulbehörden müssen gewarnt werden und die nötigen Schritte unternehmen, die Verteilung und den Missbrauch der Droge zu verhindern."

Gretchen Feussner, Vertreterin der DEA[572]

Die Drug Enforcement Administration publizierte eine Arbeit unter dem Titel: „Wie reagieren die Befürworter von Ritalin auf die Massenevidenz bezüglich Ritalin-Sucht und Ritalin-Abhängigkeit?" – bei Kindern und Jugendlichen. Ihre Antwort lautete: „Einige wenige Bücher über ADHS oder Ritalin für Eltern geben – falls überhaupt – einen ordnungsgemäßen Hinweis auf das Suchtpotenzial der Droge."[573] Dies muss sich ändern.

Methylphenidat in einer Reihe mit Kokain

Nach eingehenden Studien publizierte eine Gruppe von Experten eine eindrückliche Arbeit mit dem Titel „Ist Methylphenidat wie Kokain?", die bereits 1995 zeigte, dass Methylphenidat fast identische Effekte auf das Gehirn hat wie Kokain.[574] Die Ärztin Françoise Livio fasst in Ihrem Überblicksartikel „Methylphenidat-Missbrauch"[575] die Wirkung des gängigsten Medikaments für Kinder mit ADHS folgendermaßen zusammen:

„Methylphenidat zeigt eine euphorisierende, dem Kokain oder Amphetaminen ähnliche Wirkung und führt zu einem für Suchtmittel spezifischen Verstärker-Effekt (Reinforcement).[576] Genau wie Kokain erhöht Methylphenidat die extrazelluläre Dopamin-Konzentration im Gehirn.[577]"

Der einzige pharmakologische Unterschied zwischen Kokain und Methylphenidat liegt darin, dass Methylphenidat im Körper noch etwas länger wirksam ist. Daher wird Kokain vermutlich häufiger missbräuchlich angewendet als Methylphenidat. Intravenös oder nasal eingenommen ist der Effekt aller Stimulanzien jedoch identisch. Die von Ärzten verschriebenen Mengen von oralem Methylphenidat wirken zwar weniger stark als geschnupftes oder gerauchtes Kokain, die orale Wirkung ist jedoch stark genug, um als Substitut, als Ersatz von Kokain für Süchtige zu funktionieren. Wie genau Kinder auf orales Methylphenidat reagieren, ist individuell und nicht vorherzusagen, ein High wird eher selten erwartet. Oraler Gebrauch kann jedoch auch ohne High das Gehirn für zukünftigen Stimulanzienmissbrauch sensitivieren und so als Einstiegsdroge fungieren (S. 176 ff.).

Methylphenidat in einer Reihe mit Cannabis, LSD und Ecstasy

> „Cannabis ist eine gefährliche Droge. Ich würde meinen Patienten nie Cannabinoide verschreiben, weil sie davon süchtig werden könnten."
>
> Kinderarzt, 55 Jahre, der Kinder regelmäßig jahrelang mit Methylphenidat therapiert

Bei Kindern sehr zurückhaltend mit stark wirksamen Arzneimitteln umzugehen, ihnen also im Zweifelsfalle weder Cannabis noch Methylphenidat zu verschreiben, ist grundlegend richtig, denn die Arzneimittelforschung wird in der Regel an jungen männlichen Erwachsenen durchgeführt. Es ist sehr wahrscheinlich, dass der Körper von Kindern, Frauen und älteren Menschen anders auf die Arznei reagiert als der Körper von jungen Männern, dass der Nutzen noch geringer ist und der Schaden umso größer.[578] Dass Methylphenidat zu den Drogen gehört und in einer Gefahrengruppe mit Cannabis, LSD und Ecstasy genannt wird – in Bezug auf Suchterzeugung und Schaden für Körper und Geist – mag viele überraschen, auch den zitierten Kinderarzt. Er würde die stark schmerzstillenden Cannabinoide im Gegensatz zu Methylphenidat nie verschreiben, obwohl sie zur gleichen Gefahrengruppe gehören. Die Meinung des Kinderarztes zeigt, dass er sich von Vorurteilen leiten lässt und nicht auf dem neuesten Stand der Forschung ist. Handelt es sich bei seinen Patienten um Kinder, sollte er beide Betäubungsmittel nur im Notfall verschreiben.

Cannabis ist besser untersucht

Cannabis wäre aufgrund der Datenlage an Studien mit Erwachsenen im Grunde bei strenger Indikation zu bevorzugen, da es inzwischen besser erforscht ist als Methyphenidat.[579] Die *positive Wirkung von Cannabis* als Medikament ist bei Erwachsenen klar erwiesen. Cannabis und sein wichtigster psychoaktiver Inhaltsstoff Tetrahydrocannabinol (THC) gilt laut aktuellem Stand der Forschung als ausgezeichnete Arznei, besonders bei chronischem Schmerz.[580] Es hat einen hohen Nutzen-zu-Risiko-Quotient und ein einzigartiges pharmakologisches Profil mit multimodalen Effekten.[581] Es ist erwiesen, dass THC angstlösend wirkt, Entzündungen hemmt, das Immunsystem moduliert und sowohl antiemetische als auch appetitanregende Eigenschaften hat. Aufgrund seiner Wirkung ist THC außerdem indiziert bei Krankheiten wie Multipler Sklerose, Aids[582], Tumorerkrankungen, rheumatoider Arthritis, Fibromyalgie, aber auch Migräne, Asthma, Übelkeit und Erbrechen, Epilepsie, Tourette-Syndrom, Glaukom, als Geburtshilfe und in der Gynäkologie. Cannabinoide wie THC unterdrücken neben dem Schmerz andere pathophysiologische Prozesse wie Kontaktdermatitis, Hyperalgesie, Allodynie und Juckreiz. Neuere Überblicksartikel kommen zum Schluss, dass keine starken Nebenwirkungen bei der Verwendung als Schmerztherapie auftreten und dass daher der therapeutische Gebrauch von Cannabinoiden bei erwachsenen Patienten – auch hinsichtlich der Entstehung einer Sucht ungefährlich ist. Leichte Nebenwirkungen, die auftreten, sind Sedierung, Schwindel, trockener Mund, Konzentrationsschwierigkeiten und Übelkeit; sie alle sind bei vielen Diagnosen vernachlässigbar im Vergleich zum Nutzen.[583]

Die Methylphenidat-Sucht

Die Frage des Suchtpotenzials von Methylphenidat ist unumstritten. Dennoch hält sich der Mythos, dass Kinder von Methylphenidat nicht süchtig werden können.[584]

> „Empirische Studien ergaben, dass bei ADHS-Patienten durch die Einnahme von Ritalin keine erhöhte Suchtgefahr oder Abhängigkeit entstand (Safer und Allen 1989). Manche Autoren meinen, dass die Medikation sogar im Gegenteil vor einem Abgleiten in die Sucht schützt (Bennett et al. 1000, Beiderman et al. 1999)."
>
> Brandau und Kaschnitz[585]

Brandau und Kaschnitz zitieren 2013 dubiose Studien. Es ist ein Rätsel, wie Forscher zum Schluss kommen können, dass die Droge Methylphenidat nicht süchtig macht, sogar vor Sucht schützen soll, und warum Pädagogen genau diese selektierten Positionen wiedergeben. Methylphendiat unterliegt seit seiner Zulassung den europäischen Betäubungsmittelgesetzen, macht per Definition süchtig und kann in der Folge Schäden für Körper und Geist sowie Entzugserscheinungen verursachen.[586, 587] Die Tatsache, dass Methylphenidat Suchtpotenzial hat und dass Missbrauchsgefahr vorliegt, ist ausreichend bekannt.[588, 589] Die deutsche Fachinformation empfiehlt beispielsweise: „Die Patienten sollten hinsichtlich des Risikos von Zweckentfremdung, Fehlgebrauch und Missbrauch von Methylphenidat überwacht werden."[590]

Sucht und Substanzmissbrauch sind komplizierte psychologische und körperliche Prozesse. Stimulanzien wie Methylphenidat können Sucht durch mindestens drei unterschiedliche Prozesse verursachen:

1. durch die häufig schmerzhaften, unangenehmen und andauernden Entzugssymptome,
2. durch die Sensitivierung der Gehirnregionen (Einstiegsdrogen),
3. durch direkte Effekte der Drogen wie Euphorie.

Was ist eine Sucht? Unter *Sucht* versteht man eine *psychische Abhängigkeit*. Meist wird sie von einer körperlichen Abhängigkeit begleitet, die beim Absetzen durch das Ausschleichen der Dosis überwunden werden kann. Sucht erfordert eine genetische Prädisposition und externe Faktoren, die sie auslösen. Sie ist definiert durch eines oder mehrere der folgenden Kriterien: einen zwanghaften Gebrauch, Mangel an Kontrolle, ein heftiges Verlangen sowie den fortgesetzten Gebrauch trotz fortlaufender Schädigung von sich selbst und anderen.[591] Wie groß die Suchtgefahr bei der Einnahme von Methylphenidat für Kinder und Jugendliche mit ADHS ist und wie groß die neurologischen Veränderungen im Gehirn der Kinder sind, die durch die Substanz hervorgerufen werden, wurde laut Suchtforschern noch nicht gut genug erforscht. Die Suchtgefahr hängt neben individuellen Unterschieden von verschiedenen Faktoren ab; unter anderem vom Zweck und der Dauer der Einnahme sowie von der Dosis und der Art der Applikation, also wie die Substanz eingenommen wird.[592]

Sensitivierung des Gehirns durch Drogen

> „Der Effekt ist, dass viele Kinder, die mit Stimulanzien behandelt wurden, sich durch die Sensitivierung ihres Gehirns auf Drogen dann tatsächlich illegale Drogen beschaffen werden. Da Stimulanzien die normalen Gehirnfunktionen verändern, werden viele Kinder feststellen, dass sie die Drogen auch als Teenager und Erwachsene weiterhin brauchen."
>
> Peter Breggin[593]

Experten vermuten, dass eine Einnahme von Drogen – aus welchem Grund auch immer – in der kritischen Zeit der Reifung des Gehirns der Kindern zu langandauernden Störungen führen, die bis ins Erwachsenenalter anhalten. Hinweise für diese Befürchtungen finden sich in verschiedenen Forschungsarbeiten an ADHS-Tiermodellen[594] und anhand von einem korrelativen Zusammenhang von Drogenmissbrauch im Erwachsenenalter und Stimulanzientherapie in der Kindheit.[595] Stimulanzien zählen zu den *Einstiegsdrogen*, da sie das Gehirn der Kinder *sensitivieren* und die Kinder dadurch anfälliger sind, in der Jugend und im Erwachsenenalter drogensüchtig zu werden (S. 176 ff.). Wie bei allen Stimulanzien stammt das Risiko zur Suchterzeugung von Methylphenidat von seinem spezifischen Wirkmechanismus.[596] Durch diesen können neurologische Veränderungen im Gehirn der Kinder auftreten.[597] Normalerweise wird das körpereigene Belohnungssystem durch lustvolle Tätigkeit wie Essen, Sport, Spiel oder auch Sex aktiviert. Missbräuchlicher Drogenkonsum beeinflusst eben dieses Belohnungssystem: Durch neuroplastische Veränderungen im Belohnungszentrum des Gehirns, verursacht durch die Drogen[598], wird der süchtige Mensch unfähig, auf lebenswichtige Bedürfnisse wie Hunger angemessen zu reagieren – er wird auf Drogen sensitiviert, gibt der Droge den Vorzug.

Heute weiß man, dass das Nervensystem sich während des ganzen Lebens entwickelt; diese Fähigkeit des Nervensystems heißt *Neuroplastizität.*[599] Sie ermöglicht einem Organismus, zu lernen und sich an veränderte Bedingungen anzupassen, sie ist für die normale Funktion, aber auch für krankhafte Störungen des Nervensystems und für die Entwicklung einer Sucht verantwortlich.

Euphorie

Bei geringen oralen Konzentrationen lösen Stimulanzien selten eine Euphorie aus. Denn vor allem wenn die Substanzen schnell die Blut-Hirn-Schranke passieren, wird plötzlich ein intensives Wohlbefinden ausgelöst, der „Kick", der massiv zur Entwicklung einer psychischen Abhängigkeit beiträgt. Dies geschieht auch bei höheren oralen Dosen oder wenn Methylphenidat inhaliert, intravenös oder nasal eingenommen wird.[600] Es ist jedoch bekannt, dass Methylphenidat auch bei Tabletteneinnahme Euphorie auslösen kann.[601]

Zweck der Anwendung entscheidet über die Gefährlichkeit

Es ist wichtig zu wissen, dass bei vielen Drogen der Zweck der Einnahme mitbestimmt, ob eine bestimmte Substanz Sucht erzeugt oder nicht. Klar ist, dass wenn *Gesunde* zur Stimulation statt zur Symptombekämpfung Drogen einnehmen, dies jedenfalls zu einer Sucht führen kann. Missbräuchliche Anwendung führt prinzipiell zu Suchtgefahr. Als *Missbrauch* gilt jede Anwendung, die nicht zur Behandlung einer Krankheit erfolgt. Streng genommen ist die ADHS-Diagnose keine Krankheitsdiagnose. Eine Anwendung von Betäubungsmitteln zum Versuch, pädagogisches Fehlverhalten zu korrigieren oder die Schulleistung zu verbessern, muss somit streng genommen als Missbrauch betrachtet werden, als gefährlicher Zweck der Anwendung, der mit Suchtgefahr einhergeht.

Manche Drogen haben so großes Suchtpotenzial, dass sie für die Anwendung bei Kranken nicht geeignet sind: Kokain als Anästhetikum oder Heroin als Schmerzmittel kommen selbst bei Kranken nicht als Arzneimittel in Frage, da das Suchtpotenzial auch bei ihnen viel zu hoch ist. Bei den *Opiaten* hingegen bestimmt der *Zweck der Anwendung* die Suchtwirkung, denn ihre Wirkung unterschiedet sich maßgeblich, ob es sich um eine therapeutische und kontrollierte Anwendung zur Behandlung von Kranken handelt oder um eine missbräuchliche Anwendung. Wird ein Opiat zur Behandlung von Leid und Schmerz, also als Medizin angewendet, ist eine Entstehung von Sucht unwahrscheinlich: Die Quoten für Suchtentwicklung liegen nach Überblicksartikeln bei Opioiden bei tausenden Schmerzpatienten zwischen 0,05 und 3,7 Prozent der Patienten in der Langzeittherapie.[602] Nur wenn die Patienten bereits Probleme mit Substanzmissbrauch hatten, bestand ein Risiko, dass sie rückfällig wurden.

Wann machen Drogen wie Methylphenidat süchtig? Um Sucht zu vermeiden sollte Methylphenidat keinesfalls von Gesunden als Stimulans oder vermeintlicher Neuroenhancer eingesetzt werden. Doch auch bei der Anwendung als Medizin sind ausgiebige Studien zum Suchtpotenzial bei Erwachsenen nötig, bevor die Suchtwirkung auf Kinder erforscht werden kann. Da sich die Gehirne der Kinder im Wachstum befinden, ist klar, dass eine Umprägung des Belohnungszentrums bei ihnen besonders wahrscheinlich und schädlich ist.

ADHS-Therapie als Einstieg in die Drogenkarriere

Kinder mit ADHS-Diagnose und -Therapie werden als Erwachsene mit höherer Wahrscheinlichkeit Alkohol, Tabak und illegale Drogen verwenden als Kinder ohne ADHS.[603] Eine Krankengeschichte von ADHS in der Kindheit geht also mit einem erhöhten Risiko für Substanzmissbrauch einher. Die deutsche Arzneimittelinformation liefert einen Warnhinweis, der Methylphenidat als Wiedereinstiegs- und Einstiegsdroge etikettiert, die zur psychischen Abhängigkeit führen kann:

> „Patienten sollten sorgfältig hinsichtlich Zweckentfremdung, Missbrauch und Fehlgebrauch von Methylphenidat überwacht werden. Wegen des Potentials für Fehlgebrauch, Missbrauch und Zweckentfremdung sollte Methylphenidat bei

> Patienten mit bekannter Drogen- oder Alkoholabhängigkeit mit Vorsicht angewendet werden. Chronischer Missbrauch von Methylphenidat kann zu ausgeprägter Toleranz und psychischer Abhängigkeit mit abnormalem Verhalten in unterschiedlicher Ausprägung führen. Insbesondere bei parenteralem Abusus kann es zu offenen psychotischen Episoden kommen."[604]

Interessanterweise gibt es noch Advokaten der Stimulanzientherapie, welche die Kausalität umkehren und die Position vertreten, dass die Einnahme von Methylphenidat bei Kindern und Jugendlichen längerfristig das Risiko zum künftigen Substanzmissbrauch reduziert.[605] Dieser Position stehen zahlreiche Studien der Stimulanzienforschung entgegen: Eine Langzeitstudie zeigt beispielsweise, dass die Gabe von Methylphenidat den potenziell erhöhten Drogenkonsum der betroffenen Kinder nicht reduziert.[606] Neue Studien im Rattenmodell weisen darauf hin, dass Methylphenidat den Effekt amphetaminartiger Drogen verstärkt und zukünftigen Drogenmissbrauch fördert.[607] Physiologische Modelle der Suchterzeugung gehen davon aus, dass Drogen über den Botenstoff Dopamin das Belohnungssystem verändern und auf genau die Belohnung sensitivieren, die durch Drogenkonsum erreicht werden kann.[608] Die Vorstellung, dass die durch geringes Alter besonders empfindliche und potenziell stärker suchtgefährdete Gruppe der Kinder durch die Einnahme einer legalen Droge in Form des Betäubungsmittels Methylphenidat profitieren könnte, ist nicht schlüssig, sie klingt unwahrscheinlich. Hingegen scheint die Annahme, dass die Einnahme durch Veränderungen im Belohnungssystem und Sensitivierung des Gehirns eine Abhängigkeit starten könnte, plausibel und ist wissenschaftlich begründet.

Ignoranz der Methylphenidat-User

Die Zahlen für missbräuchliche Anwendung ohne ärztliche Verschreibung wurden noch nicht systematisch erfasst, denn es existiert keine Meldepflicht; Informationen werden bisher nur zufällig bekannt. Dies unterstützt die Beobachtung, dass die Gesellschaft das Gefahrenpotenzial der Arznei mehrheitlich ignoriert. Der bekannte offensichtliche Missbrauch ohne Verschreibung scheint vor allem Kinder und Jugendliche[609] ab 13 Jahren und Erwachsene zu betreffen: Beispielsweise wurden beim schweizerischen toxikologischen Informationszentrum zwischen 1996 und 2009 nur 14 solche Missbrauchsfälle von Kindern und Jugendlichen unter 16 Jahren gemeldet, welche die Substanz oral eingenommen haben; in einem weiteren Fall wurden die Tabletten zerstoßen und geschnupft, in zwei Fällen inhaliert. Auch bei Jugendlichen über 16 Jahren und Erwachsenen ist die häufigste Applikationsform zum Tablettenmissbrauch in 55 von 95 gemeldeten Fällen als Stimulans oral via Tabletten. Andere Quellen liefern Hinweise, dass suchtkranke Jugendliche in 75 Prozent der Fälle Methylphenidat nasal konsumierten, nachdem es ihnen selbst oder einer verwandten Person verschrieben worden war.[610]

Experten empfehlen, die Eltern über die Möglichkeit zum Missbrauch immer zu informieren, damit das Missbrauchspotenzial gegen einen erhofften positiven klinischen Effekt abgewogen werden kann.[611] Außerdem werden geringe Dosen, eine kontrollierte Einnahme und eine genaue und konstante Überprüfung des therapeutischen Effektes durch die Erwachsenen empfohlen, um eine missbräuchliche orale Anwendung durch Kinder und Jugendliche zu vermeiden.[612] Es existieren schnell wirksame Präparate, aber auch Präparate mit verzögerter Freigabe. Letztere vermindern ein Missbrauchsrisiko bei oraler Anwendung, da eine schnelle Passage der Blut-Hirn-Schranke und damit eine euphorisierende Wirkung unwahrscheinlicher werden soll.[613] Ein wichtiger Punkt bleibt in den Quellen bisher unerwähnt: Eine Verschreibung aufgrund einer ADHS-Diagnose impliziert in der Regel missbräuchliche Anwendung, da das Kind nicht nachweislich an einer Krankheit leidet, die durch Methylphenidat behandelt werden kann. Kein Medikamenten-Missbrauch fände nur bei erwiesener Krankheit des Kindes statt, das heißt, wenn das Kind intrinsisch, nicht durch das Umfeld verursacht, leidet und Methylphenidat nachweislich wirksam ist, wovon, wie das nächste Kapitel zeigt, laut aktueller Evidenz nicht auszugehen ist.

Teil 4
Wirken die Stimulanzien überhaupt?

„Der Staat hofft darauf, die biochemische Verfolgung des Glücks zu regulieren, indem ‚schlechte' Manipulation von ‚guter' Manipulation getrennt wird. Das Prinzip ist klar: Biochemische Manipulationen, welche die politische Stabilität, die soziale Ordnung und das ökonomisches Wachstum [Anm.: scheinbar] stärken, sind erlaubt oder werden sogar gefördert (z. B. jene, die hyperaktive Kinder in der Schule [Anm.: scheinbar] beruhigen oder ängstliche Soldaten in den Kampf treiben). Manipulationen, die die Stabilität und das Wachstum bedrohen, werden geächtet."

Yuval Noah Harari[614]

Warum Stimulanzien nicht gegen ADHS helfen

Was therapeutische Wirksamkeit bedeutet

Die Anzeichen der Wirksamkeit

Der Psychiater und ADHS-Forscher Peter Breggin empfiehlt bereits 2002 in seinem wohlrecherchierten, jedoch bisher nicht ins Deutsche übersetzten Sachbuch *The Ritalin Fact Book. What your Doctors won't tell you about ADHD and Stimulant Drugs*[615] allen Erwachsenen, die in Betracht ziehen, ihren Kindern Stimulanzien zu verabreichen, dass sie in der Lage sein sollten, folgende Fragen auf der Basis von Fakten zu beantworten:

1. Helfen Stimulanzien den Kindern wirklich?
2. Wie wirken sie?
3. Sind sie gefährlich?

Als *Wirksamkeit* bezeichnet man in der Medizin die Fähigkeit eines Verfahrens oder einer Substanz, kausal eine – meist vorab definierte – *hilfreiche Veränderung* hervorzurufen. Die therapeutische Wirksamkeit ist die Fähigkeit eines Arzneimittels oder einer anderen therapeutischen Anwendung, eine Heilung anzuregen. Die *pharmakologische Wirkung, auch Wirkmechanismus genannt*, beschreibt die Wechselwirkung von Wirkstoff und Lebewesen.[616] Teil 4 des vorliegenden Buchs soll dazu beitragen, dass der Leser die oben stehenden Fragen beantworten kann, nachdem die Datenlage zur Wirksamkeit von Stimulanzien bei ADHS und die verbundenen Gefahren kritisch analysiert wurden.

Welche Indikatoren weisen darauf hin, dass therapeutische Wirksamkeit vorliegt, dass eine Arznei die Heilung anregen oder den Verlauf einer Krankheit günstig beinflussen kann? Anzeichen sind:

- die Verringerung der Mortalität[617],
- die Verbesserung der Lebensqualität[618],
- die Reduktion von funktionaler Einschränkung und Leid.[619]

Diese Indikatoren werden durch Stimulanzien nachweislich weder kurz- noch langfristig erreicht, sondern in der Regel verschlechtert.[620] Stimulanzien sind somit therapeutisch unwirksam. Anhand der vorliegenden Fakten kann man zusammenfassen, dass die Rechtfertigung dafür, Kinder den Gefahren einer

Stimulanzientherapie auszusetzen, annähernd unmöglich ist, da heute gemäß neuen Studien selbst eine kurzfristige Wirksamkeit nicht mehr als nachgewiesen gilt.[621] Das Risiko einer kurzfristigen Stimulanzientherapie rechtfertigt damit laut aktuellem Wissensstand in der Regel ihren Nutzen nicht. Eine langfristige Therapie ist und war schon immer obsolet, da sie noch nie empirisch begründet war.

Warum die Stimulanzien therapeutisch unwirksam (!) sind

Dass Stimulanzien bei ADHS *un*wirksam sind, dass sie also nicht gegen ADHS helfen, wenn sie längere Zeit (länger als zwölf Wochen) eingenommen werden, ist seit über zehn Jahren bekannt.[622, 623] Die Arzneimittelinformationen warnen daher in der Regel vor Langzeitgabe.[624] Auch die kurzfristige Wirksamkeit (weniger als zwölf Wochen) gegen Verhaltensanzeichen von ADHS wird in neuen Studien und Überblicksarbeiten widerlegt: Stimulanzien verbessern nach aktuellem Stand des Wissens weder die Lebensqualität noch die schulischen und akademischen Leistungen. Bestenfalls wird aktuell von einem *kurzfristigen pädagogischen Effekt von circa zehn Wochen* ausgegangen, der sich durch eine Reduktion von unerwünschtem Verhalten, also *rein pädagogisch*, nicht medizinisch, äußert. Ob dieser pädagogische Effekt, sprich, die Vermutung, dass die Kinder *objektiv* gehorsamer werden, tatsächlich eintritt, ist unklar, da die wissenschaftliche Qualität der belegenden Studien laut einer neuen *Cochrane*-Metaanalyse als mangelhaft gilt.[625] Die Ursache für eine mögliche Reduktion des unerwünschten Verhaltens ist vermutlich eine durch die Neurotoxizität der Stimulanzien hervorgerufene Störung allgemeiner Gehirnfunktionen[626], etwa die erhebliche sofortige Reduktion des Blutflusses im Gehirn um 20–30 (!) Prozent und andere toxische Effekte (S. 156 ff. und 195).[627]

Fehlgebrauch des Begriffes der Wirksamkeit

Peter Breggin bezeichnet die Therapie mit Stimulanzien pointiert als „russisches Roulette mit Pillen“. Dass diese Einschätzung in gewissem Masse zutrifft, spiegelt sich darin, dass die Stimulanzien zu den am strengsten kontrollierten Arzneimitteln, den Betäubungsmitteln gehören. Stimulanzien sind gefährliche Medikamente: Die hochtoxischen, potenziell tödlichen Symptome einer Überdosierung können bereits bei sehr geringen Dosen oder bei der ersten Verabreichung auftreten. Ihre Wirkung muss bei jedem Individuum sorgfältig überprüft und begleitet werden, um sicherzustellen, dass der Nutzen größer ist als der Schaden. Peter Breggin verlangt, dass der Begriff „therapeutische Wirksamkeit“ in Bezug auf Stimulanzien wie Methylphenidat abgeschafft wird.

Diese Forderung wird klar, wenn man bedenkt, dass die Stimulanzien keine Heilung anregen können, da einerseits keine Krankheit des Gehirns vorliegt und sie außerdem keinen heilenden Effekt haben, sondern aufgrund ihres Wirkmechanismus toxisch wirken.

Breggins Forschung wird von manchen Quellen als „kontrovers" bezeichnet, obwohl seine Arbeiten ausgezeichnet recherchiert und immer faktisch und argumentativ begründet sind. Außer dem Umstand, dass Forschung immer falsifizierbar und daher kontrovers und umstritten ist, könnte ein Grund für Vorbehalte sein, dass Breggin ein Tabu bricht, indem er Kritik an einer gängigen gesellschaftlichen Praktik äußert und Denkfehler renommierter Experten aufdeckt.

Pseudo-Wirksamkeit in nicht-medizinischen Belangen

Professionelle Befürworter der Stimulanzientherapie schreiben in aktuellen Fachbüchern, dass Methylphenidat aufgrund seiner langen Geschichte als Arzneimittel in der Kinderpsychiatrie und auf der Basis zahlreicher klinischer Studien „wirksam und sicher" sei.[628] Stimulanzien sind allerdings weder eindeutig wirksam, noch sind sie sicher. Wie rechtschaffene Experten zu so einem Schluss kommen können, ist ein Rätsel.

Der Grund für diesen verbreiteten Irrtum der Wirksamkeit liegt darin, dass bewusst oder unbewusst ungültige Indikatoren für die therapeutische Wirksamkeit verwendet werden. Es handelt sich dabei um nicht-medizinische Anwendungen ohne Zulassung, die auch als missbräuchliche oder Off-Label-Verschreibungen betrachtet werden können. Diese falschen Ziele der Pseudo-Wirksamkeit sind:

- die Reduktion von unerwünschtem Verhalten,
- „Verbesserung" von Gehorsam,
- „Verbesserung" sozialer und schulischer Fähigkeiten.

Die Datenlage für die Evidenz der kurzfristigen Pseudo-Wirksamkeit bezüglich ADHS-Verhaltensanzeichen gilt als schwach und nicht eindeutig, der Nutzen der Intervention ist somit unsicher und die schädlichen Nebenwirkungen werden eher unterschätzt.[629] Stimulanzien sind laut verschiedenen Untersuchungen

- therapeutisch unwirksam,
- unwirksam als Neuroenhancer (zur Verbesserung schulischer und akademischer Leistungen),
- pädagogisch nicht eindeutig wirksam.

Stimulanzien sollen die *schulischen und akademischen Leistungen verbessern*, was jedoch nicht eingelöst wird, da Stimulanzien zum Neuroenhancement ungeeignet sind (S. 191 ff.). Es ist wichtig zu wiederholen, dass eine möglicherweise beobachtete kurzzeitige Reduktion von ADHS-Verhaltensanzeichen in Form unerwünschten Verhaltens kein therapeutischer Erfolg ist, sondern ein pädagogischer Effekt, der jedoch kein pädagogisches Ziel sein sollte. Die Unterdrückung des spontanen Verhaltens und die zwanghaft forcierte Aufmerksamkeit auf langweilige Tätigkeiten sind *aus Sicht der Kinder keine therapeutischen Effekte und auch pädagogisch gesehen nicht wertvoll, da sie Leben und Erfolge nicht verbessern, sondern verschlechtern.* Wenn manche Erwachsene diese toxischen Wirkungen positiv bewerten, sind sie in der Regel uninformiert und denken nicht über den Nutzen der Kinder nach, sondern über den für sie ersichtlichen, also ihren persönlichen Nutzen.

Es ist wichtig zu wissen, dass diese Art von kurzzeitigen Wirkungen (meist drei Wochen) auf das unerwünschte Verhalten von Advokaten der Stimulanzientherapie als therapeutisch verkauft wird. Diese Information ist unzutreffend und sollte unterbunden werden. Die kritisierten Forscher reagieren in der Regel mit Gegenkritik zu Studiendesign und Auswertung; sie sprechen von einer „kontroversen Debatte". Bei genauer Betrachtung der Faktenlange kann diese Einschätzung verworfen werden, die Debatte ist nicht kontrovers, die Faktenlage zur Wirksamkeit ist eindeutig.

Als Beispiel der mangelnden Reflexion über Pseudo-Wirksamkeit kann ein Artikel aus einem aktuellen Lehrbuch zum Thema Psychostimulanzien zur Behandlung von ADHS von 2016 dienen. Dieser definiert die pädagogische Pseudo-Wirksamkeit falsch als therapeutische Wirksamkeit und übersieht wie viele andere Publikationen die Daten zur therapeutischen Unwirksamkeit. Er gibt an, dass die Stimulanzien Methylphenidat und Amphetamine „wirksam" seien, indem sie die Aufmerksamkeit verbessern, die motorische Hyperaktivität und die Impulsivität reduzieren; außerdem werde „aggressives und störendes Verhalten in der Schule und im familiären Rahmen reduziert". Eine generelle Verbesserung der kognitiven Fähigkeiten dürfe jedoch nicht erwartet werden.[630]

Therapeutische Unwirksamkeit als Elefant im Raum

Die therapeutische Unwirksamkeit von Methylphenidat ist schon lange bekannt, dennoch wird sie grundegend ignoriert. Die Substanz wird trotz ihrer therapeutischen Unwirksamkeit immer noch als häufigste Arznei eingesetzt. Ein Überblicksartikel im *American Psychiatric Press Textbook of Psychiatry* erklärt bereits 1994:

> „Stimulanzien führen nicht zu andauernden Verbesserungen bei Aggression, Verhaltensstörungen, Kriminalität, akademischen Erfolgen, Funktionalität am Arbeitsplatz, Ehebeziehungen oder langfristiger Anpassungsfähigkeit."
>
> Popper et al.[631]

Verschiedene Studien des National Institute of Mental Health kommen zu dem Schluss, dass die Stimulanzientherapie „keine längerfristigen Vorteile hat"[632] und dass

> „ein langfristiger Effekt von Stimulanzientherapie in keinem Bereich der Funktionalität des Kindes gezeigt wurde." Richters et al.[633]

Ein gründliches Review des US-Departments kommt 1993 zu folgendem Fazit:

> „Längerfristige positive Effekte sind durch Forschung nicht bestätigt. Stimulanzienmedikation kann in manchen Fällen die Lerntätigkeit verbessern, jedoch in anderen Fällen die Lerntätigkeit verschlechtern. Lehrer und Eltern sollten keine signifikante Verbesserung beim Lesen, Sport, sozialen Fähigkeiten oder dem Lernen neuer Konzepte erwarten. Eltern und Lehrer sollten keine langfristigen Verbesserungen der akademischen Leistungen und Errungenschaften sowie keine Reduktion im antisozialen Verhalten erwarten." Swanson et al.[634]

F. Livio[635] fasst in seinem Review die Evidenz zur ADHS-Therapie mit Methylphenidat mit folgenden Worten zusammen:

> „Bei kritischer Betrachtung der verfügbaren Evidenz fällt jedoch auf, dass die Studiendauer auf zwei Jahre begrenzt ist und der Behandlungserfolg anhand von Fragebögen zur Verhaltensbeurteilung durch Lehrer und Eltern beurteilt wurde. Eine Verbesserung des klinischen Zustandes gemessen mittels einer geeigneten Angst-Skala durch das Kind selbst, Schulerfolg oder Entwicklung hinsichtlich Kriminalität oder Drogenverbrauch wurden jedoch nicht berücksichtigt."[636]

Die Zitate der Forscher zeigen, in welch großem Maße Erkenntnisse über den Mangel an kurzfristiger Wirksamkeit und die langfristige Unwirksamkeit in

Leitlinien, Review-Arbeiten und Fachbüchern, die an die Praktiker gerichtet sind, bisher weitgehend ignoriert werden. Dies sollte sich in Zukunft ändern.

Was kurz- und längerfristig bedeutet

Seit über 50 Jahren versuchen manche Forscher vergeblich, die längerfristige Wirksamkeit und Sicherheit von Stimulanzien zu beweisen. Längerfristig bedeutet in diesem Zusammenhang *ein Zeitraum von mehr als drei bis zwölf Wochen.* In all dieser Zeit war es den entschlossenen Forschern nicht möglich, eine Wirksamkeit, die über drei bzw. maximal zwölf Wochen hinausgeht, zu beweisen. Die meisten Studien an Stimulanzien dauerten nur wenige Wochen, meist drei bis sechs.

Peter Breggin nennt zwei Möglichkeiten, warum ein Forschungszweig, der seit mehr als einem halben Jahrhundert versucht, langfristige Wirksamkeit zu beweisen, nur kurzfristige Studien veröffentlicht, die nachweislich[637] nicht den wissenschaftlichen Kriterien entsprechen, da sie nicht gegen Placebo getestet werden und keine Doppelblindstudien sind. Möglichkeit eins: Stimulanzien sind eben nicht lange Zeit wirksam und die Studien wurden daher auf kurze Zeit beschnitten, um gut auszusehen. Möglichkeit zwei: Stimulanzien sind so schädlich, dass die meisten Kinder nur wenige Wochen dazu gebracht werden können, sie einzunehmen.

Pseudo-Erkrankungen täuschen Wirksamkeit vor

Als wirksam darf ein Arzneimittel also nur gelten, wenn eine Krankheit gelindert wird. Wenn keine echte Krankheit vorhanden ist, gegen die die Therapie wirksam sein soll, unterliegt die Beurteilung der Wirksamkeit einer Therapie einem falsch positiven Bias, einer Verzerrung: Die Wirksamkeit wird nur vorgetäuscht. Wir haben bereits gehört, dass Ray Moynihan ADHS als „Pseudo-Krankheit" klassifiziert, die jedoch mit einer konventionellen Behandlung einhergeht. Da die Prognose von Pseudo-Erkrankungen generell gut ist, entsteht die Wahrnehmung, dass den Patienten die Behandlung gut tut. Dies verstärkt den Glauben in die Wertigkeit der Therapie, weitet den Patientenkreis aus und entfacht weitere Übertherapie.[638] Bei klinischen Studien gibt es außerdem den Effekt, dass ein Bias oder positive Durchschnittseffekte einer Therapie jene Situationen verdecken, bei denen viele Teilnehmer mit einer schwachen und mittleren Ausprägung keinen Nutzen, sondern nur Schaden durch die Therapie davontragen.[639]

Der Missbrauch von Stimulanzien: Doping, Krieg und Schule

Bevor wir die wissenschaftliche Datenlage zur Wirksamkeit der medizinischen Anwendung von Stimulanzien beim Kind betrachten, soll die Verwendung der Substanz in anderen Kontexten analysiert werden. Wie bereits bekannt, sind alle nicht-medizinischen Anwendungen von Stimulanzien, also jeder Einsatz, der nicht als Heilmittel gegen Krankheit durchgeführt wird, Missbrauch. Eine Analyse aller Anwendungen gibt einen umfassenden Überblick, mit welcher Art von „Heilmittel" hier die Mehrzahl der Kinder mit ADHS therapiert wird. Die Stimulanzien bergen einige Überraschungen: Bei der Anwendung handelt es sich um *Doping*, das im sportlichen Wettbewerb verboten ist, da die Substanzen zu einer den Körper schädigenden Höchstleistung treiben. Außerdem werden die Stoffe als *Geheimwaffe* in Kriegen verwendet, da sie die Soldaten gefügiger und agressiver machen, sie in „Tötungsmaschinen" verwandeln. Manche Erwachsenen versuchen außerdem seit längerer Zeit, mit Hilfe von Stimulanzien ihre Wachheit und ihre Lernfähigkeit zu verbessern. Dieser Versuch des *Neuroenhancement* wird zwar explizit in einer theoretischen Debatte bezüglich der Ethik analysiert, bleibt jedoch eine Wunschvorstellung, da sich kognitive Fähigkeiten bisher nicht mit Drogen verbessern lassen.

Doping mit Stimulanzien

Vorteile im Wettbewerb

Unter *Doping* versteht man eine durch Aufnahme natürlicher oder synthetischer Substanzen herbeigeführte *Steigerung der körperlichen und mentalen Leistungsfähigkeit*. Die Idee des Doping geht davon aus, dass gesunde Menschen Substanzen verwenden, um die Leistungsfähigkeit zu verbessern.

Grundsätzlich geht es dabei um die Verschiebung der natürlichen Leistungsgrenzen des Organismus, heute häufig zum Zwecke der Vorteilsnahme bei einem sportlichen Wettbewerb. Prinzipiell ist die Applikation leistungssteigernder Stoffe vor einem Wettkampf verboten. Alle für den Gebrauch im Spitzensport nicht zugelassenen Präparate sind zusammengefasst auf einer Dopingliste, die u. a. vom Internationalen Olympischen Komitee zusammengestellt wurde. Stimulanzien wie Methylphenidat stehen auf der Dopingliste, da sie zu einer signifikanten Steigerung des Stoffwechsels führen. Müdigkeit und Erschöpfung treten erst deutlich später auf als dies normalerweise der Fall wäre, was Vorteile für Sportler im Wettbewerb mit sich bringt.[640]

Militärdroge und Kriegswaffe im Nationalsozialismus

Verwandte von Methylphenidat, die Stimulanzien Amphetamin, Methamphetamin, Dexamphetamin und Kokain, spielten laut neuen Recherchen eine wichtige Rolle im Dritten Reich und ergänzen das Verständnis von Hitler und der deutsche Wehrmacht mit einen neuen Aspekt: Hitler selbst und die Soldaten der Wehrmacht standen während der „Blitzkriege" unter dem Einfluss dieser Stimulanzien. Der Journalist und Autor Norman Ohler hat 2016 unter der Aufsicht von Hans Mommsen, des führenden deutschen Historikers der Nazizeit, ein sorgfältig recherchiertes historisches Buch über die wichtige Rolle von Drogen im Dritten Reich geschrieben.[641]

> „Im Zentrum des Buches liegt das grundlegende Paradox und die schamlose Heuchelei des Nazismus. Seine Ideologie erforderte die Reinheit von Körper, Blut und Geist. Adolf Hitler wurde als vegetarischer Abstinenzler porträtiert, der nichts und niemandem erlauben würde, ihn zu korrumpieren. Drogen wurden als Teil eines jüdischen Komplottes dargestellt, sie sollten die Nation schwächen und vergiften. Und dennoch wurde niemand abhängiger von Drogen-Cocktails als Hitler und keine bewaffneten Mächte haben damals mehr getan, um die Leistungen und den Gehorsam ihrer Truppen zu verbessern als die Wehrmacht, indem sie Methamphetamin benutzte."

Der Drogen-Cocktail des Führers

Die Nazis führten Gesetze ein, um das Leben von Drogenabhängigen zu kontrollieren. Diese wurden „psychopathische Persönlichkeiten" genannt und es wurde ihnen verboten zu heiraten; Pflichtsterilisation wurde eingeführt. Aus Gründen der Rassenhygiene sei dafür zu sorgen, dass schwer Abhängige davon abgehalten werden sich fortzupflanzen. Im Gegensatz dazu wurde Hitler als Saubermann porträtiert, der sich selbst für sein Land aufopferte, indem er bis zur Erschöpfung arbeitete. Der Reichspropagandaleiter Gregor Strasser schrieb: „Er kasteit seinen Körper auf eine Art, die Menschen wie uns schockiert! Er trinkt nicht, er isst praktisch nur Gemüse und er berührt keine Frau." Doch bereits im Frühjahr 1936 wurde Hitler selbst zu einem Drogenabhängigen von genau jener Sorte, welche die Nazis an der Fortpflanzung hindern wollten.

Dr. Theodor Morell, ein Spezialist für Hautkrankheiten und sexuell übertragbare Erkrankungen, wurde nach einer Dinner-Party, an der Hitler über seine Bauchschmerzen klagte, zu seinem Leibarzt. Sein Erfolg lag, vermutet Ohler, darin, dass er Hitler regelmäßig, zum Teil mehrmals täglich, Injektionen mit Stimulanzien, Tierextrakten und Glucose verabreichte. Hitler selbst betrachtete die Mixtur aus insgesamt 17 harten psychoaktiven Drogen wie Kokain, Amphetamin, Morphin, Opium sowie Tierextrakten wie Schweineleber- und Schweineherzextrakt als Medizin und wies Kritik seiner Entourage über die Behandlung von Dr. Morell wütend zurück. Ohler spricht von einer Polytoxikomanie Hitlers, die mit Wahnvorstellungen einherging. Ob Hitlers zitternde Hände ein Resultat von Parkinson waren oder das direkte Ergebnis seines exzessiven Drogenkonsums, bleibt unklar, doch der Verfall seines äußeren Erscheinungsbildes schockierte viele, die ihn länger nicht gesehen hatten. Ohler vertritt die Auffassung, dass das scheußliche und groteske Ende des Dritten Reiches seine wahre Basis von Lügen, Heuchelei, nutzloser Schlachterei und sinnloser Grausamkeit offenbart. Hitlers Drogensucht unterstreicht Mommsens Annahme, dass Hitler ein „schwacher Diktator“[642] war und dass das Naziregime chaotisch funktionierte[643].

Crystal Meth zur Leistungs- und Aggressionssteigerung im Militär

1937 synthetisierte der Chemiker Fritz Hauschild für die Temmler-Werke *Methamphetamin*, das unter dem Namen Pervitin patentiert wurde und heute als Crystal Meth bekannt ist. Pervitin wurde intensiv als breit wirksames Stimulans beworben, das gleichermaßen nützlich für Hausfrauen und Arbeiter sei und rezeptfrei erhältlich war. Es führte laut Ohler zur intensiven Empfindung von Energie und Selbstvertrauen und versprach laut Bewerbung der Arzneimittelhersteller, gegen Narkolepsie, Depression, geringe Energie, schwache Durchblutung und weibliche Frigidität zu wirken. Die Versicherung, dass es vor allem zur Leistungssteigerung führe, stieß auf Interesse der Nazipartei und führte dazu, dass alle Amphetamine unauffällig und leise von jeglicher Anti-Drogen-Propaganda ausgespart wurden.

> „1938 nutzen breite Anteile der Bevölkerung Pervitin auf beinahe regulärer Basis, Studenten, die sich auf ihre Prüfungen vorbereiteten, Krankenschwestern in der Nachtschicht, Geschäftsmänner unter Druck und Mütter, die dem Druck von Kindern, Küche und Kirche ausgesetzt waren."

„Hausfrauenschokolade“ waren beispielsweise mit Pervitin angereicherte Pralinen.

Ein Soldat berichtete in seiner Feldpost von der Wirkung des Pervitins: Er habe sich „kalt und teilnahmslos, ganz ohne Interessen“ gefühlt.

> „Vielleicht könnt Ihr mir Pervitin für meine Vorräte besorgen. Es ist so effektiv wie ein Liter starker Kaffee. Doch noch besser ist es, dass ich damit alle Sorgen vergessen kann, um wenigstens für ein paar Stunden glücklich zu sein."

Dieser Soldat, der seine Eltern bat, ihm mehr Pervitin zu senden, war der Autor und spätere Nobelpreisträger Heinrich Böll.[644]

Die militärischen Vorzüge wurden bald sichtbar, Professor Dr. Otto F. Ranke, der Direktor des Instituts für Allgemeine und Wehrphysiologie war der Überzeugung, dass Pervitin die Lösung für die kritischste Schwachstelle der Armee, die *Müdigkeit* sei. Er begann vergleichende Versuche mit Metamphetamin, Amphetamin, Koffein und Placebos mit vier verschiedenen Gruppen von Soldaten durchzuführen, die eine Reihe körperlicher und mentaler Aufgaben ausführten. Die Soldaten mit Metamphetamin zeigten größeres Durchhaltevermögen als die anderen Gruppen, machten aber weitaus *mehr* Fehler in Tests wie Berechnungen oder anderen intellektuellen Aktivitäten. Ranke ließ sich dadurch nicht beirren. Für ihn war der wichtigste Effekt der Droge die künstlich stimulierte Fähigkeit, weiterzumachen, wenn die feindlichen Truppen an Erschöpfung kollabiert waren. Ranke waren die kurzfristigen Nebenwirkungen wie Schlaflosigkeit und verschleppte Erschöpfung bewusst …

Während der Invasion in Polen 1939 rapportierten Sanitätsoffiziere enthusiastisch von der Wirkung des Pervitins auf ihre Truppen und schrieben an Ranke:

> „Jeder ist frisch und fröhlich, exzellente Disziplin. Leichte Euphorie und erhöhter Tatendrang. Mental ermutigt, sehr stimuliert. Langanhaltender Effekt. Nach der Einnahme von vier Tabletten Doppeltsehen und Farbensehen."

Sehstörungen wie Doppelbilder waren kaum nützlich für die Richtschützen in den Panzern, dennoch waren die Panzerdivisionen uneingeschränkt begeistert von den Möglichkeiten, die sich durch die Einnahme von Pervitin ergaben. Neben der Tatsache, dass die Substanz Hunger vertrieb und die körperliche und mentale Aktivität der Soldaten anregte, schien es auch Hemmungen und Angst zu vertreiben. Der Reichsminister Leo Conti, dem die schwerwiegenden Nebenwirkungen bekannt waren, führte 1939 aus Beunruhigung, dass die ganze Nation süchtig war, die Rezeptpflicht ein.

Die Temmler-Werke produzierten laut Ohler genügend Pillen pro Tag, um den Bedarf von 35 Millionen Tabletten für die deutsche Wehrmacht zu decken, die sie für den Blitzkrieg im Mai 1940 benötigte. Mit der Hilfe von Pervitin gelang es den deutschen Soldaten in drei Tagen und Nächten, von den Ardennen in Belgien bis nach Frankreich zu fahren und die französische und die britische Armee in einem Überraschungsangriff zu besiegen. Die Panzertruppen schienen den Franzosen und Briten gepanzerte Supermänner zu sein, obwohl sie eigentlich schlechter bewaffnet waren. Es waren die Geschwindigkeit und Unbarmherzigkeit der Wehrmacht, die es ihr erlaubten, die feindlichen Heere zu besiegen. Die Männer der französischen und britischen Armee verhielten sich, wie für alle Soldaten aus Milizarmeen typisch, anders: Sie vermieden möglichst Feindkontakt und Feuer und schossen in großem Umfang gezielt daneben. Dave Grossmann[645] bezeichnet dies als eine stillschweigende „conspiration to miss", eine Einigung darauf, die Verpflichtung zu töten zu umgehen und sich auf schlichte soldatische Inkompetenz zurückzuziehen. Offenbar haben Menschen, ausgenommen Soziopathen, eine natürliche angeborene *Tötungshemmung*, die durch Training und Einnahme von Stimulanzien überwunden werden kann. Die Berufssoldaten moderner Armeen werden gezielt konditioniert und desensibilisiert, um die Tötungshemmung zu überwinden. Es ist wahrscheinlich, dass dieses Training die Soldaten nicht vor posttraumatischem Stress nach Tötungshandlungen schützt.

Erst Jahrzehnte später setzten auch die Briten und die USA Methamphetamin als „Pilotensalz" unter anderem im Vietnamkrieg systematisch ein. Die Japaner nannten die Droge Philopon, was mit „gerne arbeiten" übersetzt werden kann. Heute empfiehlt das US-Militär vor langen Einsätzen andere Stimulanzien als Amphetamine, und zwar Modafinil (Provigil)[646] – trotz unklarer Langzeiteffekte[647].

Versagen der Stimulanzien als Neuroenhancer

> „Seit Urzeiten versuchen Menschen, sich physisch und mental zu optimieren, sei es mit Drogen oder mit Medikamenten. Geht es um einen dicken Bizeps und einen besonders langen Atem, ist heute von Doping die Rede; soll das Hirn über sich hinauswachsen, wird es – wissenschaftlich beschönigend – ‚Neuro-Enhancement' genannt. In der Regel werden dazu psychoaktive Drogen oder Pharmaka verwendet, angefangen bei koffeinhaltigen Getränken und Alkohol bis hin zu Amphetamin-Präparaten."
>
> Thomas Kron[648]

Thomas Krons Zitat deutet mit der Phrase „wissenschaftlich beschönigend" den wichtigsten Punkt zum Thema Neuroenhancement an, nämlich dass Neuroenhancement in der Regel nicht funktioniert. Normalerweise kann ein Mensch seine intellektuellen Fähigkeiten mit psychoaktiven Pharmaka nicht verbessern, sondern sie nur verschlechtern. Die Annahme, dass Neuroenhancement prinzipiell funktioniert, ist daher ein Mythos.

„Die Tabletten wirken wie Hirn-Doping." Sekundarschullehrer, 55 Jahre

Diese Lehrperson vertritt die häufige Auffassung, dass Schulkinder akademisch und intellektuell von Methylphenidat profitieren, da ihr Gehirn durch die Therapie „gedoped" wird. Die Debatte um *Neuroenhancement* beschäftigt sich bisher vor allem mit der Frage, ob es gerechtfertigt oder ethisch zulässig ist, dass *gesunde Erwachsene* ihre geistige Leistungsfähigkeit mit Stimulanzien steigern. Die Debatte übersieht drei wichtige Punkte:

1. Neuroenhancement mit Stimulanzien *funktioniert nicht*, weder bei Gesunden noch bei Kranken.
2. Der Versuch, Kinder mit ADHS-Diagnose mit Stimulanzien zu „verbessern", ist daher nicht möglich.
3. Auch wenn Neuroenhancement möglich wäre, bliebe eine medizinische Anwendung zur schulischen Verbesserung ethisch unzulässig, da kognitive Schwäche keine Krankheit ist.

Neuroenhancement funktioniert nicht

Der Soziologe Fabian Karsch argumentiert, dass sich die medizinischen Therapie von ADHS in einer „Grauzone zwischen Alltagsenhancement und Krankheitsbehandlung" befinde:

> „... die Kontrolle abweichenden Verhaltens durch medizinische Therapiemaßnahmen bei Kindern, aber auch die (weitgehend) selbstgesteuerte Medikation von Defiziten bei Erwachsenen sind Indikatoren für Strategien der Normalisierung und Optimierung psychosozialer Eigenschaften, die über medizinische Wiederherstellungsmaßnahmen hinausgehen".[649]

Methylphenidat wird nachweislich von manchen Studenten angewendet, im Bemühen, ihre akademischen Leistungen zu verbessern.[650, 651] Die Position von Karsch geht – wie die meisten aktuellen Positionen – davon aus, dass „Neuroenhancement" wirklich funktioniert. Doch die Annahme, dass aktuell oder in naher Zukunft Neuroenhancement bei Erwachsenen als Mässenphänomen auftaucht, konnte sich bisher nicht bestätigen. Es gibt keinen Grund zur Annahme, dass dies bald durch Stimulanzien möglich sein wird, die Debatte spielt sich daher auf einer falschen Ebene ab.

Der Professor für Psychiatrie, Pharmazeut und Psychologe Boris Quednow spricht daher von einer *Phantomdebatte.*[652] Er und andere Forscher[653, 654] argumentieren, dass eine Debatte über eine Technologie, „die wahrscheinlich nie funktionieren wird", überflüssig sei. Nicht erwähnt werden von Quednow und Kollegen in diesen Debatten die Kinder mit Methylphenidat-Therapie, die von dieser Technologie stark betroffen sind. Bei gesunden Erwachsenen mag es eine Phantomdebatte sein, jedoch bei vielen der Kinder mit ADHS und Ritalin-Therapie handelt es sich um ein aktuelles ethisches Problem, das nicht ausreichend diskutiert wird. Hier ist eine Debatte dringend nötig. Die betroffenen Kinder werden nämlich mit dieser Technologie, die laut Quednow wahrscheinlich nie funktionieren wird und ethisch fraglich ist, behandelt.

Bei Menschen mit höheren kognitiven Fähigkeiten führen die Substanzen oft zur Verschlechterung kognitiver Fähigkeiten.[655] Ein funktionales Gehirn kann laut Quednow nicht verbessert werden. Eine Verbesserung in einem Bereich bringt außerdem meist eine Verschlechterung in einem anderen Bereich mit sich.[656] Geht es um Motivationssteigerung zum Beispiel bei Schlafentzug, sei Koffein spezifischer wirksam. Neben den schädlichen Effekten der bisher bekannten Stimulanzien auf kognitive Fähigkeiten haben sie psychiatrische und körperliche Nebenwirkungen wie das Risiko einer Sucht[657], die den wachhaltenden Nutzen im Vergleich zu Kaffee nicht rechtfertigen.

Sind Stimulanzien Wachsamkeits- und Motivationsenhancer?

Als Hauptgrund für das bisherige Versagen der Neuroenhancer sehen Boris Quednow und Kollegen mit ihrem pharmakologischen Hintergrundwissen den *Mangel an Wirksamkeit und Sicherheit der potenziellen Neuroenhancer*, allen voran Methylphenidat, Modafinil, Kokain und Amphetamine. Boris Quednow beschreibt in seinem Überblicksartikel, dass die Medizinethiker durch übertriebene Versprechen von Neurowissenschaftlern in die Irre geführt wurden, welche entweder „Kollaborateure der Pharmaindustrie" oder gezwungen seien, ihre eigenen Resultate übertrieben positiv darzustellen, um umkämpfte Forschungsgelder zu akquirieren. Der Haupteffekt der Stimulanzien Amphetamin, Kokain und Methylphenidat ist laut Quednow eine Zunahme an Wachsamkeit, Erregung und Motivation, er schlägt daher vor, sie als *Wachsamkeits-* oder *Motivationsenhancer* zu bezeichnen und den Begriff Neuroenhancer zu vermeiden.

Das Gehirn als unentdecktes Universum

Boris Quednow kritisiert die Wirkung von Arzneimitteln wie Methylphenidat, die auf das Gehirn wirken, mit den folgenden Worten:

> „Ich vertraue auf das alte pharmakologische Prinzip, dass es keinen Effekt ohne Nebenwirkung gibt, was grundlegend zutrifft auf alle Substanzen, die auf unser Gehirn wirken. Unser Gehirn ist so komplex und seine Neurotransmitter-Systeme sind so stark ineinander verflochten, dass das Drehen einer kleinen Schraube in einem System unvorhersehbare Effekte in allen anderen Systemen haben kann, mit den entsprechenden Konsequenzen im Verhalten. Die Neurowissenschaften haben bisher erst an der Oberfläche von einem noch unentdeckten Universum gekratzt."

Dass Stimulanzien nicht als Neuroenhancer taugen, ist den meisten Laien und leider auch vielen Spezialisten unbekannt. Aufschlussreich ist in diesem Zusammenhang eine neue Studie an circa 400 Schweizer Psychiatern und Allgemeinmedizinern, die zeigt, dass es dieser Berufsgruppe an Wissen fehlt: circa 70 Prozent der Befragten kennen den Begriff „Neuroenhancement" nicht und circa 40 Prozent kennen den Begriff „Gehirn-Doping" nicht – obwohl Methylphenidat, ein Betäubungsmittel, das diese Berufsgruppe verschreibt, vergeblich zu diesem Zweck eingesetzt wird. 30 Prozent der Befragten gaben an, dass sie auch bei Abwesenheit einer Krankheit den gesunden Erwachsenen einen Neuronenhancer verschreiben würden. Die Autoren kommen zu dem Schluss, dass Ärzte und Patienten von einer systematischen ethischen Debatte über die Möglichkeiten und vor allem die Grenzen der medikamentösen Leistungssteigerung profitieren würden.[658] Dies müsste durch die Information ergänzt werden, dass Stimulanzien nicht zum Neuroenhancement oder zur schulischen und akademischen Verbesserung taugen und dass den Kindern, falls eine Motivationssteigerung erwünscht ist, besser ein Kaffee verabreicht werden sollte.

Ist versuchte Leistungssteigerung Missbrauch?

Ist die Off-Label-Verschreibung eines Stimulans wie Methylphenidat zum Versuch der schulischen Leistungssteigerung grundsätzlich Missbrauch? Der Forscher Francesco Paolo Busardò definiert den Versuch des „Neuroenhancement" – laut Quednow also eigentlich ein *Motivations- und Wachsamkeitsenhancement* – eindeutig als Missbrauch.[659] Wenn es sich bei einer Therapie von ADHS mit Methylphenidat nicht um die medizinische Heilung organischer Krankheitssymptome handelt, sondern um einen Versuch zur schulischen

Leistungssteigerung[660], drängt sich die Folgerung auf, dass Methylphenidat in der ADHS-Therapie grundsätzlich missbräuchlich eingesetzt wird. Dass die *Leistungssteigerung als eine missbräuchliche Anwendung* betrachtet wird und dass sie erwiesenermaßen nicht funktioniert, ist den meisten verantwortlichen Erwachsenen sicherlich nicht bewusst.

Man könnte argumentieren, dass die Kinder an dem strengen Schulsystem leiden und dadurch krankgemacht werden. Doch auch in diesem Falle bleibt der Missbrauchsvorwurf bestehen, denn wenn der schulische Druck einige Kinder so unter Stress setzt, dass sie davon krank werden, ist der korrekte Angriffspunkt das Schulsystem und nicht der Körper des Kindes.

Laut aktueller Datenlage ist Methylphenidat also nicht als Wachsamkeits- und Motivationsenhancer geeignet, da die Substanz schädliche Wirkungen hat, die den an Wachsamkeit und Motivation gewonnenen Nutzen bei gesunden Erwachsenen nicht rechtfertigen.[661] Das nächste Kapitel untersucht die Anwendung bei ADHS im Kind und zeigt, warum der Einsatz von Methylphenidat auch bei Kindern mit dieser Diagnose nicht gerechtfertigt ist.

Der Wirkmechanismus: Vergiftung der Nervenzellen

Wichtige Erkenntnisse aus Tierstudien

Chemische Lobotomie

Menschen haben ähnliche Gehirnstrukturen wie kleinere Säugetiere. Daher werden Tierstudien als Modell für Arzneimittelwirkung bei Menschen verwendet. Sie sind gesetzlich vorgeschrieben zur Entwicklung neuer Arzneimittel, aber auch wenn Menschenversuche ethisch nicht zulässig sind oder um die Entstehung von Krankheiten und die Wirkung von Arzneien zu verstehen. Aus Tierstudien kann man Rückschlüsse ziehen, wie sich die Substanzen im Menschen verhalten.

Um mehr über den Wirkungsmechanismus von Stimulanzien im Menschen herauszufinden, sind Versuche am Gehirn notwendig. Was zu ihrem Wirkmechanismus bekannt ist, weiß man daher aus Tierversuchen. Die Studien der Neurobiologin Stacy Castern an Rhesusaffen[662, 663] zeigen, dass bereits geringe und einmalige Dosen von Stimulanzien die Gehirnfunktionen langfristig stören und psychotische, schizophrene Symptome erzeugen, was man mit einer „chemischen Lobotomie" vergleichen kann: Stimulanzien stören die Funktion im Striatum[664] und in höher entwickelten Gehirnregionen inklusive des Nucleus accumbens und des präfrontalen Cortex des Gehirns.[665, 666] Wenn diese Areale bei Tieren oder Menschen gestört sind, werden die komplexesten und subtilsten Funktionen abgeschwächt oder zerstört.

Wirkmechanismus widerlegt körperliches Krankheitsmodell

Genaueres zum Wirkmechanismus beim Menschen ist nicht bekannt, über die Wirkung auf die Transmittersysteme im Gehirn sind bisher nur Spekulationen möglich, die jedoch häufig und irreführenderweise als Fakten formuliert werden und auf imaginäre Unterschiede der Gehirne der Personen mit ADHS verweisen. Ohne jegliche Beweise wird in der Regel von Advokaten der Stimulanzientherapie behauptet, dass „die Ursache für ADHS ein Mangel des Neurotransmitters Dopamin zwischen den Nervenzellen" sei und dass Stimulanzien ein „chemisches Ungleichgewicht beheben". Wichtig ist zu wiederholen, dass Stimulanzien bei Personen mit und ohne ADHS-Diagnose die identischen Effekte haben. Das bedeutet, dass in den Gehirnen gleiche Vorbedingungen herrschen und gleiche Reaktionen stattfinden. Aufgrund des Wirkmechanismus der Stimulanzien darf kein körperliches Krankheitsmodell abgeleitet werden.

Die Parallelität der Wirkung bei Tier und Kind

> „Tiere und Kinder, die Stimulanzien erhalten, werden nicht komplett inaktiv. Stattdessen werden sie engstirnig fokussiert und zwanghaft in ihrem Verhalten [...] Der unbefangene Beobachter hat den Eindruck, dass die Zerstörung der Spontanität die Tiere ‚glücklicher' macht, es ihnen erleichtert, ihre Gefangenschaft zu akzeptieren. Zumindest zeigen sie weniger oder weniger starke Anzeichen von Stress als Folge der Gefangenschaft. Sie kämpfen nicht, um aus dem Käfig auszubrechen, sie schielen nicht traurig zu ihren Nachbarn, die in Käfigen außerhalb ihrer Riechweite eingesperrt sind. Aber sie sind nicht glücklicher; sie sind abgestumpfter. Ihr natürlicher Enthusiasmus zu leben wurde ausgelöscht. [...] Die meisten Advokaten der Stimulanzien kennen diese Tierstudien nicht. Und auch die, die es wissen sollten, scheinen sie nicht zu kennen oder sich nicht dafür zu interessieren."
>
> Peter Breggin[667]

Stimulanzien wie Methylphenidat wirken also sowohl bei gesunden als auch bei mit ADHS diagnostizierten Kindern *identisch* auf unerwünschte Verhaltensweisen. Dies geschieht durch ihre toxische Wirkung auf das zentrale Nervensystem, durch die bereits beschriebene chemisch induzierte Störung von Gehirnfunktionen (S. 195). Es existieren zahlreiche Tierstudien mit Ratten und Affen, die die Wirkung der Stimulanzien auf das Säugetiergehirn untersuchen. Peter Breggin hat diese Studien systematisch in wissenschaftlichen Arbeiten analysiert und festgestellt, dass die Stimulanzien Methylphenidat, Amphetamin und Kokain sehr ähnliche Effekte auf Menschen haben wie auf Ratten oder Affen. Was sich jedoch unterscheide, sei das Vokabular und der Blickwinkel, den die Tierforscher verwenden, um identisches Verhalten von Kindern und Säugetieren zu beschreiben. Tierforscher verwenden die Begriffe „sinnlos" für das Verhalten oder „Mangel an Spontanität und Kreativität", während die Befürworter der Stimulanzientherapie dasselbe Verhalten der Kinder als Verbesserung betrachten, da sie nun still sitzen und schulische Aktivitäten verfolgen, ohne zu zappeln oder mit den Nachbarn zu sprechen.

Bei Tieren führen die Stimulanzien laut den Forschern bereits bei kurzer Anwendung in geringen Dosen zur Zerstörung der natürlichen Aufmerksamkeit, zur Unterdrückung von Spontanität und Kreativität. Sie führen zu einer chemisch induzierten zwanghaften Aufmerksamkeit und zur Akzeptanz von Gefangenschaft. Die Tiere stellen ihre Versuche ein, aus dem Käfig auszubrechen, und bewegen sich stattdessen auf geringem Raum endlos vor und zurück. Sie hören damit auf, mit Interesse die Gefährten und die Umgebung des Käfigs zu beobachten, und starren stattdessen hypnotisch auf kleine Objekte am Boden. Die Affen sitzen alleine und pflegen immer die gleiche Stelle ihres Felles, spielen endlos mit einem Kieselstein oder machen andere stereotype, anormale Bewegungen.

Bei Kindern kann Methylphenidat zu pädagogischen Effekten, und zwar zu einem „Rückgang oppositioneller Verhaltensweisen und gleichzeitig zu einer Zunahme erwünschter Verhaltensweisen"[668] führen. Als Kurzzeiteffekte werden von Eltern und Lehrern unter anderem die Verbesserung der Handschrift, die Verminderung aggressiven Verhaltens und eine Verbesserung von Konzentrationsfähigkeit und Ausdauer genannt.[669] Diese Effekte sind jedoch nicht bewiesen[670]: Laut klinischen Studien, die auf Einschätzungen von Erwachsenen basieren, können solche Effekte im *Durchschnitt zehn Wochen* andauern, dann verschwinden sie; die negativen Nebenwirkungen halten länger an und verstärken sich bei längerem Gebrauch sogar.[671] Wichtig ist zu wissen, dass die Stimulanzien nicht therapeutisch, also gegen eine Erkrankung wirksam sind, und dass die schulische und akademische Leistung und die Lebensqualität der Kinder nachweislich nicht verbessert wird. Obwohl diese Effekte häufig von

Lehrern und Eltern genannt werden, stimmen sie nicht mit der Realität überein[672]. (Kritik der Wirksamkeit S. 181 ff.).

Wie Stimulanzien auf Kinder wirken

Die Stimulation überstimulierter Kinder

> „Ich werde häufig als Experte für eine Zweitmeinung angefragt. Viele Kollegen scheinen die Realität zu übersehen, dass Stimulanzien die Kinder häufig überstimulieren. Die Medizin macht viele Kinder nervös, angespannt, ängstlich und unkontrollierbarer, also insgesamt ADHS-artig in ihrem Verhalten. Wenn das Verhalten des Kindes sich durch die Medizin verschlechtert, erhöhen die uninformierten Ärzte die Dosis häufig, anstatt die Arznei abzusetzen. Oder sie ergänzen ein anderes Psychopharmakon, irgendetwas wie ein Neuroleptikum, das gar nicht getestet ist und das schlussendlich den Zustand des Kindes verschlimmert."
>
> Psychiater, 58 Jahre

Stimulanzien wirken stimulierend, indem sie die Konzentration von Neurotransmittern erhöhen. Breggin stellt die rhetorische Frage, wie Stimulanzien überstimulierten Kindern helfen können. Überstimulierte Kinder brauchen offensichtlicherweise keine weitere Stimulation, sondern Beruhigung. Sind diese Bedenken zutreffend? Ist es nicht vielmehr so, dass die Stimulanzien die Kinder beruhigen? Unter manchen Experten herrscht immer noch der Mythos, dass Stimulanzien in Kindern und Erwachsenen eine andere Wirkung hätten, dass Erwachsene angeregt, Kinder aber paradoxerweise beruhigt würden. Es ist jedoch seit Jahrzehnten bekannt, dass die Wirkung von Stimulanzien bei Kindern und Erwachsenen in die gleiche Richtung geht, Menschen werden unabhängig von ihrem Alter stimuliert.

Problematisch ist, dass Kinder mit ADHS in der Regel überstimuliert sind, was eine Gegenanzeige zur Einnahme von Stimulanzien ist. Stimulanzien sollten laut Arzneimittelinformation bei Kindern die nervös, angespannt oder ängstlich sind, nicht angewendet werden. Dennoch werden sie genau bei den Kindern eingesetzt, die diese Kontraindikationen aufweisen. Die Kinder mit Verhaltensanzeichen von ADHS sind überstimuliert und sie werden trotzdem mit stimulierenden Medikamenten behandelt. Stimulanzien bei ADHS zu verschreiben, ist auch aus diesem Blickwinkel somit mit hoher Wahrscheinlichkeit eine Fehlverschreibung, die zu Therapieversagen führt.

Stimulanzien verschlechtern das Denken durch kognitive Toxizität

> „Sage ich, dass diese Drogen den Kindern nie wirklich helfen? Ja, das sage ich. Während die Kinder gefügiger und leichter zu beherrschen sind und manchmal mehr Hausaufgaben oder Pflichten erledigen, ist ihr fügsameres Verhalten das Resultat von drogeninduzierten Störungen in Aufmerksamkeit, Spontanität und Konzentration. Sie lernen nicht, ihre Selbstdisziplin zu verbessern oder echt zu kooperieren; die Drogen stören hingegen chronisch ihr Gehirn."
>
> Peter Breggin[673]

Viele Personen nehmen an, dass durch die stimulierende Wirkung von Stimulanzien die Aufmerksamkeit gesteigert wird und dadurch die Denkfähigkeit und damit die akademischen Fähigkeiten zunehmen. Es ist bereits bekannt, dass Stimulanzien zum Neuroenhancement nicht taugen (S. 191 ff.). Stimulanzien erzeugen eine forcierte Aufmerksamkeit auf eintönige Aktivitäten und induzierten Gehorsam, da die natürliche Aufmerksamkeit zerstört wird. Dies hat jedoch keine positiven Effekte auf die Denkfähigkeit; Stimulanzien verbessern auch laut neusten Studien die Lebensqualität[674] und die akademischen Leistungen[675] der betroffenen Kinder mit ADHS nicht (S. 214). Es gibt hingegen klare Hinweise, dass Stimulanzien die Denkfähigkeit bei einem Großteil der Kinder verschlechtern. Dies ist nicht überraschend, wenn man sich die schädlichen Wirkungen der Stimulanzien auf das Gehirn klar macht (S. 205 ff.).

Die Kinder werden durch die Stimulanzien gezwungen, überzufokussieren, und zwar auf Kosten ihrer Fähigkeiten zu denken und zu lernen. Bereits 1992 verfasste ein Team von Experten im Auftrag des US-Department of Education eine Überblicksarbeit über die gesamte Forschung zum Effekt der Stimulanzien.[676] Sie berichteten Ernüchterndes über deren Wirkung auf mentale Prozesse. Das Team beschrieb das Auftreten *kognitiver Toxizität* bei üblichen klinischen Dosen bei *40 Prozent der Kinder*. Kognitive Toxizität bedeutet eine Verschlechterung der mentalen Funktionen zu denen Denken, Lernen, Aufmerksamkeit und Erinnerung gehören. Sie warnten auch vor dem Auftreten eines „Zombie-Erscheinungsbildes“ (S. 162). Die kognitive Toxizität zeigt sich „im Gebiet der komplexen kognitiven Funktionen sowie im flexiblen Problemlösen und abweichenden Denken“.[677]

„Therapeutische Effekte" machen fügsam, nicht klüger

> „Lernen die Kinder besser? Werden ihre akademischen Fähigkeiten verbessert? Natürlich nicht, drogeninduzierte Beeinträchtigungen können ein Kind nicht klü-

ger, nachdenklicher oder sachkundiger machen, sie können ein Kind nur dazu bringen, sich hinzusetzen, den Mund zu halten und das zu tun, was man ihm sagt. Wie wir noch sehen werden, führen Stimulanzien zu keiner Verbesserung der akademischen Leistungen. Jedoch führen sie manchmal zu einer Verbesserung der Noten, da viele Lehrer ein unterwürfiges, unauffälliges Verhalten mit besseren Noten belohnen."[678]

„Viele Eltern bemerken, dass die Drogen ihnen ihre Kinder geraubt haben. Sie sagen mir, dass die Drogen dazu geführt haben, dass die Kinder ihren ‚Glanz' oder ihren ‚Funken' verloren haben. Ihre Persönlichkeit wurde auf negative Weise ‚verändert'. Bei extremeren Reaktionen schienen die Kinder ‚ihre Seele zu verlieren' und ‚roboterhaft' zu werden."[679]

Peter Breggin äußerte sich bereits 2002 pointiert zur fehlenden positiven Wirkung von Stimulanzien auf die schulischen Leistungen der Kinder. Eltern und Lehrer berichten tendenziell von einer kurzfristigen Verbesserung der DSM-Checklisten bei der Einnahme von Stimulanzien, da die unerwünschten Verhaltensanzeichen von ADHS durch die toxischen Symptome auf das zentrale Nervensystem reduziert werden. Die Erwachsenen interpretieren die toxischen Effekte als Verbesserung im Verhalten. Vor allem Lehrer haben laut Breggin den Eindruck, dass das Verhalten der Kinder sich verbessere, da die diagnostischen Verhaltensanzeichen wie „platzt mit Antworten heraus" oder „verlässt den Platz" unter den Drogen abnehmen. Die Reduktion im spontanen Verhalten und der induzierte Gehorsam machen die Kinder weniger geschwätzig, sie verlassen weniger häufig ihren Sitzplatz und sprechen weniger mit den Nachbarn. Dies erleichtert laut Breggin die Unterrichtsführung für die Lehrer, ohne dass sie einzelnen Kindern Aufmerksamkeit schenken müssen.

Die Stimulanzien können somit zu einer kurzfristigen Verbesserung der Noten führen, ohne die schulischen Leistungen zu verbessern. Den Eltern und Lehrern ist dabei laut Peter Breggin[680] nicht bewusst, dass die Verhaltensänderungen eine „Unterdrückung von spontanem Verhalten" durch die Stimulanzien sowie einen „aufgezwungenen Gehorsam" bewirken. Ihnen ist in der Regel nicht klar, dass die Drogen ihre Kinder unterdrücken und abstumpfen. Es ist wichtig zu wiederholen, dass die Kinder durch Stimulanzien *nicht besser lernen können*. Ihre schulischen Leistungen verbessern sich nicht. Dieses Fazit wird auch in neuen Studien bestätigt.[681]

Die chemisch induzierte zwanghafte Aufmerksamkeit

> „Ich habe schon den Eindruck, dass er sich anders verhält. Bei den Hausaufgaben schreibt er die gleiche Aufgabe oft mehrmals, so lange, bis ihm seine Arbeit gut genug ist. Er ist sehr gepflegt, ordentlich und sauber. Er denkt lange über manche Dinge nach. Manchmal habe ich das Gefühl, dass er extrem auf Details fokussiert ist [...] Es ist insgesamt einfacher geworden mit ihm."
>
> Mutter eines Jungen mit ADHS, der seit sechs Monaten Methylphenidat bekommt

Die *Aufmerksamkeit* ist das größte Geschenk, das man jemandem geben kann und wohl eine der wichtigsten Eigenschaften. Sie erlaubt es, wichtige von unwichtigen Informationen zu trennen, um die wichtigen Dinge wahrzunehmen, sich ihnen bewusst zu werden und sich auf sie zu konzentrieren. Die Aufmerksamkeit bestimmt die Reaktionen des Menschen, seine Entscheidungen, sein Verhalten und Lernen. Die Fähigkeit und der Willensakt, die Aufmerksamkeit auf wichtige Dinge zu lenken, kann gelernt und verlernt werden. Ein Kind in der Grundschule muss lernen, seine Aufmerksamkeit auf Prioritäten wie Hausaufgaben oder schulische Aktivitäten zu lenken. Das Kind benötigt beispielsweise persönliche Motivation, rationale und emotionale Entscheidungsfindung, Frustrationstoleranz und Willensstärke, um dieses anspruchsvolle Lenken der Aufmerksamkeit zu erlernen. Die Lehrer und Eltern haben die Erziehungsaufgabe, das spontane Interesse des Kindes bei Schuleintritt auf den richtigen Weg zu lenken und das Kind zu fördern.

Breggin schließt aus der Datenlage, dass Stimulanzien die Fähigkeit zur natürlichen Aufmerksamkeit stören und eine *forcierte Aufmerksamkeit* erzeugen. Diese forcierte Aufmerksamkeit beinhaltet keine rationale oder emotionale Entscheidungsfindung und keinen Willensakt. Sie wird chemisch eingeleitet und aufgezwungen. Es handelt sich um eine obsessiv-kompulsive, also zwanghafte Aufmerksamkeit auf eintönige, zum Beispiel schulische Aktivitäten. Sie bewirkt bei den Kindern, dass sie fähig sind, sich auf eine zuvor unerträglich langweilige Aufgabe zu fokussieren, beispielsweise etwas stundenlang von einer Tafel abzuschreiben. Das Kind ist nicht persönlich motiviert, es macht keine unabhängige Entscheidung, aufzupassen.

Diese zwanghafte Aufmerksamkeit wird wahrscheinlich ausgelöst, indem Gehirnfunktionen gestört werden[682, 683] – Gehirnfunktionen, die dafür verantwortlich sind, dass das Kind anderen Dingen wie Klassenkollegen Aufmerksamkeit schenkt, werden unterbrochen, eine zwanghafte Aufmerksamkeit tritt auf[684]. Das Kind zeigt eine Reihe von Verhaltensänderungen[685]: Es wird gehorsam, ohne dass es eine persönliche Entscheidung trifft, Willensstärke erlernt oder lernt, sich selbst zu motivieren. Kinder auf Stimulanzien sind oft nicht mehr fähig, ihre Aufmerksamkeit selbst zu steuern. Was sie normalerweise interessiert, wird ausgeblendet, die Kinder werden häufig lethargisch, apathisch und unspontan. Sie lächeln weniger und machen weniger Scherze, sie spielen seltener und weniger intensiv. Manchmal ist die Unterdrückung der natürlichen Aufmerksamkeit so extrem, dass bei diesen Kindern Depression diagnostiziert wird oder sie als zombieartig beschrieben werden (S. 162).

> „In einigen [Anm.: 40 Prozent] der störenden Kinder kann der drogeninduzierte Gehorsam auch von isoliertem, zurückgezogenem und überfokussiertem Verhalten begleitet werden. Manche der mit Stimulanzien medikalisierten Kinder erscheinen ‚Zombie-artig', und höhere Dosen, die Kinder mit ADHS ‚bedrückt', ‚still' und ‚leise' machen, können soziale Isolation verursachen, indem sie mehr Zeit alleine verbringen und die Zeit mit positiver Interaktion auf dem Spielplatz reduziert wird."
>
> Swanson et al., ADHS-Experten[686]

Häufig ist der Effekt der Drogen laut Breggin jedoch so subtil, dass er nur schwer festzustellen ist, daher spricht Swanson im Zitat nur von 40 Prozent der Kinder. Das Kind wirkt nicht auffällig weniger spontan oder isolierter, es ist einfach eine angenehme, da unauffällige Gesellschaft. Für viele überforderte Eltern und Lehrer kann dies wie ein Segen wirken. Allerdings ist diesen Personen normalerweise nicht klar, dass die Fügsamkeit des Kindes durch eine Funktionsstörung, also eine Vergiftung des Gehirns ausgelöst wird, die das Kind in seinem Lernen und seiner Entwicklung behindert.[687]

„Therapeutische" Effekte: Vergiftungsanzeichen

Peter Breggin interpretiert bereits 1999 in zwei ausführlichen Überblicksarbeiten die damalige Datenlage anhand von 20 klinischen Studien[688, 689] und zieht den Schluss, dass die sogenannte therapeutische Wirkung der Stimulanzien bei ADHS alleine Ausdruck ihrer *toxischen, also giftigen Wirkung auf das zentrale Nervensystem, also Gehirn und Rückenmark* sei. Die Bezeichnung der Effekte als therapeutische Wirkung sei ein Euphemismus, der verworfen werden sollte. Dieses Argument sollte inzwischen für alle offensichtlich sein. Man könnte diese Effekte stattdessen unter dem Begriff *„pädagogisch-toxische Effekte"* zusammenfassen.

In den von Breggin analysierten Studien wurden Kinder nur für kurze Zeit und in niedrigen Dosen mit Stimulanzien therapiert. Die Studien zeigen, dass Stimulanzien bei allen Kindern – mit oder ohne ADHS – spontanes und soziales Verhalten unterdrücken, während sie obsessives und zwanghaftes Verhalten stärken. Über die Hälfte der Kinder unter Stimulanzientherapie entwickelt eine obsessiv-kompulsive Störung.[690] Bereits eine einfache Dosis Methylphenidat kann dazu führen, dass die Kinder auf bestimmte Aufgaben überfokussieren, dass es schwierig wird, sie dabei zu stoppen.[691] Diese eigentlich negativen Wirkungen machen die Stimulanzien scheinbar nützlich, um das Verhalten der Kinder zu kontrollieren, was vor allem in hochstrukturierten Umgebungen wie in der Schule erwünscht ist, die nicht den ursprünglichen Bedürfnissen der Kinder entsprechen.

Die Stimulanzien produzieren laut Breggin ein *Kontinuum von Wirkungen* durch ihre Toxizität auf das zentrale Nervensystems, die charakteristische Verläufe zeigen: Die Wirkung beginnt mit höherer Energetisierung, übertriebener Aufmerksamkeit und Überfokussierung auf schulische Aktivitäten. Sie kann sich zu obsessivem, zwanghaften Aktivitäten, Schlaflosigkeit, Agitation, Manie und Krampfanfällen steigern. Ein anderer Wirkungsverlauf kann Apathie, sozialer Rückzug, negative Emotionen und Depression sowie Feindseligkeit sein. Alle diese Wirkungen entstehen vermutlich aus einer Interaktion der Stimulanzienwirkung und den Versuchen des Gehirns, die Wirkung zu kompensieren. Diese kompensatorischen Wirkungen treten häufig auf, wenn die Blutkonzentration der Stimulanzien abnimmt, was zwischen der Arzneimitteleinnahme oder beim Absetzen der Stimulanzien eintritt – der bereits bekannte Zwischendosis-Entzug.

Drei Gruppen „therapeutischer" pädagogisch-toxischer Haupteffekte

In seinen Überblicksarbeiten[692, 693], die auf klinischen Studien mit Kindern basieren, fasst Breggin die schädlichen, jedoch in der Regel als therapeutisch interpretierten Haupteffekte der Stimulanzien auf Kinder in drei Gruppen zusammen.

- *Obsessiv-kompulsive Effekte/Überfokussieren*: zwanghafte Beschäftigung mit sinnlosen Aktivitäten, zwanghaftes oder abnormales Verhalten, wobei zum Beispiel Aufgaben endlos wiederholt werden, unflexibles Denken, enges oder übertriebenes Fokussieren …
- *Sozialer Rückzug*: Rückzug und Isolation, geringere Kommunikation und geringeres Sozialverhalten, geringere Reaktion oder Ansprechbarkeit auf Eltern und andere Kinder, einzelgängerisches Spielen, reduziertes Spielen …
- *Unterdrückung von Verhalten*: Folgsamkeit in strukturierter Umgebung; das Kind ist sozial gehemmt, passiv und unterwürfig; bedrückt, gedämpft, apa-

thisch, lethargisch, benommen, verwirrt, müde; ausdruckslos, humorlos, kein Lächeln, depressiv, traurig mit häufigem Weinen; Mangel an Initiative, Spontanität, Neugier, Überraschung und Vergnügen …

Obwohl diese pädagogisch-toxischen Effekte in der Regel bei der Einnahme von Stimulanzien auftreten, werden sie laut Breggin in Studien, von Ärzten und von Laien in der Regel vernachlässigt. Falls sie bemerkt oder negativ bewertet werden, werden sie schlicht fälschlicherweise der angeblichen Grunderkrankung zugeschrieben.

Eine Studie von Bocherding et al. an 45 Jungen, die mit Methylphenidat und Dextroamphetamin behandelt wurden, zeigt beispielsweise, dass 76 Prozent[694] der Kinder unter Stimulanzientherapie *anormale Bewegungen* entwickeln und/oder überfokussieren und obsessiv und zwanghaft Aufgaben verfolgen: Sie drücken zu fest auf das Papier beim Schreiben oder radieren immer weiter. Sie kontrollieren zwanghaft ihre Arbeiten, arbeiten stundenlang weiter an einer Aufgabe und hören nicht auf, auch wenn man sie darum bittet. Eltern und Lehrer interpretieren dieses Verhalten als Bereitschaft, sich hinter die Hausaufgaben und schulischen Arbeiten zu klemmen. Anormale Bewegungen, auch Tics genannt, treten auf. Die Kinder machen seltsame Bewegungen mit Zunge, Lippen, Mund oder Kiefer, lecken oder beißen sich die Lippen. Sie zupften in stereotypem Verhalten an Kleidung, Fingernägeln, Fingerspitzen, reiben die Brust, Augen oder das Gesicht, zwinkern mit den Augen, verwerfen den Kopf, Grunzen oder schütteln unkontrolliert die Extremitäten.[695]

Induzierte Gefügigkeit

Einige der überzeugtesten Befürworter der Stimulanzientherapie bei Kindern wie Russel Barkeley haben zugegeben, dass die Stimulanzien wirken, indem den Kindern chemisch blinder Gehorsam aufgezwungen wird. Barkeley verwendet den Begriff Compliance, was mit Gefügigkeit oder Konformität übersetzt werden kann.[696] Tatsächlich machen die Stimulanzien die Kinder handhabbarer und gehorsamer. Dies geschieht auf Kosten ihrer Imagination, Kreativität, Aktivität und ihres Enthusiasmus. Dennoch können die Kinder in manchen Fällen, wenn sich das Gehirn gegen die Wirkung der Stimulanzien wehrt, verstörter und unkontrollierbar werden. Während eine Verbesserung und Optimierung der Kindererziehung und des Unterrichtes dem Kind geholfen hätten, verhindern die Schäden, die durch die Stimulanzien hervorgerufen werden, laut Peter Breggin, dass das Kind lernt, Verantwortung zu übernehmen und Selbstkontrolle auszuüben. So werden Kinder, die jahrelang Stimulanzien eingenommen haben, unreifer und unselbstständiger. Breggin vergleicht die Effekte mit jahrelangem Drogenmissbrauch.

Erziehung zum blinden Gehorsam und zum Bösen

Ein kurzer Exkurs in die Psychologie des Bösen macht klar, dass blinder Gehorsam besonders gefährlich ist und dass man alles daran setzten sollte, die Kinder und Jugendlichen resistent gegen blinden Gehorsam zu machen, anstatt ihn durch Stimulanzien zu induzieren. Ein Blick in die Geschichte des Nationalsozialismus zeigt, dass Stimulanzien normale Soldaten der Wehrmacht in unempathische Killer verwandeln, die in blindem Gehorsam Menschen töten (S. 181 ff.). Ist es wirklich vertretbar, die gleichen Stoffe Kindern zu verabreichen?

Die Psychologen Stanley Milgram[697] und Philipp Zimbardo[698] haben „das Böse“ erforscht. Sie sehen es in dem irritierende Faktum, dass die meisten Menschen ihren Empathieschmerz auf autoritären Befehl hin – und in blindem Gehorsam – ausschalten können und so fähig sind, anderen Menschen ihre Würde abzusprechen, sie zu entmenschlichen, ihnen Leid zuzufügen oder sie gar zu ermorden. Laut Zimbardo sind jedoch circa vier Prozent der Menschen anders. Diese Menschen widersetzen sich automatisch und ohne Training dem autoritärem Befehl, andere Menschen zu verletzen, auch wenn sie dadurch selbst in Gefahr geraten. Philipp Zimbardo nennt diese Menschen „natürliche Helden“, da ihnen ihr Handeln natürlich erscheint, im Sinne eines „Jeder hätte so gehandelt.“ Zimbardo schlägt einen wichtigen rationalen Lösungsansatz vor, der in einem kleinen bewussten Schritt aus allen Menschen natürliche Helden macht. Er empfiehlt, dass wir üben, blinden Gehorsam zu verweigern, indem wir innehalten und abwägen, ob die aufgedrängte Entscheidung die Richtige ist.

Der Historiker Steven T. Asma interpretiert Zimbardos Forschung so, dass „Situationskräfte aus beinahe jedem Menschen ein Monster machen können. Monströses Verhalten wird […] korreliert oder sogar vorhergesagt durch spezifische soziale Bedingungen.“[699] Soziale Bedingungen, die Asma nennt, sind Krieg, Terrorismus und religiöse Ideologie. Stimulanzien sollten auf dieser Liste ergänzt werden.

Warum Stimulanzien das Gehirn schädigen

Warum treten bei der Gabe von Stimulanzien mit annähernd 100-prozentiger Wahrscheinlichkeit abnormale mentale oder psychiatrische Reaktionen auf?

Der Grund liegt darin, dass die Stimulanzien das Gehirn und damit den Verstand stören oder sogar schädigen. Bereits 2001 führten Imaging-Studien zu der Warnung: „Vorsicht, Ritalin verhält sich sehr ähnlich wie Kokain."[700] Von der ersten Dosis an verursachen Stimulanzien wie Methylphenidat, Amphetamin und Kokain schwerwiegende Fehlfunktionen im Gehirn.

Wie bei den meisten wissenschaftlichen Fragestellungen gibt es dazu widersprüchliche Berichte. Dennoch existiert eine große Anzahl von Studien mit Tieren und Menschen, die bestätigt, dass nicht nur Störungen, sondern auch Schädigung und Fehlfunktionen durch Stimulanzien ausgelöst werden, selbst wenn diese nur für kurze Zeit und mit für Kinder üblichen Dosen verabreicht wurden.

Keine Aufhebung, sondern Ursache eines Ungleichgewichts

Breggin ruft in seinem Buch den *Wirkmechanismus psychoaktiver Drogen* in Erinnerung[701]: Alle psychoaktiven, also die Psyche beeinflussenden Arzneimittel wie Drogen oder Rauschmittel haben als grundlegenden Wirkungsmechanismus, dass sie *normale Gehirnfunktionen stören*. Die meisten Laien, aber auch Studenten und Fachpersonen reagieren irritiert auf diese Aussage. Sie glauben, dass psychoaktive Arzneimittel ein „biochemisches Ungleichgewicht" im Gehirn „korrigieren". Es handelt sich jedoch um einen Mythos, dass psychoaktive Arzneien fähig sind, ein biochemisches Ungleichgewicht zu korrigieren. Zutreffend ist vielmehr, dass sie es verursachen. Bei schweren psychischen Störungen, wenn der Betroffene an seinem Zustand leidet, kann diese Auslösung eines Ungleichgewichtes im Gehirn von Nutzen sein und Leiden reduzieren.

Es ist leicht, den Mythos, dass psychoaktive Arzneien ein Gleichgewicht im Gehirn herstellen, auszuschalten und die Aussagen von Peter Breggin zu bestätigen, indem man sich die Fakten deutlich macht. Die Entdeckung und Erforschung psychoaktiver Arzneien beginnt praktisch immer mit Tierstudien. Im ersten Schritt wird eine Reihe von Tieren untersucht, um die normale Gehirnaktivität, das Feuern der Neuronen und die chemischen Informationsträger im „Normalzustand" zu beobachten. Dies geschieht, indem Elektroden in das Gehirn eingeführt werden oder das Gehirn entfernt und chemisch analysiert wird. Im nächsten Schritt bekommt eine neue Reihe von Tieren die psychoaktive Substanz und es wird festgestellt, ob und welche Veränderungen im Vergleich zur normalen Gehirnfunktion auftreten. Die pharmakologische Wirkung jeder psychoaktiven Substanz zeichnet sich alleine dadurch aus, dass sie die normale Gehirnfunktion des Tiergehirns stört. Diese Störung bildet die

Grundlage des psychoaktiven Effektes. Die Forscher, die Arzneimittelhersteller, die Zulassungsbehörden und die Ärzte nehmen in der Folge an, dass die Substanz im Analogieschluss den gleichen Effekt im Gehirn des Menschen hat, da ähnliche Studien am Menschen ethisch natürlich nicht vertretbar sind.

Die aktuellen Arbeiten, die den Wirkmechanismus von Stimulanzien beschrieben, erklären somit, was im Tiergehirn vor sich geht. Wenn es nun darum geht, die Information, dass die Gehirnfunktion einfach nur gestört wird, zu präsentieren, vollführen die Experten mit eigennützigen Interessen laut Peter Breggin verbale Kunststücke.

> „Das bekannte Faktum, dass die Substanz normale Gehirnfunktionen stört, wird ignoriert. Stattdessen wird die Droge fälschlicherweise damit beworben, dass sie biochemische Ungleichgewichte korrigiert. Diese Behauptung ist ein bewusster Betrug, um die Drogen in ein positives Licht zu rücken. Das Faktum, dass die Arznei außerdem Verhalten unterdrückt – wie das bei Stimulanzien der Fall ist – wird ignoriert und bleibt komplett unerwähnt. Wie der tatsächliche Wirkmechanismus der Droge aussieht, bleibt geheimnisumwoben." Peter Breggin[702]

Tatsächlich ist bis heute bei keiner einzigen Arznei der Gruppe der Stimulanzien, die bei ADHS verschrieben werden, der genaue Wirkungsmechanismus bekannt. Woher wollen die Forscher also wissen, dass die Substanzen ein chemisches Gleichgewicht herstellen? Diese Aussage ist frei erfunden.

Bekannt ist, dass die Substanzen im Tierversuch und in klinischen Studien das normale biochemische Gleichgewicht stören und dass die Substanzen so das Gehirn verletzen und sogar schädigen können. Eine Studie aus dem Jahre 1986 zeigt, dass die Gehirne von Erwachsenen, die während der Kindheit mit Stimulanzien therapiert wurden, geschrumpft sind.[703] Wie so drastische Effekte zustande kommen und wie genau das Gehirn durch Stimulanzien gestört werden kann, ist vor allem aus Tierversuchen bekannt. Es liegt aber auch eine Reihe von klinischen Studien mit Menschen vor, die die Tierexperimente bestätigen und im Folgenden behandelt werden.

Sofortige Reduktion von Blutfluss, Sauerstoffverbrauch und Energie

Methylphenidat reduziert wie Kokain den Blutfluss im Hirn des Menschen um 20–30 Prozent in allen Gehirnarealen. Die Veränderung ist so weitreichend, das sie auf Gehirnbildern sichtbar ist.[704] Auch Tierstudien bilden diese Reduktion ab.[705] Eine Reduktion des Blutflusses führt zu einem Mangel an Sauerstoff und Glukose und dadurch zu einer Reduktion der Funktion der betroffenen Areale. Wenn ein Kind unter Stimulanzientherapie nach der ersten Gabe der

Substanz zufriedener wirkt, liegt das vermutlich an einem erheblichen *Versagen des Gehirns*, bedingt durch Unterversorgung. Mit geringerer Gehirnfunktion wird das Kind unspontan und weniger fordernd. Eine Reduktion des Blutflusses in jedem Organ kann neben dem Funktionsverlust schließlich zu einer Verletzung oder zum Organversagen führen. Das Gehirn, vor allem das kindliche Gehirn, ist ein hoch verletzliches und komplexes Organ. Es liegt nahe, dass die Einführung toxischer Substanzen und eine Unterversorgung des kindlichen Gehirns zu nachhaltigem Schaden führen können.

Störung von Neurotransmittern und Rezeptoren, Zelltod und Schrumpfung

Man darf nie vergessen, dass die Stimulanzien, die ja zu den Arzneien gezählt werden und gesellschaftlich anerkannt sind, außerdem zu den harten Drogen gehören.[706] Wenn die Stimulanzien die Neurotransmitter überaktivieren, versuchen die Neurotransmittersysteme im Gehirn dies zu kompensieren, indem sie herunterfahren. Das Gehirn wird bei Drogenkonsum sowohl direkt durch die toxischen Effekte der Stimulanzien verletzt als auch indirekt durch die eigenen Kompensationsmechanismen. Wenn die Stimulanzien abgesetzt werden, können diese Kompensationsmechanismen zu einem Rebound-Effekt, zu Entzugssymptomen und in der Folge zu Missbrauch und Sucht führen.

Aus Tierversuchen weiß man, dass direkte und indirekte Effekte von Amphetaminen anhalten oder sogar dauerhaft bestehen bleiben. Tierversuche mit Methamphetamin zeigen ein massives Sterben von Gehirnzellen im Rattenmodell, in der Substantia nigra des Gehirns starben 40–50 Prozent der Zellen ab.[707] Bei Affen führen bereits zwei relativ geringe Dosen von Amphetaminen zu einer Veränderung biochemischer Funktionen für mehrere Monate und länger.[708] Etwas höhere Dosen, die über zehn Tage verabreicht wurden, führten zur anhaltenden neurotoxischen Zeichen über eine Dauer von zwei Jahren, bis zum Abbruch des Projektes.[709] Nach nur fünf Wochen wurden Zellen im Frontalcortex irreversibel deformiert.[710] Es ist erstaunlich, dass die Drogen der Gruppe der Amphetamine trotz Gefährlichkeit und mangelnder Wirksamkeit bei Kindern als Arzneimittel zugelassen wurden und dass die Zulassung aufrechterhalten wird.

Es gibt klare Hinweise aus Tierversuchen, dass Dauermedikation strukturell und funktionell die Hirnentwicklung stört.[711, 712, 713] Über den Effekt von Methylphenidat auf das menschliche Gehirn wurden weniger Experimente durchgeführt als über die Amphetamine. Das ist insofern verwunderlich, als Methylphenidat viel häufiger eingesetzt wird und daher auch besser beim Menschen untersucht sein sollte. Es gibt jedoch Hinweise, dass auch Methylphenidat beim

Menschen irreversible Schäden verursachen kann: Die Arzneimittelmengen von Methylphenidat in mg/kg, die Kindern verabreicht werden, sind manchmal so hoch wie jene in Tierversuchen, die zu chronischen Veränderungen in Gehirn und Rückenmark führen.[714] Kinder mit ADHS wurden 30 Tage nach dem Absetzen von Methylphenidat untersucht. Die Forscher von der Harvard Medical School fanden eine Erhöhung in der Anzahl und Dichte chemischer Transporterproteine.[715] Diese Vermehrung der Transporterproteine gehört wahrscheinlich zu einem Kompensationsmechansimus des Gehirns, um die Überstimulation und Überaktivität zu reduzieren. Stimulanzien erhöhen nicht nur die Konzentration von Transmittern, sondern sie blockieren auch die Transporterproteine, die die Transmitter aus dem synaptischen Spalt entfernen. Methylphenidat ist nachweislich ein stärkerer Blocker als Kokain.[716] Indem das Gehirn die Transporterproteine vermehrt, versucht es die Überaktivität auszugleichen und die Transmitter zu entfernen. Bei Kindern scheint das kreative Denken bei Langzeiteinnahme eingeschränkt zu sein.[717] Insgesamt mangelt es an Studien, die untersuchen, wie genau das sich entwickelnde kindliche Hirn durch Stimulanzien geschädigt wird.[718]

Problematischerweise ziehen die Advokaten der Stimulanzientherapie jedoch komplett andere Schlüsse aus den vorliegenden Resultaten zur Störung von Gehirnfunktionen durch Stimulanzien. Sie schreiben die abnormale Menge von Transportproteinen nicht einem chronischen Effekt der Stimulanzien zu, was durch viele andere Forschungsresultate bestätigt wird, sondern behaupten, dass die Veränderung durch ADHS ausgelöst wurde. Diese Aussage hält allerdings keiner einzigen wissenschaftlichen Begründung stand. Es liegt nahe, diese Art der Dateninterpretation von Experten nicht als Versehen zu interpretieren, sondern als gezielte Irreführung des Lesers und des Laien.

Die Arznei als Einstiegsdroge

Die bisher erfassten Daten über Methylphenidat lassen den Schluss zu, dass die Schädigung des Gehirns durch diese Substanz etwas weniger langfristig ist als bei den Amphetaminen und dass das Gehirn sich in der Regel nach dem Absetzen der Medikation innerhalb von Wochen bis Monaten bis zu einem gewissen Ausmaß erholen kann. Einige biochemische Veränderungen sind jedoch vermutlich dauerhaft, beispielsweise die erhöhte Sensitivität, also Empfänglichkeit für Drogen, die zu einem späteren Zeitpunkt verabreicht werden. Dies erklärt, dass Methylphenidat zu den *Einstiegsdrogen* gezählt wird.

Bereits bei niedrigen Dosen und kurzer Anwendung verursachen Stimulanzien bei Affen eine biochemische Fehlleistung, die sich durch eine anhaltende, vermutlich dauerhafte Sensitivierung auf Stimulanzien inklusive Methylphenidat, Amphetamin oder Kokain auszeichnet.[719] Dies ist vermutlich einer der Mechanismen, warum die Behandlung von Kindern mit Stimulanzien Kokainmissbrauch im Erwachsenenalter fördert. Diese Studien sollten als Warnung verstanden werden, denn sie zeigen, dass bereits eine kurzzeitige Anwendung von Stimulanzien andauernde und vermutlich irreversible Veränderungen im Gehirn von Kindern bewirken kann, die das Kind dann ein Leben lang mit sich tragen muss. Diese Veränderungen sind mit hoher Wahrscheinlichkeit nicht gut für das Kind.

Der Konzentrationsverlauf im Blut hat Effekte

Es existieren verschiedene Darreichungsformen von Stimulanzien die bestimmen, wie hoch die Konzentration der Arznei im Blut ist und wie lange sie dort wirksam bleibt. In letzter Zeit werden immer mehr orale, retardierte Darreichungsformen produziert, die zu konstanten Spiegeln im Blut führen. Sie setzen anhaltend Stimulanzien ins Blut frei und erfordern so eine weniger häufige Einnahme. Studien, die die Gehirnschädigung durch Stimulanzien untersuchen, kommen zu folgendem Schluss:

> „verlängerte Plasmakonzentrationen sind bedeutsamer für die Auslösung von Neurotoxizität als höhere, aber vorübergehende Spitzen. [...] Anscheinend haben die neuronalen Systeme effektivere Wege entwickelt, um mit plötzlichen und kurzzeitigen Affronts umzugehen als mit anhaltenden Störungen."[720]

Dieser Hinweis, dass konstante Plasmaspiegel im Blut vermutlich schädlicher für das Gehirn sind, sollte in der aktuellen Verschreibungspraxis berücksichtigt werden.

Stimulanzien als Ursache für Gehirnscan-Unterschiede

Es ist bekannt, dass das Gehirn von Suchtkranken, die Stimulanzien konsumieren, mit realer Wahrscheinlichkeit permanenten Schaden nehmen kann. Verschiedene Studien zeigen, dass Kinder mit ADHS, die mit Stimulanzien therapiert wurden, inkonsistente, also je nach Studie unterschiedliche und nicht reproduzierbare Unterschiede aufwiesen. Häufig verschweigen die Experten, dass die Kinder mit Stimulanzien therapiert wurden. Sie behaupten, dass Abweichungen durch ADHS entstehen, doch für diese Behauptung gibt es keine wissenschaftliche Basis. Kinder mit ADHS haben keine abnormalen Gehirne. Es existiert jedoch ein breiter wissenschaftlicher Korpus, der zeigt, dass Stimulanzienkonsum die Gehirnfunktionen auf unterschiedlichste Arten massiv stören sowie mikroskopisch sichtbaren und biochemischen Schaden verursachen kann. Die überwiegende Anzahl von Studien, die „Unterschiede" der Gehirne von Kindern mit ADHS behauptet, bestätigt so laut Experten wie Peter Breggin in Wirklichkeit die schädlichen Effekte der Medikation mit Stimulanzien auf das wachsende Gehirn des Kindes.[721]

Man weiß noch nicht viel über das unbekannte Universum des Gehirns außer dem Fakt, dass es die Fähigkeit hat sich zu ändern, ins Positive aber auch ins Negative. Die Gehirne von Kindern befinden sich im Wachstum und sind daher besonders empfindlich auf Einflüsse. Stimulanzien beeinflussen die Neuroplastizität nachweislich in eine negative, schädliche Richtung.

Die Ignoranz der Toxizität und der psychiatrischen Störungen

Warum bleibt die Pseudo-Wirksamkeit durch nicht-medizinische Effekte der Stimulanzien, die sich durch ihre Toxizität auf das zentrale Nervensystem auszeichnen, wünschenswert? Warum ignorieren oder erkennen Ärzte, Eltern, Lehrer und auch Forscher die schädlichen Effekte nicht, obwohl unter anderem Depression (40 Prozent[722]) und zwanghaftes Verhalten (60 Prozent[723]) mit einer gemeinsamen Wahrscheinlichkeit von circa 100 Prozent in der Stimulanzientherapie auftreten werden? Beide Nebenwirkungen sind klare Gründe, die Stimulanzien ab sofort auszuschleichen und abzusetzen. Man kann nur versuchen, die Gründe für dieses Fehlverhalten, die falschen Verordnungen, herzuleiten: Peter Breggin nennt als Gründe *Ignoranz, Interessenskonflikte, falsche Ursachenzuschreibung* und *bewusste Täuschung.*[724]

Die schädlichen und toxischen Wirkungen werden von den Ärzten und Forschern meist nicht als solche wahrgenommen. Das kann bedeuten, dass die Personen ihnen keine Aufmerksamkeit schenken oder sie ignorieren, weil sie sie nicht kennen und daher einfach übersehen, oder dass sie absichtlich wegsehen. Ihnen fehlt jedenfalls das Interesse am Wohl des Kindes. Weiters tendieren die Experten dazu, die psychiatrischen Störungen und toxischen Wirkungen als Verbesserungen zu betrachten, da sie mit Passivität und Steigerung des Gehorsams einhergehen und zumindest tendenziell Verhaltensanzeichen reduzieren. Den toxischen Wirkungen und psychiatrischen Störungen werden meist andere Ursachen als die Therapie durch Stimulanzien zugeschrieben. Anstatt den kausalen Zusammenhang der schädlichen Wirkung anzuerkennen, beschließen die Experten, dass eine neue Störung des Kindes aufgetaucht ist, die nichts mit der Therapie zu tun hat. Schließlich wird die Stimulanzienforschung meist von der Industrie gesponsert, die somit auch kontrolliert, was publiziert und von Experten öffentlich besprochen wird und wie in den klinischen Leitlinien verfahren wird[725] – dies führt zu einem wissenschaftlichen Bias auf positive Effekte.

Therapie bei ADHS: der Stand der Wissenschaft

Umfassendes Therapieversagen

> „Ritalin vergrößert die Chancen der Kinder in der Schule und im Berufsleben und damit die Lebensqualität." Lehrperson, 35 Jahre

Eine Substanz mit so starken Nebenwirkungen wie Methylphenidat ist nur dann gerechtfertigt, wenn sie die Mortalität oder zumindest die Lebensqualität und somit die Chancen der Betroffenen erwiesenermaßen verbessert[726] und somit der potenzielle Nutzen für das Kind den potenziellen Schaden überwiegt. Anders als bei einem juristischen Prozess gilt bei einem Arzneimittel prinzipiell die Schuld-Vermutung, Arzneimittel werden nicht auf gut Glück verabreicht.

Leider täuscht sich die Lehrperson in der Wirkung der Arznei: Stimulanzien reduzieren die Chancen der meisten betroffenen Kinder, statt sie zu verbessern. Anhand aktueller Evidenz wird im Folgenden nachvollzogen, warum die heutige Praxis der Therapie mit Stimulanzien versagt. Die zur Verfügung stehenden Studien beweisen nicht, dass die Mehrzahl der betroffenen Kinder von Methylphenidat profitiert. Dieser Beweis ist jedoch nötig um einen Einsatz als Arzneimittel zu rechtfertigen. Es mangelt nicht nur an Beweisen für therapeutische Wirksamkeit, sondern es gibt im Gegenteil klare Beweise, dass die Therapie mit Methylphenidat das Potenzial hat, die Lebensqualität und damit die Chancen der Kinder zu verschlechtern.[727]

Es ist laut Experten wie dem Psychologen Roger Mulder[728] eindeutig und nicht abzustreiten, dass das Ausmaß der aktuellen medizinischen Intervention mit Methylphenidat überproportional ist. Dafür gibt es verschiedene Gründe: Die strengen Regeln der Fachinformationen werden in der aktuellen Praxis nicht eingehalten und viele, bis zu 70 Prozent[729] gefährliche Off-Label-Gaben finden statt. Als einer der größten Fehler der aktuellen Praxis gilt beispielsweise die *lange Therapiedauer*: Methylphenidat wird oft jahrelang eingesetzt, obwohl eine Dauertherapie laut Arzneimittelinformation obsolet ist und

„die Sicherheit und Wirksamkeit der Langzeitanwendung von Ritalin nicht systematisch in kontrollierten Studien untersucht wurde".[730]

Nutzen und Wirksamkeit einer Langzeitverschreibung von Methylphenidat wird von keiner Studie gestützt, dennoch wird es in klinischer Praxis ohne jede Evidenz als Langzeitmedikament eingesetzt. Methylphenidat solle daher nicht länger als erstes Mittel der Wahl eingesetzt werden und nicht *über einen längeren Zeitraum*, also nicht über zehn Wochen, verschrieben werden. Mulder fordert, dass Ärzte entsprechend aktualisierte Leitlinien beachten und streng einhalten.

Die Cochrane-Studie

Eine unabhängige und erstmals umfassende und systematische Überblicksstudie des Forschungsverbundes Cochrane (2015)[731] stellt fest, dass die erwünschte Wirkung der Reduktion von ADHS-Symptomen und die damit angeblich einhergehende Leistungssteigerung *zu wenig gut erforscht ist, um Kinder mit Methylphenidat zu behandeln.* Die Forscher verlangen also indirekt, ohne es explizit zu formulieren, dass die Therapie mit Methylphenidat ab sofort gestoppt wird, da die Wirksamkeit nicht erwiesen ist. Der Forschungsverbund Cochrane gilt als hochverlässliche Forschungsinstitution und wird selbst von Kritikern der Arzneimittelforschung wie John Joannidis als Vorbild für wissenschaftliche Arbeitsweise empfohlen.[732]

Die Autoren geben an, dass der 2015 aktuelle Forschungsstand basierend auf 185 durchgeführten wissenschaftlichen Studien keine Aussage erlaubt, dass Methylphenidat die Lebensqualität der Kinder verbessert, wie dies von einem wirksamen Arzneimittel verlangt wird. Die Autoren kritisieren heftig die wissenschaftliche Qualität der bisher erhobenen Daten. Diese berücksichtigen nur eine Behandlung von durchschnittlich zehn Wochen, was es unmöglich macht, Langzeiteffekte von Methylphenidat zu erheben, obwohl es meist länger als zehn Wochen angewendet wird.[733] Es wurden keine echten Doppelblindstudien durchgeführt, für alle Beteiligten war es wegen der unerwünschten Nebenwirkungen von Methylphenidat einfach herauszufinden, ob die Kinder Placebo oder Methylphenidat erhalten haben. Die Autoren geben an, dass alle 185 untersuchten Studien einem hohen Risiko eines Bias ausgesetzt sind, das heißt, dass ein systematischer Fehler durch die Voreingenommenheit aller Beteiligten zugunsten Methylphenidat entsteht. Die Autoren betonen außerdem, dass mindestens 40 Prozent der Studien zu Methylphenidat von der Arzneimittelindustrie gesponsert und gefördert wurden. Die Perspektive des Kindes wurde nie erfasst. Ob Methylphenidat möglicherweise die von den Lehrpersonen bewerteten ADHS-Symptome kurzfristig reduziert oder die von den Eltern extern bewertete Lebensqualität des Kindes kurzfristig erhöht, *sei nicht festzustellen, da die Qualität der Daten unzureichend sei.*

Nach der Cochrane-Studie ziehen die untersuchten Studien vorschnelle Schlüsse zur *Wirksamkeit*: Sie berichten nämlich, dass die pharmakologische Behandlung bei einer kurzfristiger Anwendung (von im Schnitt zehn Wochen) in therapeutisch empfohlenen Dosen und oral eingenommen erwünschte Wirkungen auf die Betroffenen habe, bis der Körper eine Toleranz entwickelt. Methylphenidat könne (kurzfristig) die Symptome Hyperaktivität, Impulsivität und Unaufmerksamkeit lindern, die zu ADHS gezählt werden. Vor allem durch Verbesserung der Konzentrationsfähigkeit könne eine schulische Leistungssteigerung erfolgen. Doch diese erwünschten Neuronhancement-Wirkungen sind laut Cochrane-Studie nicht ausreichend belegt. Anhand der Daten wird allerdings klar, dass die Einnahme von Methylphenidat zu einer Reihe von nicht-lebensbedrohlichen Nebenwirkungen führt. Das Risiko von Appetitverlust nimmt bei der Einnahme um 266 Prozent zu, Schlafprobleme nehmen um 60 Prozent zu. Obwohl in dem erhobenen Behandlungszeitraum von durchschnittlich zehn Wochen keine lebensbedrohlichen Nebenwirkungen beobachtet wurden, betonen die Forscher, dass neue Studien nötig sind, um das Risiko für ernste Nebenwirkung für die Kinder zu erfassen, die Methylphenidat über eine lange Zeitperiode einnehmen. Die Kinder werden laut den Autoren der Cochrane-Studie von Methylphenidat nicht gesünder und klüger, wie die Erwachsenen sich erhoffen, sondern sie haben unerwünschte Nebenwirkungen.

Die Autoren fordern daher zur Klärung der unsicheren Datenlage einen Verschreibungsstopp und die Durchführung von Nocebo-Studien an Erwachsenen, um zu beweisen, dass Methylphenidat prinzipiell wirksam ist. Ein Nocebo ist eine Substanz, die die gleichen Nebenwirkungen wie der unter Erforschung stehende Wirkstoff aufweist. So kann garantiert werden, dass die Studie tatsächlich eine Doppelblindstudie ist. Erst wenn die Wirksamkeit bei Erwachsenen bewiesen ist, sollten Nocebo-Studien an Kindern in Angriff genommen werden.

Die MTA-Studien

Die kurzfristigen erwünschten Wirkungen von Methylphenidat sind also nicht nachgewiesen. Wie steht es mit den längerfristigen Berufschancen, welche die zitierte Lehrperson anspricht? Nach aktuellem Wissensstand ist es wichtig festzustellen, dass die Therapie mit Methylphenidat *keine langfristige Wirkung auf die Bildungschancen zeigt*. Die MTA(Multimodal Treatment Study of Children With ADHS)-Langzeitstudie an circa 600 Kindern mit ADHS und ihre Follow-Up-Studien[734] wurden laut Peter Breggin von Befürwortern der Stimulanzientherapie durchgeführt, um ihre Wirksamkeit endlich zu beweisen. Die Studien zeigen jedoch, dass Methylphenidat bereits nach zwei Jahren der Einnahme keinen positiven schulischen oder andere erwünschte pädagogische Effekte hat, während die Wirkung von Verhaltenstherapie anhält. Das bedeutet, dass psychosoziale Interventionen effektiver sind als Pharmakotherapie, was sich auch in anderen Studien spiegelt.[735]

Außerdem zeigen die Studien, dass die Behandlung mit Methylphenidat nicht zu besseren schulischen und akademischen Leistungen führt. Beispielsweise war in einem Behandlungszeitraum von acht Jahren kein längerfristiger positiver Effekt auf Verhalten und Leistungen sichtbar. Das heißt, dass auch falls bei Kindern kurzzeitig eine Reduktion der unerwünschten pädagogischen Symptome durch die Pharmakotherapie möglich war, sich diese längerfristig nicht positiv auf die schulische Laufbahn auswirkt. Der akademische Nutzen für das Kind ist damit gleich null. Wie bereits bekannt sind Stimulanzien laut Arzneimittelinformation der Hersteller maximal zwölf Monate anzuwenden und ihre Wirkung ist bisher nicht länger als zehn Wochen nachgewiesen. Nach zehn Wochen sollte die Methylphenidat-Therapie daher abgesetzt werden, weil eine Wirkung nicht nachgewiesen ist. Einen längeren „erwünschten" Effekt hat Methylphenidat nach heutigem Stand der Forschung nicht, während die negativen Effekte bei längerer Einnahme weiter zunehmen.[736]

Die Verfechter der Stimulanzientherapie interpretieren diese Fakten so, dass dieses Ergebnis „sehr wahrscheinlich" darauf zurückzuführen sei, „dass mehr als 62 Prozent der Patienten zum Untersuchungszeitpunkt nach acht Jahren keine Medikation mehr einnahmen".[737] Diese Aussage ist in einem aktuellen Lehrbuch über Stimulanzieneinsatz bei ADHS zu entnehmen, die Hauptautorin gibt an, keine Interessenskonflikte zu haben. Ohne Interessenskonflikte in Erwägung zu ziehen, ist diese Interpretation jedoch schwer nachzuvollziehen. Das Argument impliziert, dass wenn alle Teilnehmer mehr als acht Jahre Methylphenidat eingenommen hätten, ein positiver Effekt auf die schulische Laufbahn wahrscheinlich sichtbar gewesen wäre. Dies ist einerseits reine Spekulation, andererseits widerspricht sie aller Evidenz und allen Regeln der Stimulanzieneinnahme. Ein Ausfall von mehr als der Hälfte der Patienten lässt außerdem vermuten, dass der Schaden für die Kinder durch die Einnahme den Nutzen klar übertroffen hatte und die Eltern sich daher entschieden haben, die Stimulanzieneinnahme abzubrechen.

Erinnern wir uns an die Warnsignale der Überdiagnose[738]: Liegt eine Überdiagnose vor, so profitieren die Patienten nicht von der Diagnose, sie kann ihnen im Gegenteil sogar schaden. Der Mangel an Hinweisen, dass die Pharmakotherapie die Mortalität, die Lebensqualität oder die Bildungschancen der Kinder verbessert, aber negative Nebenwirkungen mit sich bringt, lässt den Schluss zu, dass sie die negativen Effekte für das Kind wesentlich erhöht.

Wann Stimulanzien verschrieben werden sollten

Aufgrund der aktuellen Datenlage muss jedem Arzt von der Verschreibung von Stimulanzien wie Methylphenidat *prinzipiell abgeraten werden.* Stimulanzien sollten Kindern nicht verabreicht werden. Die aktuelle wissenschaftliche Datenlage zwingt die verantwortlichen und gewissenhaften Erwachsenen, eine multimodale Förderung und Intervention ohne Stimulanzien durchzuführen (S. 233 ff.). Trotzdem folgt nun ein Gedankenexperiment, unter welchen Bedingungen eine Verschreibung von Stimulanzien zulässig sein kann. Wie könnte Methylphenidat eingesetzt werden, um die Gefahren für die betroffenen Kinder zu reduzieren?

Angenommen es wurden folgende Schritte durchlaufen: Ein Kind leidet an seinen ADHS-Verhaltensanzeichen und ist durch sie funktional im Leben beeinträchtigt. Eine systematische Verbesserung der Lebensbedingungen in Schule und Familie konnten den Leidensdruck des Kindes nicht reduzieren, das heißt, der Leidensdruck ist nicht *kontextabhängig.* Daher wurde das Kind medizinisch sorgfältig und gestuft untersucht und hat nach einer langen Zeit der Beobachtung von einem Spezialisten eine Differenzialdiagnose erhalten, was bedeutet, dass die Verhaltensanzeichen nicht von anderen psychischen oder körperlichen Erkrankungen stammen. Dies geschah, indem der Spezialist das Kind auch nach dem vorhandenen Leidensdruck und der schwerwiegenden, funktionalen Einschränkung gefragt hat. Das Kind darf laut Arzneimittelinformation *nicht nervös, angespannt oder ängstlich* sein. Es darf an *keiner psychischen Störung* wie Depression leiden.

Nun ist der Zeitpunkt gekommen, über therapeutische Schritte nachzudenken. Eine additive Pharmakotherapie darf laut dem modernen Konzept der multimodalen Therapie bei ADHS erst dann angewendet werden, wenn – bedingt durch den hohen Leidensdruck – nach langer Beobachtungszeit und Variation der Maßnahmen die vielen verschiedenen nebenwirkungsfreien

Basismaßnahmen nicht ausreichen. Diese therapeutischen Schritte einer Therapie mit Stimulanzien erforden folgende Faktoren:

- eine individuelle, auf das Kind zugeschnittene Nutzen-zu-Risiko-Abwägung,
- die strikte Hinterfragung von Leitlinien und die Erarbeitung neuer Leitlinien,
- die strikte Befolgung der Regeln zur Stimulanzientherapie.

Die individuelle Abwägung von Nutzen und Risiko

Prinzipien der medizinischen Nutzen-zu-Risiko-Abwägung

> „Die Ritalin-Therapie, die unser Arzt für unser Kind ausgewählt hat, ist sicherlich die beste Wahl." Mutter, 43 Jahre

Um die beste Therapiewahl zu treffen, die die zitierte Mutter sich wünscht, müssen die Betroffenen als Erstes die *Prinzipien der medizinischen Nutzen-zu-Risiko-Abwägung* verstehen. Der Kinderarzt, der eine ADHS-Therapie verschreibt, muss diese Abwägung unter konstanter Beobachtung des Kindes gemeinsam mit der Familie und dem Kind durchführen, um zu garantieren, dass die gewählte Therapie wirklich die beste Wahl ist, so wie es sich die oben zitierte Mutter erhofft. Eine Therapie kann als wirksam und nützlich bezeichnet werden, wenn sie die Ursache einer Krankheit behebt oder ihre Symptome bekämpft. Dem Nutzen gegenüber steht allerdings bei vielen Therapien ein potenzielles gesundheitliches Risiko durch die Therapie selbst. Nur wenn der Nutzen einer Therapie das von ihr ausgehende gesundheitliche Risiko durch die zu erwartenden unerwünschten Nebenwirkungen oder andere Risiken der Therapie überwiegt, ist diese gerechtfertigt. Kurz gesagt muss es dem Patienten mit der Therapie „besser gehen" als ohne sie. Jede Therapie darf nur dann eingesetzt werden, wenn ihr Nutzen nachweislich ist und konstant anhält.

Die besondere Herausforderung der ADHS-Therapie ist, dass Stimulanzien *süchtig machen*, zu einer *körperlichen Abhängigkeit* führen und durch die Entzugssymptome *positive Wirkungen vorspiegeln*. Um den Nutzen und das Risiko zu beobachten, wenn eine Therapie begonnen wurde, ist ein sorgfältig durchgeführter Entzug nötig, der nur von Spezialisten durchgeführt und begleitet werden kann. Erst nach dem Entzug kann man erkennen, wie es dem Kind ohne Medikamente geht. Wichtig ist festzustellen, dass jedes Kind *individuell* auf die Therapie reagiert, der Nutzen-zu-Risiko-Quotient muss individuell und regelmäßig erhoben werden. Was dem einen Kind nützt, kann dem anderen Kind bereits schaden. Diese Schwierigkeit lässt sich nur lösen, indem das Kind von Eltern und Therapeuten anhaltend beobachtet und befragt wird. Kurz gesagt muss die Lebensqualität, die funktionale Einschränkung und das Leid oder der Schmerz des betroffenen Kindes ohne Therapie größer sein als mit der Therapie. Man kann nicht von anderen Erfahrungen auf das spezifische Kind schließen. Die Entzugssymptome müssen berücksichtigt werden, da sie Nutzen vorspiegeln können, wo eigentlich Schaden entsteht.

Die *wissenschaftliche Evaluation* des Nutzen-zu-Risiko-Quotienten verschiedener Therapien ist im ersten Schritt die Aufgabe der evidenzbasierten Medizin. Mit Hilfe der grundlegenden wissenschaftlichen Kriterien von Transparenz, Wiederholbarkeit und Objektivität muss die Wirksamkeit einer jeden Therapie gegen ein wirkstofffreies Placebo zuerst in Studien reproduzierbar getestet werden, bevor sie zugelassen wird. Als wirksam gilt ein ADHS-Medikament erst dann, wenn die Wirksamkeit in empirischen Doppelblindstudien im Vergleich gegen Placebo und Nocebo gezeigt wird. Wird die Überlegenheit des Wirkstoffs gegenüber Placebo und Nocebo in neuen Versuchen widerlegt oder ist das Risiko zu hoch, so muss diese Therapie verworfen werden. Nur durch eine konstante und kritische Evaluation kann die medizinische Praxis überprüft, korrigiert und somit nachhaltig verbessert werden. Aus unklaren Gründen werden in der Stimulanzientherapie bei Kindern mit ADHS die Regeln der evidenzbasierten Medizin nicht eingehalten, wie das folgende Beispiel zeigt.

> „Eventuelle Nachteile wie Diskriminierung oder Nebenwirkungen einer [Anm.: Stimulanzien-]Therapie können nur dann gerechtfertigt sein, wenn das Kind und seine Familie Unterstützung erhalten und das Kindeswohl so langfristig gesichert wird." Jaqueline Esslinger, Psychologin, ADHS-Forscherin[739]

Die Forscherin zitiert die Prinzipien einer wissenschaftlichen Nutzen-zu-Risiko-Abwägung – obwohl sie zu den essenziellsten Grundlagen einer medizinischen Therapie gehört[740] – unzutreffend. Eine Therapie gilt nur dann als gerechtfertigt, wenn der Nutzen der Therapie selbst das Risiko der Therapie überwiegt. Die Unterstützung der Familie hat in der Nutzen-zu-Risiko-Abwägung nichts verloren und reicht nicht aus, um das Kindeswohl zu sichern.

Stimulanzien haben einen schlechten Nutzen-zu-Risiko-Quotienten

Bei mentalen Störungen ist die medikamentöse Therapie oft eine Herausforderung. Der Grund liegt darin, dass ihr Nutzen in der Regel gering ist, da die körperlichen Prozesse nicht verstanden und zu komplex sind. Bei vielen Störungen wäre Placebo indiziert, da die medikamentöse psychiatrische Behandlung nicht signifikant besser wirkt als Placebo, aber das Potenzial von Nebenwirkungen hat.[741] Bei mentalen Störungen sind daher im ersten Schritt Änderungen des Umfelds, nebenwirkungsfreie Therapien oder Placebo indiziert. Die medikamentöse Behandlung sollte erst das letzte Mittel der Wahl sein. Nebenwirkungsfreie Therapien und Fördermaßnahmen müssen nicht so strengen Beobachtungen unterzogen werden wie die medikamentösen Behandlungen mit Drogen, da ihr Risiko in der Regel gering ist.

Was könnte man der oben zitierten Mutter raten? Dass die vom Arzt ausgewählte Therapie die beste Wahl ist, wie die Mutter im blinden Vertrauen vermutet, ist nicht die Regel. Man kann nicht einfach davon ausgehen, dass bei der Einnahme von Stimulanzien eine positive Wirkung in Form einer Verminderung des Leidensdrucks, eine Zunahme der Lebensqualität und – als pädagogischer Nebeneffekt – einer schulischen Leistungssteigerung erfolgt. Garantiert ist nicht der Nutzen, sondern nur die negativen kurz- und langfristigen Nebenwirkungen, denn Methylphenidat ist ein Arzneimittel mit *schlechtem Nutzen-zu-Risiko-Quotienten*. Was aktuell über Methylphenidat bekannt ist, basiert auf Studien, die eine Tendenz pro Methylphenidat aufweisen und zusätzlich keine echten Doppelblindstudien sind[742] – auf diese Studien folgen ebensolche Leitlinien, die die wissenschaftlichen Kriterien der evidenzbasierten Medizin nicht einhalten. Das heißt, dass ein Placebo, eine wirkstofffreie Tablette nach aktuellem Wissensstand wahrscheinlich insgesamt positivere Effekte auf das Kind haben könnte wie die Pharmakotherapie mit Methylphenidat.

Die meisten der Kinder, die Stimulanzientherapie erhalten, rund 87 Prozent, sind gutartige Fälle mit leichtem und mittlerem ADHS.[743] Man könnte annehmen, dass bei schweren Fällen von ADHS der Nutzen-zu-Risiko-Quotient von Methylphenidat eher gerechtfertigt ist. Der Psychiater und Forscher Peter Breggin widerspricht dem vehement:

> „Die meisten Kinder mit ADHS-Diagnosen haben relativ gutartige Probleme. Sie haben Tagträume im Klassenzimmer oder mögen die Schule einfach noch etwas weniger als andere Kinder. Oder sie sind ein wenig aktiver oder energetischer als die meisten anderen Kinder. Häufig haben sie Konflikte mit einem Elternteil, aber

nicht mit dem anderen. Einige Kinder jedoch sind sehr wütend, außer Kontrolle, schwierig zu behandeln. Wenn Kinder solche schwereren Probleme in Verhalten und Emotionalität haben, ist es besonders wahrscheinlich, dass die Medikation mit Stimulanzien ihre Kondition verschlimmert."[744]

Sind Stimulanzien in seltenen Fällen das Richtige?

Was bedeutet das für die Praxis? Die langfristigen Verschreibungen von Methylphenidat an Kinder sollten ab sofort gestoppt werden, und zwar so lange, bis klare Hinweise zur Wirksamkeit aus Nocebo-kontrollierten Studien an Erwachsenen und in der Folge auch an Kindern vorliegen und bis die möglichen schweren langzeitigen Nebenwirkungen erforscht sind.[745] Eine kurzzeitige Verschreibung könnte hingegen unter den wahrscheinlich sehr selten auftretenden folgenden Umständen sinnvoll sein: Bei schweren Fällen von ADHS, wenn das kontextunabhängige Leiden des Kindes an den Symptomen von ADHS durch eine multimodale nicht-medikamentöse Förderung oder Therapie über lange Zeit keine Wirkung zeigt. Alle Ursachen, die in den Lebensumständen des Kindes oder in anderen Erkrankungen begründet sein könnten, müssen sorgfältig ausgeschlossen werden, wozu sicher ein langer Zeitram und eine exzessive gestufte Differenzialdiagnose nötig sein werden. Das Kind muss an schweren funktionalen Einschränkungen leiden, damit eine Störung seiner Gehirnfunktionen durch Stimulanzien gerechtfertigt ist. In diesem seltenen Falle kann eine kurzfristige Verschreibung von *circa zehn Wochen* in Begleitung von multimodalen Therapiebausteinen gerechtfertigt sein, falls die aufmerksame Beobachtung des Kindes zeigt, dass bei dem Kind der Nutzen das Risiko überwiegt.

Anhand der unklaren Forschungslage wird noch deutlicher, dass alle beteiligten Erwachsenen sicherstellen müssen, dass jedes einzelne Kind gesundheitlich von seiner Methylphenidat-Therapie profitiert, was aufgrund der aktuellen Evidenz keine leichte Aufgabe bzw. wegen der Sucht und körperlichen Abhängigkeit annähernd unmöglich ist. Daher raten Experten wie Peter Breggin grundsätzlich ab von einer Stimulanzientherapie beim Kind.[746]

Die Qualität von Leitlinien muss besser werden

„Methylphenidat ist der letzte Baustein der Wahl. Wenn alle anderen Therapiebausteine nichts helfen, kann es in Kombination mit pädagogischen, sozialen und psychologischen therapeutischen Bausteinen eingesetzt werden."

Kinderärztin, 42 Jahre

Soll man Methylphenidat als letzten therapeutischen Baustein verschreiben, wie diese Kinderärztin empfiehlt? Methylphenidat ist nach aktuellem Forschungsstand tatsächlich das letzte Mittel der Wahl, wenn alle anderen multimodalen Bausteine der Therapie und Förderung versagen.

Zahlreiche Leitlinien missachten diese Tatsache und propagieren Methylphenidat immer noch als erstes Mittel der Wahl. Alle existierenden Leitlinien haben außerdem ein *Bias pro Stimulanzientherapie*: Sie weisen nicht darauf hin, dass Stimulanzien *therapeutisch unwirksam* sind, da sie die Lebensqualität und die schulischen Leistungen der Kinder nicht nachweislich verbessern. Eine kurzfristige Verbesserung der ADHS-Verhaltensanzeichen, also des unerwünschten Verhaltens, ist wie bereits bekannt ein pädagogischer Eingriff.

> „Neue Leitlinien für Ärzte für den vernünftigen und sicheren Gebrauch von psychotropen Drogen wie Methylphenidat sind nötig." Gretchen LeFever[747]

Es ist wichtig festzustellen, dass Leitlinien nicht in Stein gemeißelt sind, eine *kritische Beurteilung der Leitlinien* muss durch Arzt und Apotheker erfolgen, indem die Evidenz und die Aktualität geprüft werden, denn Leitlinien existieren in unterschiedlicher Qualität. Bei der schlechtesten Qualität von Leitlinien handelt es sich um Handlungsempfehlungen von Experten, ohne dass das Leitliniengremium repräsentativ ist, ohne systematische Evidenz und ohne strukturierte Konsensfindung. Die höchste Qualität von Leitlinien hat hingegen ein repräsentatives Leitliniengremium und basiert auf systematischer Evidenz und einer strukturierten Konsensfindung.[748]

Aktuelle Leitlinien

Das Britische National Institute for Health and Clinical Excellence (NICE) hat 2009 ausführliche klinische Richtlinien für ADHS publiziert.[749] Sie empfehlen explizit die Medikation nur in schweren Fällen, nachdem evidenzbasierte psychosoziale Interventionen und Verhaltenstherapien erfolgt sind:

> „Pharmakotherapie ist nicht indiziert als erstes Mittel der Wahl bei Kindern und Jugendlichen mit ADHS. Es sollte jenen vorbehalten werden, die schwere Symptome und Behinderungen haben, und jenen, die sich weigern, nicht-pharmakologische Interventionen durchzuführen, oder deren Symptome durch Elterntraining/Erziehungsmaßnahmen und gruppenpsychologische Behandlungen nicht verbessert werden."

Die EU-Leitfäden für behandelnde Ärzte, die von den Arzneimittelherstellern, also von der Pharmaindustrie, als Teil der Zulassungsunterlagen erstellt wurden[750], empfehlen Methylphenidat explizit nur dann, wenn sich andere therapeutische Maßnahmen alleine als unzureichend erwiesen haben, also ebenfalls als *letztes Mittel der Wahl*, und erst ab dem Alter von sechs Jahren.

Die deutsche Arzneimittelinformation formuliert andeutungsweise, dass Stimulanzien das letzte Mittel der Wahl sein sollen und nur nach einer strengen Indikation und bei schweren Symptomen kurzzeitig angewendet werden dürfen.

> „Wenn sich andere therapeutische Maßnahmen allein als unzureichend erwiesen haben, muss die Entscheidung, ein Stimulans zu verordnen, auf Basis einer strengen Einschätzung der Schwere der Symptome des Kindes beruhen [...] Die Sicherheit und Wirksamkeit der Langzeitanwendung von Ritalin wurde nicht systematisch in kontrollierten Studien untersucht." Rote Liste[751]

Veraltete Leitlinien

Die Richtlinien der Arzneimittelhersteller sowie neueste Analysen von Überblicksstudien wie der Cochrane-Studie oder der MTA-Studie werden in der aktuellen Praxis oft nicht berücksichtigt oder unverhältnismäßig kritisiert; veraltete Leitlinien oder Lehrbücher sind in der Regel zu wenig restriktiv bezüglich Methylphenidat-Therapie. Diese Lücken müssen bei der Lektüre von Empfehlungen wie im Schweizer Medizin Forum 2008[752] oder auch von Büchern wie *Neuro-/Psychopharmaka im Kindes- und Jugendalter* von 2016[753] berücksichtigt werden. Sie beschreiben die Pharmakotherapie mit Stimulanzien wie Methylphenidat immer noch und fälschlicherweise als essenziellen, sicheren oder sogar primären Therapiebaustein.

Leider zitieren auch manche Arbeiten gültige Leitlinien mit falschen Inhalten oder im falschen Zusammenhang: Beispielsweise zitiert die Überblicksarbeit von Flood et al.[754] die NICE-Richtlinien falsch; hier wird NICE als Beispiel angegeben, dass Methlyphenidat als erstes Mittel der Wahl eingesetzt werden soll, obwohl das Gegenteil der Fall ist. NICE empfiehlt Stimulanzien nur in schweren Fällen und explizit nicht als erstes Mittel der Wahl. Es ist also große Wachsamkeit geboten, nur wenige Leitlinien wie die *Leitlinien der Deutschen Gesellschaft für Kinder und Jugendpsychiatrie (DGKJP, 2011)*[755] geben explizit an, dass sie aktuell ungültig sind, da sie sich in Überprüfung befinden.

Regeln der Stimulanzientherapie

Sieben Prinzipien der Stimulanzientherapie

Welche Prinzipien sollten bei der Stimulanzientherapie befolgt werden? Peter Breggin erstellt einen präzisen, wohlrecherchierten 7-Punkte-Plan[756], der die Arzneimittelwirkung und die Arzneimittelinformationen berücksichtigt und folgendermaßen zusammengefasst werden kann:

1. Die Gesundheitsberufe bedienen die Bedürfnisse der Kinder am besten, indem die ADHS-Diagnose abgeschafft und der Gebrauch von Stimulanzien abgelehnt wird.
2. Eine ADHS-Diagnose erfordert keine Stimulanzientherapie. Eltern, Kindern und Lehrern wird häufig der Eindruck vermittelt, dass eine ADHS-Diagnose eine Stimulanzientherapie erfordert [oder heilt, was beides unzutreffend ist – A. W.].
3. Stimulanzien sollten nicht verschrieben werden, wenn das Verhalten durch den Kontext, die Umgebung, verursacht wird. Die meisten Kinder entwickeln ADHS-Verhaltensanzeichen, wenn sie an ihrer Umgebung leiden, in der Regel handelt es sich um Stressoren in der Familie und in der Schule. Diesen Kindern geht es in den Ferien besser, wenn der Lehrer oder die Schule gewechselt wird oder wenn die Familie lernt, wie Kindererziehung aussehen sollte.
4. Stimulanzien sollten nicht verschrieben werden, wenn das Kind an einer anderen psychischen Störung leidet (Ängstlichkeit, Stress, Depression …). Trotzdem verschreiben Ärzte oft Stimulanzien, wenn das Kind Angst, Stress oder psychosoziale Probleme hat.
5. Erzieherische, heilende und psychosoziale Interventionen sind notwendig. Das bedeutet, dass das Leben des Kindes in der Familie und in der Schule verbessert werden muss. Ärzte berücksichtigen diese Option oft nicht und verschreiben nur Stimulanzien.
6. Erst wenn diese Interventionen unzureichend sind, kann der Arzt eine Medikation in Erwägung ziehen. In Erwägung ziehen bedeutet nicht, dass die Medikation verschrieben werden muss.
7. Langzeiteffekte von Stimulanzien bei Kindern sind nicht nachgewiesen. [Auch Kurzzeiteffekte sind nicht nachgewiesen und werden laut aktueller Evidenz aufgrund eines Mangels an wissenschaftlicher Qualität der Studien angezweifelt.[757] – A. W.]

Regeln bei der Gabe von Methylphenidat

> „Wir gehen seit drei Jahren circa vier Mal im Jahr zum Kinderarzt. Zweimal kommt das Kind mit. Das dauert so zehn Minuten, eine Viertelstunde. Der Arzt fragt einfach, wie geht es mit dem Ritalin, gibt es Veränderungen."
>
> Alleinerziehende berufstätige Mutter, hochbegabtes Kind mit ADHS

Das Kind der zitierten Mutter wird nicht richtig begleitet, der Arzt begeht massive handwerkliche Fehler: Methlyphenidat sollte nur maximal zehn Wochen verschrieben werden. Eine Langzeittherapie über zwölf Monate wie in diesem Fall ist eine gefährliche Off-Label-Verschreibung. Das Kind muss alle drei Monate persönlich vom Arzt untersucht werden in Bezug auf Gewichts- und Appetitverlust, Schlafstörung, Blutdruck, Herzfrequenz, Lebertoxizität, Wachstumsrückstand und psychiatrische Störungen wie Suizidgefahr und Entwicklung von Abhängigkeit. Der Mutter kann man nur empfehlen, den Arzt zu wechseln.

Um solche und andere Therapiefehler zu vermeiden, sollten grundlegenden *Regeln der Methyphenidat-Therapie* eingehalten werden. Sie basieren auf der Arzneimittelinformation und aktueller Evidenz und gelten auch für andere Stimulanzien:

- *Gestufte Diagnose*: Dieser Prozess erfordert Zeit und Vorsicht. Er umfasst die Formulierung des Problems, aufmerksames Warten, minimale Interventionen, Beratungen zur multimodalen Förderung und schließlich, nur wenn nötig, die diagnostische Abklärung.[758] (S. 127 ff.)
- *Off-Label-Verschreibung vermeiden*: Methylphenidat sollte entsprechend der Genehmigung der Arzneimittelbehörden eingesetzt werden (Indikation, Alter, Dosierung etc.), Off-Label-Verschreibung wäre nur bei schweren Erkrankungen und einem Mangel an Alternativen zulässig – beides trifft bei ADHS nicht zu –, es haftet immer der Arzt.[759] Das Leid und den Schaden trifft jedoch das wehrlose Kind. Die Behandlung von Kindern erfolgt frühestens ab sechs Jahren – da die Anwendung von Methylphenidaten nicht bei Patienten unter sechs Jahren untersucht worden ist. Zu bedenken ist: Mit sechs Jahren werden die Kinder eingeschult, ist dies ein Zufall oder eine Kausalität? Wenn erst die Einschulung die „Krankheit" erzeugt, bedeutet das Kontext-gemachtes Leid und somit Off-Label-Verschreibung.
- *Schwere Beeinträchtigung*: Methylphenidat sollte nur bei einer schweren Einschränkung des Kindes und bei einem Leidensdruck des Kindes durch die

ADHS-Verhaltensanzeichen erfolgen. Experten wie Peter Breggin raten jedoch besonders ab von der Therapie dieser schweren Fälle. Die individuelle Patientengeschichte muss erfasst werden, um andere Ursachen als Krankheit auszuschließen.[760, 761]

- *Unwirksamkeit von Alternativen*: Methylphenidat ist das letzte Mittel der Wahl einer Therapie und sollte nur angewendet werden, wenn sich die multimodale Therapie und Förderung ohne Medikation in der Kombination von verschiedenen Therapiebausteinen als unwirksam erweist. Die Kombinationen sollten je mindestens 3 Monate getestet werden.[762]
- *Verschreibung durch Spezialisten*: Das Betäubungsmittelrezept sollte von Spezialisten für Verhaltensstörungen[763] ausgestellt werden, da sie das nötige Wissen und die nötigen Ressourcen haben, was laut Expertenmeinung Allgemeinmedizinern fehlt.[764] Das Rezept gilt in der Regel für einen Monat, in Ausnahmefällen kann ein Rezept für drei Monate ausgestellt werden. Wozu diese Ausnahmen dienen sollen, ist unklar, sollte das Kind doch engmaschig beobachtet und vermessen werden, um unerwünschte Wirkungen auszuschließen und erwünschte Wirkungen zu garantieren.
- *Multimodale Therapie*: Methylphenidat soll nur im Rahmen einer Gesamtstrategie mit psychologischen, pädagogischen und sozialen Maßnahmen verschrieben werden.

Vor Therapiestart:

- *Untersuchung des Kindes vor der Verschreibung*: Herz-Kreislauf-System, Blutwerte, Leberwerte, Differenzialdiagnose zum Ausschluss von Depression und Angststörung.
- *Information des Arztes an die Eltern*: Es ist ein Hinweis auf das Risiko psychiatrischer Störungen (inklusive Suizidgefahr und Entwicklung einer Abhängigkeit) sowie alle häufigen Nebenwirkungen während der Behandlung anzubringen sowie die Information, dass das Medikament beim Auftreten der Nebenwirkungen abgesetzt werden muss. Über höheres Risiko von Wachstumsrückstand, Gewichts- und Appetitverlust während der Behandlung ist zu informieren.

Therapiedauer:

- *Überprüfung der Wirksamkeit*. Beim Mangel an Wirksamkeit, das heißt, wenn sich der Leidensdruck innerhalb eines Monats nicht verbessert, muss das Medikament nach spätestens vier Wochen langsam abgesetzt werden. Die Kurzzeittherapie birgt ein hohes Risiko für nicht-lebensbedrohliche Nebenwirkungen.[765]

- *Keine Dauertherapie, maximal zehn Wochen.* Das Medikament hat nach zehn Wochen Anwendung laut neuester Evidenz keinen Effekt. Eine längere Anwendung wird daher nicht mehr empfohlen, obwohl das noch nicht in alle Richtlinien vorgedrungen ist (veraltete Richtlinien empfehlen maximal zwölf Monate).

Während der Therapie:

- *Absetzen bei Nebenwirkungen*: Das Medikament muss bei psychischen Symptomen, Gewichts- und Appetitverlust und anderen Nebenwirkungen sofort abgesetzt werden.
- *Konstante Beobachtung* von Gewichts- und Appetitverlust, Schlafstörung, Blutdruck, Herzfrequenz, Lebertoxizität, Wachstumsrückstand und psychiatrischen Störungen (Suizidgefahr und Entwicklung von Abhängigkeit) mittels Arztbesuch *alle drei Monate*. Das Medikament muss bei Veränderungen reduziert und abgesetzt werden.
- *Wirksamkeit*: Bleibt der Leidensdruck des Kindes während der Therapie bestehen oder nimmt er sogar zu, muss das Medikament sofort abgesetzt werden. Wirkt das Medikament lindernd auf die ADHS-Verhaltensanzeichen, so kann eine Anwendung von circa zehn bis zwölf Wochen in Betracht gezogen werden. Eine längere Anwendung ist aufgrund der wissenschaftlichen Datenlage und aufgrund der Toleranzentwicklung nicht zu empfehlen.
- *Titration*: Arzneimittel wie Methylphenidat haben eine geringe therapeutische Breite, das heißt, die potenziell wirksame Konzentration liegt nahe der toxischen Konzentration. Bei jedem Kind muss innerhalb der therapeutischen Breite die korrekte, möglichst niedrige Dosis mittels Titration, also durch langsames Anheben der Dosis gefunden werden. Die nötige Dosis variiert individuell. Manche Kinder benötigen sehr geringe (5 mg) Dosen, um eine Reduktion der Verhaltensanzeichen zu erreichen, die Dosis von Methylphenidat muss daher langsam titriert werden, um möglichst geringe Nebenwirkungen mit maximalen erwünschten Wirkungen zu erreichen.[766, 767] Bei höherer Dosis steigt wiederum die Gefahr für Nebenwirkungen und Suchterzeugung, zumal die therapeutische Breite überschritten wird. Retardierte Darreichungsformen scheinen schlimmere Nervengifte zu sein als kurzwirksame Darreichungsformen.[768]

Absetzen und Entzug der Therapie:

- *Absetzen bedeutet immer auch Entzug.* (Regeln zum Entzug s. unten)
- *Entzugssymptome*: Beim Absetzen können häufig Entzugssymptome auftreten, die ADHS-Symptomen entsprechen. Ihre Ursache ist der Stimulanzienentzug, nicht das ADHS.
- Falls das Medikament entgegen der aktuellen Empfehlungen und Evidenz off-label länger als zwölf Monate eingesetzt wird, sollten regelmäßig *„Ritalinferien"*, Methylphenidat-freie Zeiten, durchgeführt werden, um den Effekt der Behandlung auf die Symptome zu reevaluieren.[769]

Das Absetzen und der Entzug von Stimulanzien

Peter Breggin hat sich systematisch in seiner Tätigkeit als Psychiater und auch als Forscher mit dem Entzug von Stimulanzien beschäftigt. Sein Sachbuch *Ihre Arznei könnte ihr Problem sein: Wie und warum man aufhören sollte, psychiatrische Medikation einzunehmen*[770] gibt detaillierte Instruktionen zum Entzug für Ärzte und Patienten. Hier ein kurzer unvollständiger Einblick, was beim Stimulanzienentzug zu beachten ist.

Der Stimulanzienentzug variiert laut Breggin von Person zu Person. Er kann verschiedene unvorhergesehene Ausprägungen haben. Häufig sind die Symptome der ursprünglichen Arzneimittelwirkung entgegengesetzt und werden daher oft als Krankheitssymptome fehlinterpretiert. Wenn das Kind beispielsweise durch die Stimulanzien gedämpft wurde, wird es beim Entzug hyperaktiv etc. Hat das Kind nur kleinste Dosen über wenige Wochen bis Monate eingenommen, kann es sein, dass ein abrupter Stopp mit keinem oder wenigen sichtbaren Effekten möglich ist. Die Entzugserscheinungen können innerhalb weniger Tage verschwinden, es kann aber auch sein, dass bereits bei geringen Dosen und kurzen Einnahmezeiten ernsthafte Entzugserscheinungen auftreten.

Breggin empfiehlt daher immer ein graduelles Ausschleichen der Stimulanzien unter sorgfältiger Beobachtung. Das bedeutet, dass die Therapie in immer kleineren Dosen fortgesetzt und schlussendlich gestoppt wird. So können meistens ernsthafte Probleme vermieden werden. Dabei kann die Zehn-Prozent-Reduktion-pro-Woche-Regel als grobe Orientierungshilfe zur Anwendung kommen. Falls die Stimulanzien über lange Zeit eingenommen wurden und ernsthafte Nebenwirkungen erwartet werden, sollte der Entzug laut

Breggin über mindestens zehn Wochen durchgeführt werden.[771] Dies gilt jedoch nur für eine einzelne Substanz; wurden mehrere psychiatrische Medikamente eingenommen, muss der Entzug viel länger andauern.

Peter Breggin empfiehlt vier grundlegende Regeln zum Entzug von Stimulanzien:

1. Der Entzug sollte so langsam erfolgen, dass er für die betroffene Person angenehm ist. Um dies sicherzustellen, muss ein enger Bezug zu den Gefühlen des Kindes hergestellt werden.
2. Das Kind muss in seiner Umgebung ein Sicherheitsnetz in Form informierter Erwachsener haben. Es ist selbst nicht fähig zu erkennen, was passiert.
3. Wenn im Entzug negative Symptome auftreten, kann eine kurzzeitige Rückkehr zu der vorhergehenden Dosis diese Symptome abwenden. Der Entzug muss danach langsamer fortgesetzt werden.
4. Ein erfahrener Spezialist sollte den Entzug begleiten. Falls Missbrauch vorliegt, können die Einweisung in ein Krankenhaus und ein Rehabilitationsprogramm nötig sein.

Teil 5
Wie sollen wir mit ADHS umgehen?

„Die Diagnose und die Drogen verändern nicht nur die Kinder, sie verändern auch die Erzieher. Wenn ein Kind im Konflikt mit Erwachsenen ist, werden die Verantwortlichen dazu ermutigt zu glauben, dass sie nicht fähig sind, dem Kind zu helfen, und dass psychoaktive Drogen in das Leben des Kindes eingeführt werden müssen. Eltern, Lehrer und Medizinalpersonen haben das Vertrauen in ihre persönlichen Fähigkeiten verloren, eine angemessene Erziehung zu leisten. Diagnose und Medikation haben das Vertrauen und die Fähigkeiten jeder Person unterminiert, die Verantwortung für das Leben von Kindern übernehmen will."

Peter Breggin, Psychiater und ADHS-Forscher[772]

Was können wir tun?

Konzentrieren wir uns auf die wirklichen Ursachen

ADHS ist ein Phänomen, das verstärkt in den Gegenstandsbereich von Erziehung und Bildung fallen sollte. Gesellschaftlich wird es jedoch aktuell primär dem Bereich der Medizin zugeordnet. Was kann getan werden, um die Lage der betroffenen Kinder zu verbessern? Zunächst sollte der folgende Drei-Punkte-Plan umgesetzt werden:

- kritische Reflektion von ADHS-Diagnosen und Stimulanzientherapie und ihr sukzessiver Abbau,
- Etablierung einer Perspektive, die ADHS zunehmend ins Problemfeld der Pädagogik und Erziehungswissenschaften rückt,
- das gesellschaftliche Ziel ist die Verbesserung der pädagogischen Förderung von Kindern durch Eltern und Lehrer/innen und nicht die Behandlung des Körpers des Kindes.

Dieses Kapitel gibt erste Hinweise zu den Thematiken Pädagogik und Psychologie der Kindererziehung. Es stützt sich dabei auf Fallbeispiele und auf die Arbeiten von Peter Breggin, die bisher nicht ins Deutsche übersetzt wurden.[773] Weiterführend sind hilfreiche Bücher über Kindererziehung[774, 775], am besten schon ab frühem Alter, wie das Standardwerk *Auf der Suche nach dem verlorenen Glück* von Jean Liedloff.[776] Es ist jedoch zu beachten, dass die pädagogische Literatur häufig in unreflektierter und verselbstständigter Weise veraltetes Faktenwissen referiert, das den körperlichen Ursachenmythos von ADHS nährt, die Stimulanzientherapie verharmlost und den pädagogischen Maßnahmen überordnet.[777]

Arbeit an Lebensqualität und Konfliktlösung

Zu dem Zeitpunkt, wenn Angehörige Hilfe suchen, sind sie normalerweise überlastet durch das Verhalten des Kindes. Die aktuellen gesellschaftlichen Experten und Ansprechpersonen sind in der Regel im Gebiet der Medizin tätig. Indem die primäre Autorität für ADHS-Diagnosen bei Medizinern liegt, die die Kinder als krank erklären, bestätigen sie die Eltern darin, dass ihre Kinder nicht mit normalen menschlichen Mitteln behandelt werden können. Die Kinder werden durch die Diagnose als pädagogisch nicht korrigierbar eingestuft und bedürfen nicht pädagogischer, sondern beziehungsarmer Interventionen wie einer Medikation mit Stimulanzien.

> „[Die Diagnose] projiziert den gesamten Konflikt auf das Kind statt auf den stärkeren und mächtigeren Erwachsenen. Sie erlaubt dem Experten, das schwächste und verletzlichste Mitglied des Konfliktes [mit Drogen] zu betäuben. Für die überforderten Eltern mag die Diagnose kurzzeitige Erlösung von Schuld und Unzulänglichkeit liefern. Schlussendlich wird diese Lösung jedoch zu mehr Schaden als Nutzen führen." Peter Breggin[778]

Es gibt valide Ansätze, Kindern zu helfen, die ADHS-artiges Verhalten zeigen. Allen ist gemeinsam, dass die Erwachsenen bessere Wege erlernen, die Kinder zu erziehen und zu unterrichten. Die Erwachsenen müssen in den Lösungsprozess integriert werden. Kinder haben nicht die Kapazität, ihre Konflikte mit Eltern und Lehrern alleine zu lösen, sie bedürfen der Reife und der Anleitung Erwachsener.

Eine zentrale Gemeinsamkeit im Leben mit ADHS diagnostizierter Kinder besteht darin, dass sie mit einem oder mehreren Erwachsenen im Konflikt stehen. Allem voran muss die *Lebensqualität des Kindes* verbessert werden. Dies soll laut ADHS-Experten wie Breggin[779] durch die Verbesserung der *Qualität der Beziehungen* mit Lehrern, Eltern und anderen Erwachsenen geschehen. Die Erwachsenen brauchen Hilfe, die Probleme im Leben des Kindes zu lösen, indem sie Konflikte in Schule und Elternhaus beheben und bessere Wege erlernen, die Kinder entsprechend ihrer Persönlichkeit zu erziehen. Vor allem wenn ein Kind nicht in der entsprechenden *sensiblen Phase*, dem pädagogischen Zeitfenster, angemessen flüssig lesen oder schreiben kann, ist die Schule eine schwierige und unangenehme Erfahrung.

Wer kann helfen?

Mit der Hilfe von Erziehern, Sozialarbeitern, Sozialpädagogen, Psychologen und Familientherapeuten soll ein familientherapeutischer bzw. pädagogischer Ansatz verfolgt werden. Die beteiligten Erwachsenen sollten die Meinung dieser Experten zuerst überprüfen, am besten mit einem Telefonat. Auch in diesen Berufsgruppen sind viele Personen dem Mythos von ADHS als Krankheit erlegen und befürworten eine Therapie mit Stimulanzien; diese Personen werden nach psychiatrischen Störungen beim Kind suchen und das Kind an einen Arzt verweisen, der ihm Stimulanzien verschreiben soll. Kinderärzte sollten bei Erziehungsproblemen und schulischen Problemen, die ADHS ausmachen, nicht die primären Ansprechpartner sein. In der Regel richten Ärzte ihre Leistungen so aus, dass sie von den Krankenversicherungen finanziell gedeckt werden: Versicherungen erlauben einen 10- bis 15-minütigen Gesundheitscheck, aber keine sorgfältige Analyse von Erziehungs- und Verhaltensproblemen.

Bausteine der multimodalen Förderung

> „Die Information zu ADHS ist unzugänglich und zerstückelt. Ich brauche sehr viel Kraft, um immer präsent zu bleiben, zu beobachten, und die Erkenntnis umzusetzen. Nicht nur mein Sohn, auch ich habe in den letzten Jahren viel durchgemacht."
>
> Vater eines Jungen mit ADHS-Diagnose

Betroffene Erwachsene berichten häufig von einem Mangel an Information. Wichtige Bausteine der multimodalen Förderung bei ADHS-Verhaltensanzeichen von Kindern sind:

1. *Das pädagogische und psychologische Training der Eltern und Lehrer.*[780, 781] Dazu gehören unter anderem
2. *Verhaltenstherapie und/oder Psychosoziales Training der Eltern*[782, 783] *und Lehrer*[784] sowie *Erziehungshilfen*,
3. spezielle *Bildungsmaßnahmen und Coachings für Kinder*, welche die Wissenslücken der Kinder füllen und ihren Enthusiasmus für das Lernen erwecken[785],
4. Psychoedukation (Beratung und Information) der Eltern und Lehrer auch zum Lebensumfeld einschließlich *Ernährungsumstellung*[786], *Bewegungsförderung*, strikte Regulierung und Begrenzung des Medienkonsums.[787]

Zu beachten ist, dass die Erwachsenen in der Regel im Zentrum der Therapien stehen. Die wichtigsten Bausteine der multimodalen Förderung bei ADHS-Verhaltensanzeichen von Kindern sind daher pädagogische Maßnahmen in Form eines Trainings und Psychoedukation der Eltern und Lehrer. Während im Kindesalter die eltern- und schulzentrierte Intervention mit Eltern und Lehrpersonen im Vordergrund stehen, steht im Jugendalter der Jugendliche selbst im Zentrum.[788]

In der Heilpädagogik werden Therapiebausteine immer kombiniert. Diese multimodale Förderung und Therapie ohne Medikamente geht das Problem ganzheitlich an und löst neben den Verhaltensanzeichen auch oft die Ursachen für das unerwünschte Verhalten des Kindes. Sie verlangt zwar mehr Wissen und Einsatz von Eltern und Lehrpersonen, führt jedoch laut wissenschaftlichen Erkenntnissen zu nachhaltigem Erfolg ohne gesundheitliche Risiken.

Beispielsweise sind psychosoziale Interventionen nach der MTA-Studie auf längere Zeit wirksamer als die Therapie mit Stimulanzien, die ihre Wirksamkeit bei längerer Therapiedauer verlieren.[789] Reviews zeigen, dass Elterntraining effektiver und langfristiger als Methylphenidat wirkt[790], auch im Vorschulalter wird es als beste Therapiewahl beschrieben.[791] Im Unterricht ist die Wirksamkeit verhaltenstherapeutischer Maßnahmen ebenfalls nachgewiesen.[792] Nachhilfestunden, Ergotherapie, Bewegungstherapie und Förderung der Psychomotorik können das Selbst- und Körperbewusstsein sowie die Aufmerksamkeit und die Fähigkeiten der Betroffenen stärken. Je ausgeprägter die Symptome ausfallen, desto mehr Förder- oder Therapiebausteine sollten verfolgt werden. Der individuelle Erfolg der gewählten Kombination von Therapiebausteinen kann erst nach einigen Wochen bis Monaten evaluiert werden. Wenn die Kombination keine Wirkung zeigt, sollten andere Therapiebausteine angewendet werden.

Wie kann man einen Therapiebaustein beurteilen? Wichtig ist, dass bei jeder Therapie zwischen Nutzen und gesundheitlichem Risiko abgewogen wird. Die multimodale Therapie und Förderung ohne Medikation ist hinsichtlich dieser Perspektive eine sichere und nachhaltige Wahl, da sie nebenwirkungsfrei ist. Es sollte hauptsächlich auf wissenschaftlich wirksame Strategien gesetzt werden. Welche Kombination im individuellen Fall Wirkung zeigt, wird erst im Laufe der Zeit deutlich werden. Daher bedarf jede Therapieform einer sorgfältigen Beobachtung durch Eltern und Fachpersonen.

Die Notwendigkeit eines sofortigen Diagnose- und Verschreibungsstopps

Da ADHS viele Einflussfaktoren hat, ist auch eine *multimodale Förderung und Therapie* notwendig. Multimodal bedeutet, dass die Therapie auf mehreren Ebenen gleichzeitig angreift. Eine multimodale Therapie ohne Stimulanzien ist heute für alle betroffenen Kinder das erste Mittel der Wahl und gilt als die Norm. Professionelle Richtlinien der EU[793] und Großbritanniens[794] erhöhen den Standard und die Sicherheit der therapeutischen Praxis und empfehlen *Stimulanzien als letztes Mittel der Wahl* und nur in schweren Fällen, wenn alle anderen therapeutischen Maßnahmen versagen. Aufgrund des erhöhten gesundheitlichen Risikos von Methylphenidat und seiner im Vergleich dazu geringen therapeutischen Wirkung sollte gemäß den aktuellen Richtlinien dieser Therapiebaustein nur in schweren Fällen von ADHS zum Einsatz kommen, falls sich die anderen Therapien langfristig als wirkungslos erweisen und das Kind weiter leidet. Aufgrund der mangelnden therapeutischen Wirksamkeit sollten Kinderärzte jedoch *in keinem Fall, auch nicht als letztes Mittel der Wahl*, psychiatrische Medikamente wie Methylphenidat verschreiben.

„Der Hausarzt hat gesagt, dass man mit anderen Sachen wie Alternativmedizin und so weiter, nur etwa zu 8 Prozent Erfolg hat. Unser Sohn bekommt Ritalin."

Alleinerziehende berufstätige Mutter, hochbegabtes Kind mit ADHS

Allerdings gibt es Hinweise, dass sich diese Empfehlung noch nicht durchgesetzt hat. In der aktuellen Praxis wird Methylphenidat – wie im Falle der oben zitierten Mutter – entgegen der Arzneimittelinformation immer noch als erstes Mittel der Wahl eingesetzt, die Wirksamkeit anderer Therapiebausteine wird außerdem massiv unterschätzt. Fehlerhafte Metaanalysen und veraltete Leitlinien wie die Richtlinien der American Academy of Pediatrics[795] unterstützen diesen Therapiefehler. Diese Praxis muss sofort gestoppt werden. Umfangreiche Analysen zahlreicher wissenschaftlicher Studien belegen, dass eine multimodale Therapie ohne Methylphenidat wie die Verhaltenstherapie kurzfristig gleich gute und längerfristig bessere Wirkung zeigt als die Therapie mit Stimulanzien.[796]

Kinder außer Kontrolle?

Was ist mit den wirklich schweren Fällen, mit den Kindern, die manchmal sogar mit „wilden Tieren“ oder „Monstern“ verglichen werden? Es gibt einen kleinen Prozentsatz von Kindern mit ADHS-Diagnose, die schwere emotionale und Verhaltensprobleme haben, manchmal sogar gewalttätig oder suizidal sind. Meist haben diese Kinder eine zweite oder dritte Diagnose, die gerade im Trend liegt, wie eine manisch-depressive Störung.

„Diese Kinder [Anm.: schweren Fälle] sind nicht ‚geistig gestört' oder ‚geistig krank', und sie brauchen keine Drogen. Sie sind einfach nur außer Kontrolle. Genauer gesagt haben ihre Eltern die Kontrolle über das Familienleben verloren und keiner des halben Dutzends der Ärzte, die ihnen Drogen verschreiben, hat das Problem erkannt."

Peter Breggin[797]

Peter Breggin besteht darauf, dass diese Kinder in allererster Linie Führung zu Hause benötigen oder, wenn die Eltern zu keiner Veränderung fähig sind, in einer anderen, geschützteren Umgebung aufwachsen müssen. Stimulanzien hingegen stören das Gehirn wie alle Drogen, was für ein gestresstes, bereits gestörtes Kind besonders schädlich ist. Das Kind, das bereits Probleme hat, mit gefährlichen Impulsen oder gestörten Sinneswahrnehmungen umzugehen, wird zusätzlich durch die unvorhersehbaren, aber negativen Effekte der Drogen beeinträchtigt. Breggins Position wird von der Arzneimittelinformation unterstützt, die davor warnt, Stimulanzien psychotischen oder unruhigen Kindern zu geben:

> „Stimulanzien sind nicht zur Anwendung bei Patienten vorgesehen, die sekundäre umfeldbedingte Symptome und/oder andere primäre psychiatrische Störungen, einschließlich Psychosen, zeigen."[798]

Psychologische und pädagogische Förderbausteine

> „Als Psychiater verschreibe ich Erwachsenen oder Kindern niemals psychiatrische Arzneimittel wie Stimulanzien, Neuroleptika oder Antidepressiva. Ich empfehle die psychosoziale Psychiatrie, die mit Psychotherapie, Familientherapie und anderen Verbesserungen des Erziehungsstils arbeitet. Den Großteil meiner therapeutischen Arbeit verrichte ich meist mit den Erwachsenen, die dann die nötigen Veränderungen angehen, um die Bedürfnisse des Kindes zu erfüllen."
>
> Kinderpsychiater, 58 Jahre

Moralische Führung und Respekt

Peter Breggin[799] bezeichnet moralische Autorität sowie Respekt als die beiden aus seiner Sicht wichtigsten Eckpunkte der Erziehung von Kindern. Die moralische Autorität betrifft einen beiden Elternteilen gemeinsamen Bestand an Werten, die den Kindern in der Erziehung vermittelt werden. In Familien mit schwierigen Kindern, die eine ADHS-Diagnose oder eine andere psychiatrische Diagnose erhalten haben, liegt die Ursache der Verhaltensanzeichen laut Breggin oft in einem gemeinsamen familiären und/oder schulischen Problem und nicht in der Psyche oder im Körper des Kindes. Wenn die Beziehungen in der Familie gestört sind, kein Respekt in den gegenseitigen Beziehungen herrscht, scheint es, dass das Kind dem Erwachsenen nicht zuhören will. Breggin vertritt die Ansicht, dass Kinder nur dann gedeihlich aufwachsen, wenn sie in die Lage versetzt werden, die moralische Autorität von Erwachsenen zu respektieren. Kinder wollen und brauchen, dass die Erwachsenen in ihrem Leben moralische Autorität besitzen. Sie wissen, dass ihre grundlegende Sicherheit darauf beruht, dass sie ihren Eltern vertrauen und dass die Eltern die Verantwortung übernehmen.

Am Beginn der Therapie brauchen die Erwachsenen laut Breggin oft Hilfe dabei, das Vertrauen in ihre Fähigkeit, die Kinder zu beeinflussen und zu führen – in ihre eigene moralische Autorität – wiederherzustellen. Die Kommunikation von moralischer Autorität beginnt mit der eigenen Überzeugung, dass man selbst eine respektvolle und liebevolle Atmosphäre zu Hause und im Klassenzimmer erschaffen kann und muss. Sie beginnt mit der Wiederherstellung von respektvoller Kommunikation. Für Peter Breggin ist die *respektvolle* Kommunikation die zentrale Regel der Familie. Respektlose Kommunikation sollte sofort unterbunden werden. Liebe ohne Respekt ist laut Breggin unzureichend. Zuerst müssen respektvolle Verhältnisse hergestellt werden, bevor ein liebevollerer Umgang erreicht werden kann. Eltern versuchen oft, Respekt von ihren Kindern einzufordern, ohne selbst respektvoll zu sein. Die Kinder in Selbstdisziplin zu schulen und sie dabei gleichzeitig zu lieben, ist die Essenz moralischer Autorität.

> „Sie werden moralische Autorität ausstrahlen, wenn Sie sich selbst als rationale liebevolle Person sehen, die nach Prinzipien lebt, die es wert sind, kommuniziert zu werden."
>
> Peter Breggin[800]

Wenn Erwachsene die Kontrolle über sich selbst verlieren, wenn sie schreien, drohen und schlagen, verlieren sie ihre moralische Autorität und den positiven Einfluss auf die Kinder. Die Kinder werden eingeschüchtert, sie zeigen möglicherweise Gehorsam, aber es wird ihnen nicht dabei geholfen zu lernen, wie man zu einem fürsorglichen und vernünftigen Menschen wird. Angst ertränkt die Fähigkeit der Kinder, rationale Entscheidungen zu treffen. Aber auch Bestrafungen oder Belohnungen können verhindern, dass das Kind die Fähigkeit der Selbstdisziplin erlernt. Kinder müssen den Erwachsenen aus Respekt zuhören, nicht weil sie Bestrafung oder Belohnung erwarten. Sie müssen erkennen, dass braves Verhalten und gute Noten für sich selbst befriedigend und motivierend sind und unabhängig von Bestrafungen oder Belohnungen verfolgt werden sollten.

Sehen Sie das Kind als moralisches Wesen

Kinder sollten als moralische Wesen betrachtet werden, die fähig sind zu verstehen und zu lernen, was richtig und was falsch ist.

> „Im echten Leben eines Erwachsenen werden unsere Kinder lernen, dass schlechtes Verhalten oft belohnt wird, während gutes Verhalten manchmal bestraft wird. Das ist einer der Gründe, warum die Menschen dafür kämpfen müssen, ein ethisches Leben zu führen; es gibt viele Kräfte, die uns motivieren wollen, dies nicht zu tun. Um darauf vorbereitet zu sein, ein Leben nach Prinzipien zu führen, müssen Kinder lernen, die Richtung ihres Verhaltens basierend auf guten Prinzipien zu bestimmen, die unabhängig von irgendeiner direkten Belohnung oder einer Bestrafung sein müssen. [...] Ich spreche in meiner Arbeit ehrlich mit den Kindern darüber, wie die Konflikte und Verwirrungen ihrer Eltern es den Kindern schwer gemacht haben zu erkennen, wie man sich verhalten soll; aber dann betone ich, dass es den Kindern überlassen ist, verantwortungsvoller zu werden, unabhängig vom Verhalten der Eltern. Ich nehme nie an, das ein Kind eine ‚Störung' wie ADHS oder Ähnliches hat, die das Kind unfähig macht ethische Entscheidungen zu treffen oder Selbstkontrolle auszuüben." Peter Breggin

Wenn Eltern Hilfe suchen, hat laut Peter Breggin häufig ein Elternteil oder beide Elternteile es schon länger aufgegeben, das Kind als moralisch und mitfühlend zu betrachten. Als Konsequenz versuchen die Eltern, nicht mehr an den natürlichen Sinn des Kindes für Gerechtigkeit und die Empathie zu appellieren. Die Erwachsenen verlassen sich auf Drohungen und Bestrafungen, die die Situation verschlimmern und das Kind weiter entfremden. Die Eltern ziehen den Schluss, dass das Kind krank und kein normales, moralisches Wesen sei. Peter Breggin betont, dass dies ein katastrophaler Fehlschluss ist.

Da Kinder die unvermeidlichen Enttäuschungen, die das Leben eines Erwachsenen mit sich bringt, noch nicht durchgemacht haben, führen die Kinder nach Breggins Ansicht ihr Leben mit einem naiven und idealistischen Sinn dafür, was richtig und falsch ist. Er empfiehlt den Erwachsenen bei Konflikten immer den ethischen Sinn der Kinder anzusprechen, ihnen zu erklären, dass ihr Verhalten Schmerzen bei andern verursacht und dass sie selbst glücklicher sein werden, wenn sie anderen mehr Glück bringen und sich um die Gefühle der anderen kümmern.

Psychoedukation und Training der Erwachsenen

Mit dem Begriff Psychoedukation ist in diesem Zusammenhang die systematische Vermittlung von Wissen über ADHS, seine Entstehung und Therapie und den Verlauf der Symptome gemeint. Kindererziehung ist eine schwierige Aufgabe. Dennoch erhalten Eltern diesbezüglich nur sehr wenig oder kein Training. Bevor es „psychiatrische" Kliniken für Kinder gab, existierten Kliniken für „Erziehungshilfe", die die Eltern oder Lehrer berieten, wie sie ihre Kinder mit der Hilfe von Erfahrung ins Leben führen konnten.

> „Wenn die Probleme des Kindes aus der Familie stammen, erkläre ich den Eltern, dass das sehr gute Neuigkeiten sind. Wenn das Problem zu Hause begann, kann es zu Hause gelöst werden, und zwar durch verbesserte Methoden, mit dem Kind Beziehung aufzunehmen. Ich helfe den Eltern, gemeinsame Prinzipien zur Kindererziehung zu entwickeln, und dann helfe ich ihnen, diese Prinzipien in konsistente Praxis umzusetzen." Peter Breggin

Lehrer- und Elterntraining

Lehrpersonen-Training und schulische Fördermaßnahmen können die Mehrzahl von Lernstörungen und sozialen Verhaltensauffälligkeiten mit Hilfe pädagogisch-therapeutischer Maßnahmen kompensieren.

> „Jetzt kann er dem Unterricht besser folgen. Die neue Lehrerin hat ihn nach vorne in die erste Reihe gesetzt. Sie nimmt viel Kontakt mit ihm auf, spricht viel mit ihm ab, macht lauter neue kleine Regeln. Bei der vorherigen Lehrerin wurde er, weil er ja oft stört, nach hinten versetzt. Das eigene Kind, das zwei Lehrer als Eltern hat, durfte damals vorne sitzen."
>
> Vater aus Italien, selbst langjährig wegen ADHS behandelt

> „Ich wünsche mir, dass viele Lehrpersonen mit dem Fakt arbeiten, dass die Kinder mit ADHS sehr herzlich und bindungsbezogen sind. Wenn die Kinder merken, dass man nicht hinter ihnen steht, funktionieren sie nicht. Die Lehrerin steht zu 100 Prozent hinter unserem Kind und es kooperiert sehr gut."
>
> Alleinerziehende berufstätige Mutter, hochbegabtes diagnostiziertes Kind

Dysfunktionales Erziehungsverhalten gilt als wichtiger Risikofaktor für die Entstehung von ADHS-Symptomen (S. 95 ff.). Kinder mit ADHS profitieren von einem klaren konsistenten und wertschätzenden Erziehungsverhalten. Durch dysfunktionales Erziehungsverhalten von Eltern und Lehrern werden die Verhaltensanzeichen der Kinder dagegen stabilisiert[801]: Kontrolle, Härte, geringe emotionale Bindung und wenig Fürsorglichkeit vonseiten der Erwachsenen führen zu einem Teufelskreis, der durch Psychoedukation unterbrochen werden muss[802]. Dieser Teufelskreis von Forderungen an das Kind, Ungehorsam und negativer Reaktion der Eltern und Lehrpersonen kann mit einfachen Grundprinzipien unterbrochen werden, die schnell Wirkung zeigen und die von Sonder- oder Heilpädagogen, Fachliteratur oder Psychologen vermittelt werden. Dazu gehören beispielsweise folgende Regeln an Eltern und Lehrer:

- positive Beziehung zum Kind, Lob, täglich aktiv Zuhören
- klare Regeln und Erwartungen, zeitnahe Konsequenzen
- Probleme vorhersehen und vermeiden
- versuchen, nicht perfekt zu sein
- Zeitmanagement von Lernen, Pausen, Freizeit
- fester Sitzplatz im Klassenzimmer
- ruhige Bedingungen zum Schlafen und Arbeiten
- strenge Reduktion von Medien-/Handykonsum auf maximal 30 Minuten täglich, keine Geräte im Kinderzimmer

Im deutschsprachigen Raum existieren bisher nur wenige Fort- und Ausbildungsprogramme, die sich speziell mit den Techniken eines angemessenen pädagogischen Umgangs und Erziehungsverhaltens mit hyperkinetischen Kindern und Jugendlichen *im Schulunterricht* befassen, obwohl vonseiten der Lehrer großes Interesse besteht.[803] Forscher fordern Studien, die die Wirksamkeit von Interventionen im Klassenraum untersuchen und zur Bildung von Lehrern beitragen sollen. In Überblicksarbeiten sind konkrete didaktische Leitsätze für die Lehrer nachzulesen, die einfache pädagogisch-therapeutische Maßnahmen in der Schule umfassen.[804] Die meisten Kinder mit ADHS-Diagnose erhalten bisher keine spezifische Förderung in der Schule und werden in normalen Klassen unterrichtet. Studien zeigen, dass die Lehrpersonen in den allgemeinbildenden Klassen vor allem ausschließlich die Intervention des Sitzplatzwechsels verwenden, um mit auffälligem Verhalten umzugehen. Lehrpersonen mit sonderpädagogischen Klassen hingegen arbeiten mit vielen unterschiedlichen Interventionen wie Verhaltensänderungen seitens der Lehrperson, Pausen, Verkürzung der Aufgaben, individueller Intervention, Beratung und Erklärung sowie Peer Tutoring.[805]

Die Familie: vielfach allein und sich selbst überlassen

> „Bei den meisten meiner Schüler sind die Eltern das Problem. Die Eltern haben ihr Leben nicht richtig im Griff und nehmen sich keine Zeit für ihre Kinder. Die Kinder brauchen Stütze, Geduld und Akzeptanz von funktionierenden Bezugspersonen. Die Eltern sollten nicht lügen und die Termine der Schule einhalten – was mehr als die Hälfte der Eltern meiner Schüler nicht schafft. Die Eltern sollten den Kindern vertrauen, ihre Bedürfnisse berücksichtigen und ihre Versprechen einhalten. Sie sollten vor dem Kind nicht miteinander streiten und mit dem Kind und untereinander harmonisches Verhalten zeigen.
> Ich beobachte, dass Eltern ihr Kind aufgegeben haben, es nicht aktzeptieren und es sogar nicht haben wollen. Wie soll ein Kind in der Schule funktionieren, wenn es von der Mutter nicht geliebt wird, sie sich nicht für das Kind interessiert, Versprechen nicht einhält, sie nicht mit dem Kind beschäftigt, dem Kind aus Angst vor seinem potenziell asozialen Verhalten Hobbys und Sportvereine verbietet und das Kind daher den ganzen Tag nur vor dem Tablet sitzt?
> Die Eltern bekommen in der Regel keine Therapie. Doch genau sie sind die Personen, die Hilfe brauchen, eine Therapie oder Anleitung, wie man mit einem auffälligen Kind umgeht und ein strukturiertes Leben führt. Da die Eltern keine Struktur haben, wie soll das Kind Struktur haben? Wenn die Eltern keine Selbstverantwortung haben, wie soll das Kind Selbstverantwortung übernehmen? Die Eltern sollten dem Kind nur die Verantwortung übergeben, die altersentsprechend ist, die Hauptverantwortung müssen die Erwachsenen tragen."
>
> Primarlehrerin in einer privaten Sonderschule, 28 Jahre

Regeln zur Kontrolle über das Familienleben

Peter Breggin empfiehlt, die folgenden Regeln für Eltern mit dem Kind zu besprechen und ihm zu erklären, dass diese Regeln dazu dienen, dem Kind Selbstdisziplin und persönliche Verantwortung beizubringen.

- *Stelle für dein Kind keine psychiatrische Diagnose.* In seiner eigenen klinischen Arbeit verbringt Peter Breggin viel mehr Zeit und Arbeit mit den Eltern als mit den Kindern. Er versucht, den Eltern zu helfen, ihre Inkonsistenzen und Konflikte zu identifizieren.
- *Sei kein Komplize, aber zeige auch keine Überreaktion nach respektlosem Verhalten deines Kindes.* Oft schließt das Kind ein Bündnis mit dem einen, freizügigen Elternteil gegen das autoritärere Elternteil. Die Eltern müssen sich

einigen und das Gleiche, Übereinstimmende vom Kind verlangen. Bei alleinerziehenden Eltern können beide Pole in einer Person vereint sein.

- *Höre keinerlei Kommunikation zu, die respektlos ist.*
- *Erlaube dem Kind, das außer Kontrolle geraten ist, nicht, jemand anderes zu beschuldigen.* Hier reicht ein einfacher Satz wie. „Es geht nicht darum was wir/er/sie getan hat. Du bist provokativ und es ist nun Zeit, damit aufzuhören."
- *Ermuntere das Kind nicht zu glauben, dass es die gleiche Autorität oder Kontrolle wie eine erwachsene Person hat.* Kindern, die außer Kontrolle sind, wird oft erlaubt, sich allmächtig zu fühlen. Als Folge werden sie tatsächlich mächtig und einflussreich zu Hause und in der Schule, jedoch ausschließlich auf negative Weise.
- *Erlaube dem Kind nicht, dich gegen deinen Partner zu manipulieren.* Kinder versuchen oft das freizügigere Elternteil gegen das autoritärere Elternteil aufzubringen.
- *Erinnere dein Kind daran, dass das identische Verhalten, das zu Hause Ärger verursacht, auch außerhalb zu Ärger führt.* Kinder, die außer Kontrolle sind, sind oft überzeugt von der moralischen Korrektheit ihres Verhaltens, sie haben keine Vorstellung, dass es in jedem Kontext unakzeptabel ist.
- *Konzentriere dich auf das Muster von störendem, unkontrolliertem Verhalten, um es zu verbessern. Verstricke dich nicht in Argumenten mit dem Kind darüber, was fair ist.* Die Kinder fühlen sich ungerecht behandelt, was in der Regel der Fall ist, da sie einen Mangel an konsistenter, rationaler Erziehung haben. Es geht jedoch nicht darum, wer was wann falsch gemacht hat, sondern um das störende Verhaltensmuster. Erkläre dem Kind, dass sein Verhaltensmuster dazu führt, dass Menschen überreagieren und manchmal auch unfair zu ihm sind. Es geht nicht darum, Fairness zu diskutieren, sondern das Verhalten zu ändern.
- *Erinnere dich daran, dass dein eigener Erziehungsstil teilweise verantwortlich ist für das Verhalten deines Kindes.* Erinnere dich daran, dass es deine elterliche Verpflichtung ist, deine Kinder zu Selbstdisziplin und Verantwortung zu erziehen und dass du ihnen damit schlussendlich ein Geschenk machst.
- *Sorge dafür, dass die Situation nicht zu impulsivem, wütendem Verhalten deinerseits führt. Kein Punkt dieser Prinzipien kann missbräuchliches oder unkontrolliertes Verhalten eines Elternteils rechtfertigen.* Wenn du emotional außer Kontrolle geraten bist, mach eine Pause und erinnere dich daran, dass es deine Aufgabe ist, dein Kind auf vernünftige und liebevolle Art aufzuziehen; dann fahre damit fort, konsistente Prinzipien einzuführen.

Hilf dem Kind dabei aufzuhören, verschriebene oder illegale Drogen zu nehmen

> „Psychiatrische Drogen wie Stimulanzien stören die Fähigkeit des Kindes, mit der Familie und anderen geliebten Personen in Kontakt zu treten. Sie stören die emotionale und körperliche Reifung des Kindes und beeinträchtigen das Urteilsvermögen, die Empathie, die Selbsterkenntnis und die Selbstkontrolle des Kindes."
> Peter Breggin[806]

Die wissenschaftliche Evidenz, die den störenden Effekt von Stimulanzien auf Körper und Geist des Kindes nachweist und diese Aussage von Peter Breggin untermauert, wurde bereits beschrieben (z. B. S. 156 ff. und 195 ff.). Der Effekt der Stimulanzien ist identisch, egal ob das Kind die Substanzen verschrieben bekommt oder sie als illegale Drogen ohne Verschreibung konsumiert. Kinder unter Drogeneinfluss lehnen in der Regel den Einfluss ihrer Eltern und auch aller anderen wohlmeinenden Erwachsenen ab. Die Erwachsenen müssen sich aktiv einmischen, um das Kind vor schädlichen Einflüssen zu beschützen.

Die Eltern sollten daran denken, dass auch Lehrer, Leiter von Jugendgruppen, Babysitter und andere Autoritätspersonen missbräuchliche Verhältnisse mit den Kindern haben können, sie mobben und schlecht behandeln können, nicht nur Gleichaltrige. Diese missbräuchlichen Verhältnisse müssen als erster Schritt abgestellt werden. Es kann nötig sein, das Kind außerhalb der Familie zu überwachen oder auf Drogentests zu bestehen, um an der Heilung der Familie zu arbeiten. Oft erkennen die Kinder bereits vor ihren Eltern, dass die psychiatrischen Drogen, die sie einnehmen, ihnen mehr schaden als nützen. Der Wunsch des Kindes, mit den Drogen aufzuhören, kann das Kind motivieren, sich verantwortlicher zu verhalten und Selbstdisziplin zu üben.

Was tun, wenn die Schule sagt: „Ihr Kind hat ein Problem"?

Peter Breggin betrachtet diese Situation als größte Prüfung für die moralische Autorität der Eltern: Die Schule erklärt, dass das Kind ADHS oder eine Lernstörung hat und eine medizinische Abklärung benötigt, die wahrscheinlich zu stimulierenden Drogen führen wird. Wenige Dinge sind so beunruhigend wie zu hören, dass das eigene Kind eine „mentale" oder „lerntechnische Störung" habe. Die Angst der Eltern wird durch Unkenrufe verschlimmert, dass das Kind ohne Behandlung eine graue Zukunft vor sich habe. Bei medizinischen oder psychologischen Konsultationen mehren unfundierte Vorhersagen wie „Kinder mit unbehandeltem ADHS haben höhere Raten von Schulversagen,

Verbrechen und Drogensucht" den Schrecken der Eltern. Während die Eltern über den düsteren Vorhersagen brüten, ist es wahrscheinlich, dass der Arzt ihres Vertrauens eine stimulierende Droge wie Methylphenidat verschreibt, als wären es harmlose Panaceae – Allheilmittel, die alle diese potenziellen Tragödien abfedern könnten.

> „Betrachtet man die Ängste, die von Lehrern und Medizinalpersonen bei den Eltern geschürt werden, und in diesem Zusammenhang das Angebot eines Allheilmittels in Form einer Medikation, ist es kein Wunder, dass Millionen Eltern ihr intuitives Misstrauen in psychiatrische Drogen überwinden und sich mit einer Verschreibung von Ritalin oder eines anderen Stimulans abfinden. Und wenn Eltern es ablehnen, ihre Kinder mit Drogen ruhigzustellen, gehen sie das Risiko ein, dass Lehrer und andere Experten, sogar Gerichte manchmal versuchen, sie zur Kooperation zu zwingen. Während neuere Gesetze [Anm.: in manchen Staaten] die Lehrer entmutigen oder ihnen sogar verbieten, Medikation zu empfehlen, können die Autoritäten in der Schule noch immer eine medizinische Abklärung empfehlen, die unvermeidbar mit der Verschreibung von Drogen einhergeht."
>
> Peter Breggin

Peter Breggin empfiehlt den betroffenen Eltern, in folgenden Schritten vorzugehen:

1. *Finde heraus, was der Lehrer oder die Schule denkt.* Bitten Sie den Lehrer, seine Schwierigkeiten mit dem Kind zu schildern, damit Sie selbst zu einer unabhängigen Einschätzung gelangen können: Braucht Ihr Kind einfach mehr Aufmerksamkeit und ist die Schule nicht bereit, diese zu geben, dann wird das Kind zum Sündenbock gemacht für die Unfähigkeit der Schule, auf seine Bedürfnisse einzugehen. Oder hat das Kind ein ernsthaftes Problem, das in fast allen Settings auftritt?
2. *Ziehe deine eigenen Schlüsse aus den Beobachtungen der Schule.* Sprechen Sie mit ihrem Kind, besuchen Sie das Klassenzimmer selbst. Hat das Kind wirklich Wissenslücken, die spezielle Hilfe benötigen, ist es ein wenig langsamer als die anderen, gelangweilt oder zu phantasievoll für das Klassenzimmer?
3. *Führe eine ernsthafte Analyse außerhalb des Klassenzimmers durch.* Beobachten Sie selbst, fragen Sie Freunde, die Zeit mit Ihrem Kind verbringen, finden Sie heraus, was das Kind betrübt.
4. *Was tun, wenn das Kind Schwierigkeiten in der Schule hat, aber nicht zu Hause?* Viele Faktoren können dazu führen, dass ein normalerweise selbst-

diszipliniertes und glückliches Kind in der Schule unangepasst wirkt. Sie sollten den Unterricht unbedingt selbst besuchen, Ihr Kind könnte tatsächlich in der Schule außer Kontrolle sein. Ermutigen Sie den Lehrer, mehr auf das Kind einzugehen. Stellen Sie sicher, dass es auf dem Schulweg nicht bedroht wird, dass kein Missbrauch durch Gleichaltrige stattfindet. Mobbing kann eine Ursache für ungewöhnliches Verhalten sein, manche Kinder werden täglich lächerlich gemacht, körperlich oder sexuell bedroht. Wenn Ihr Kind ängstlich wirkt, sobald es in die Schule muss, berücksichtigen Sie die Möglichkeit von Missbrauch und Mobbing. Im Extremfall kann es nötig sein, den Lehrer oder die Schule zu wechseln oder das Kind zu Hause zu unterrichten.

5. *Was tun, wenn das Kind auch Probleme außerhalb der Schule hat?* In diesem Falle ist es an der Zeit, sich selbst als Eltern zu reflektieren und Wege zu suchen, die eigenen Erziehungsfähigkeiten zu verbessern. Wenn ein Kind in konstantem Stress oder sehr unglücklich ist, ist etwas in seinem Leben nicht in Ordnung, und der erste Ort, an dem man nach Ursachen suchen muss, ist das eigene Zuhause. Wie kann man Kontrolle über das Familienleben gewinnen und dem Kind helfen, Selbstdisziplin zu erlernen? Grundlegende Prinzipien sind auf Seite 241 nachzulesen, in jeder Bücherei gibt es Bücher, die den Eltern bei der Kindererziehung helfen. Zu beachten ist jedoch, dass traumatische Erlebnisse durch Missbrauch oder Mobbing außerhalb des Zuhauses ein Kind so verstören können, dass es in vielen Lebensbereichen verstört wirkt.
6. *Ergreife Position in der Schule.* Versuchen Sie in der Schule immer kooperativ und freundlich zu sein, behalten Sie jedoch Ihre moralische Autorität und Ihre Entscheidungsrechte. Als Eltern haben Sie das moralische und legale Recht, alle Versuche zu vereiteln, ihr Kind zu diagnostizieren und mit Drogen zu betäuben. Erinnern Sie die Schule so freundlich wie möglich, dass Sie nicht wollen, dass Ihr Kind psychologisch oder verhaltenstechnisch getestet wird. Erklären Sie, dass Sie sicher sind, dass die üblichen schulischen Tests für alle Kinder auch für Ihr Kind ausreichen. Machen Sie klar, dass Sie die Schule bei allen anderen Bemühungen unterstützen. Erklären Sie, dass Sie alle nötigen psychologischen Untersuchungen auf privater Basis durchführen werden. Im Notfall müssen Sie juristische Hilfe suchen.

„Warum unterrichten Sie die schwierigsten Kinder?"
„Das ist es, was Unterrichten bedeutet. Einem schlauen Kind geben Sie ein Buch und es lernt von selbst. Unterrichten bedeutet, dem Kind zu helfen, das in der untersten Leistungsstufe liest. Meine Unterrichtsgestaltung ist problemspezifisch auf jedes Kind zugeschnitten, das ist in meiner Schule möglich und sollte für diese Kinder allgemein möglich gemacht werden. Simon braucht beispielsweise alle 20 Minuten Pause, sonst verweigert er alles. Wir machen Bewegungspausen zur Kräftigung und Übung, Musikhören oder Träumen, Abwechslung ist hier wichtig. Rafael hat Angst vor Noten, ich versuche den Druck zu nehmen. Ich benote die Kinder unauffällig und definiere jede Woche Entwicklungsziele, um so den Fortschritt und die Erfolge für die Kinder sichtbar zu machen: Daniel kann sich die Schuhe selber binden. Für die Kinder ist nicht immer das Schulfach wichtig, manche müssen mit acht oder neun Jahren noch lernen, sich die Hände zu waschen, zu buchstabieren, zu zählen. Die meisen Kinder wachsen in einem Sprachgemisch auf, sodass sie kein Deutsch können, sie können nicht sprechen, wie sollen sie dann lesen und lernen können? Ich bringe ihnen soziales Verhalten bei, im Mittelmaß, nicht alles muss radikal umgestellt werden."

Primarlehrerin in der Sonderschule, 28 Jahre

Wie alle Kinder erreicht werden können

Das pädagogische Konzept von Peter Breggin, dass *alle Kinder* erreicht werden können, ist der Schlüssel zu einem erfolgreichen Ansatz. Kinder sollten in ihrem Selbstwert nicht verletzt werden, indem sie zu einem Psychiater geschickt werden. Solange die Erwachsenen der Meinung sind, dass das Kind nicht erreicht werden kann, werden sie dieses Kind auch nicht erreichen. In seinem Buch *Reclaiming Our Children*[807] beschreibt Peter Breggin, dass Veränderungen nötig sind. Diese Veränderungen müssen vor allem die Schulen betreffen, da nicht alle Kinder Eltern haben, die fähig sind, ihre elterlichen Pflichten zu erfüllen und ihre Erziehungsmethoden zugunsten der Kinder zu verbessern. Nötige Veränderungen sind:

1. besser ausgebildete Lehrpersonen,
2. bessere Lehrangebote,
3. mehr körperliche Betätigung,

4. schulpolitische Richtlinien für den Respekt bezüglich Lehrern und Kindern.
5. [Ablösung der Medizin zugunsten der Pädagogik – A. W.]

Moralische Führung im Klassenzimmer kann laut Breggin nur direkt, in der Interaktion mit jedem einzelnen Kind, unter Beachtung seiner Bedürfnisse und Individualität erfolgen. Sie bedarf großer Aufmerksamkeit für jedes einzelne Kind. Wenn diese Aufmerksamkeit für jedes einzelne Kind nicht möglich ist, ist das Klassenzimmer mangelhaft oder die Gruppe unzulänglich organisiert. In der Klasse geht es nicht darum, eine Gruppe zu leiten, sondern *jedes einzelne Kind an der Hand zu nehmen* und dabei Ordnung im Klassenzimmer zu erhalten. Dazu braucht man Talent und Können, die Lehrperson muss moralische Autorität ausstrahlen; dazu ist nicht jeder fähig. Die Lehrpersonen Frau Randolph und Herr Jackson, die Peter Breggin interviewt, sind überzeugt, dass stimulierende Drogen nicht der Weg sind, um Kindern und Jugendlichen mit Verhaltensproblemen, familiären oder schulischen Problemen zu helfen. Sie haben nie eine Empfehlung abgegeben, ein Kind diagnostisch auf ADHS abzuklären oder ihm stimulierende Drogen wie Methylphenidat zu verschreiben. Einige wichtige Aussagen aus ihrer persönlichen Berufserfahrung werden im Folgenden nach Inhalten gegliedert wiedergegeben und mit anonymen Interviews von anderen Lehrpersonen ergänzt.

> „Ich denke einfach nicht an ADHS oder Lernstörungen, wenn ich an ein Kind denke. Ich fülle keine ADHS-Fragebögen aus. Ich lasse die Eltern wissen, dass ihre Kinder wegen der betäubenden Effekte von Stimulanzien nicht voll am Unterricht teilnehmen konnten. Ich teile ihnen mit, dass ich zusehen kann, wie ihre Kinder einnicken oder ins Leere starren, sobald sie ihre nachmittägliche Dosis eingenommen haben." Herr Jackson

Vermeidung von Etiketten

> „Um zu verhindern, dass die Kinder etikettiert oder stigmatisiert werden, beschreibe ich ihre Bedürfnisse nur auf sehr positive Weise. Über ihre spezifischen Probleme oder scheinbaren Grenzen mache ich mir nur Notizen im Gedächtnis. Ich will nicht, dass meine Worte irgendwann zurückkommen und gegen das Kind verwendet werden. Ich will, dass die Information positiv ist, damit jemand anderes, der diese Information bekommt, auf konstruktive Art mit dem Kind weiterarbeiten kann." Frau Randolph

Wie wichtig dieser Ansatz von Frau Randolph ist, zeigt das Fallbeispiel von Darren, bei dem ein lax geschriebener Kommentar eines Sozialarbeiters „ADHS?“ zu jahrelanger Fehldiagnose und Fehlbehandlung führte.

Akzeptanz von Bewegungsfreiräumen

> „Ich habe herausgefunden, dass die echten Verhaltensprobleme normalerweise darauf zurückzuführen sind, dass die Kinder ein Bedürfnis haben, sich zu bewegen. Diesen Kindern habe ich eine Ecke im Raum zugeteilt, wo sie alles machen dürfen, was nötig ist, damit sie sich in ihrem Körper wohlfühlen. Wenn sie die Aufgabe in unüblicher Körperhaltung machen wollen, wenn sie im Kreis um ihren Tisch laufen wollen, ist das in Ordnung. Die Voraussetzung ist, dass sie die anderen Kinder damit nicht stören." Frau Randolph

> „Muss das Kind nicht selbst lernen, sich zu kontrollieren, und aufhören, sich so viel zu bewegen?" Peter Breggin

> „Vergessen sie das. Das Kind wird aufwachsen und dabei lernen, sich zu kontrollieren. Es wird einen geeigneten Weg finden, seine eigenen körperlichen Bedürfnisse zu kanalisieren, durch Sport oder auf anderem Wege. Dabei wird es Fähigkeiten entdecken und sie perfektionieren." Frau Randolph

Sprechen kommt vor Lesen und Schreiben, Lesen kommt vor Lernen

> „Ich unterrichte Kinder aller Schulstufen, die unter ihrem Level lesen. Ich bringe den Kindern bei, wie man liest, und die Kinder lernen in der Folge, wie man liest, um zu lernen. Ich beginne damit, mit ihnen zu sprechen, und sie müssen mir mit einem ganzen Satz antworten, nicht nur mit ‚Ja' und ‚Nein'. Wir haben Konversationen. Das sind Kinder, mit denen zu Hause nicht gesprochen wird. Sie haben keine Sprachfähigkeiten, also sprechen wir. Wie kann man von einem Kind verlangen, zu lesen und Sätze zu schreiben, wenn es nicht sprechen kann? Daher lehre ich sie Sprache, Rechtschreibung, wie man einen Satz schreibt, alle Arten von Fähigkeiten [...] Viele Kinder können Worte lesen, aber nicht verstehen. Deswegen lese ich ihnen Geschichten vor. Sie sitzen um mich herum, immer mit der Vorgabe, dass sie ihre Nachbarn nicht stören dürfen. Diese Kinder sind computersüchtig. Ich sage ihnen, sie können sich einen Bildschirm vorstellen, und auf diesem Bildschirm sind die Bilder der Geschichte zu sehen. Viele Kinder schreiben die Buchstaben verkehrt herum, weil sie rechts von links nicht unterscheiden

können. Den Unterschied zwischen rechts und links bringe ich ihnen mit Spielen bei."

Drogen statt arbeitsintensivem Unterricht

„Warum sind so viele Lehrer bereit, sich mit Diagnosen und Drogen abzufinden, statt innovative Lehransätze zu verfolgen?" Peter Breggin

„Ich glaube nicht, dass die jungen Lehrer heutzutage lernen, dass es Alternativen zu den Drogen gibt. Offen gesagt erfordert mein Unterrichtsansatz Arbeit und Mühe. Man muss über jedes einzelne Kind nachdenken. Es ist viel einfacher, vorne im Raum zu stehen mit einer vorgefassten Meinung, was zu tun ist, und dann dieselbe Lektion für die ganze Klasse zu unterrichten. Die jungen Lehrer lernen nicht, dass man Kinder als Individuen unterrichten sollte. Ich arbeite meistens eins zu eins mit jedem einzelnen Kind. Ich bin den ganzen Tag auf den Beinen und überprüfe, wie jedes einzelne Kind die Aufgabe angeht. Kinder, die fertig sind, dürfen mehr machen, hinten im Klassenzimmer mit anderen Kindern spielen oder sprechen, aber niemanden stören. Es gibt viel Freiheit in meinem Klassenzimmer, aber es ist disziplinierte Freiheit." Frau Randolph

Die Bereitschaft, Problemfälle zu unterrichten

„Meine Erfahrungen in der Grund- und Sekundarschule waren sehr schmerzhaft. Ich war kein guter und braver Schüler. Das Interesse und Vertrauen, das mein Lehrer in Schauspielerei mir entgegengebracht hat, hat mich gerettet. Ich glaube, dass mein persönlicher Hintergrund mich bereit dafür gemacht hat, mit den schwierigeren Schülern zu arbeiten." Herr Jackson

ADHS als Entschuldigung

„Kinder mit ADHS-Diagnose verwenden diese Diagnose als Ausrede. Sie sagen zu mir ‚Ich kann den Text nicht lernen, ich habe ADHS' oder ‚Ich kann nicht aufhören mit dem Fuß zu wackeln, ich habe ADHS' oder ‚ich kann das heute nicht machen, ich habe vergessen meine Medikamente zu nehmen'. Ich fürchte, dass die Diagnose und die Drogen die persönliche Verantwortung untergraben und Entschuldigungen fördern, die Wachstum und Entwicklung stören." Herr Jackson

Erfolgsdruck als Ursache von Diagnosen

„Warum verlässt sich die Schule auf Diagnosen und Medikation?"
„Ich glaube, das liegt weniger an den Lehrern als an den Bedingungen, unter

denen sie unterrichten müssen. Viele Schüler werden nie so gut wie ihre Eltern sein, dennoch wollen die Eltern ‚das Beste' für ihre Kinder. Eltern und Lehrer setzen unrealistische Erwartungen und üben Druck auf die Kinder aus. [...] Lehrer haben mehr Stress als früher, sie müssen immer erreichbar sein für die Schulverwaltung und die Eltern. [...] Die Schulen sind überfüllter als früher, Lehrer müssen mehr arbeiten, die Schulen sind größer und kälter in ihrer Architektur, es gibt Lehrermangel und viele unerfahrene Lehrpersonen, was den Stress für alle vergrößert. Dauernd wird eingestuft, alles muss dokumentiert werden, der Lernprozess wird gemonitort. Wenn die Kinder schlecht sind, fällt dies auf den Lehrer zurück. Es gibt fast keine Zeit mehr für Aktivitäten, die die körperliche Energie abbauen. Das größte Problem ist jedoch der Mangel an Respekt vor Autorität von Seiten der Schüler. Ich glaube, dass dies an einem Wertemangel in der Familie liegt. Die Eltern können ihre eigenen Kinder nicht kontrollieren oder ihnen Respekt beibringen. Man kann die problematische Tendenz, dass die Lehrer gesellschaftlich nicht mehr als Autorität gelten, seit Jahren erkennen. Es wird immer anstrengender für mich, meine eigene moralische Autorität im Klassenzimmer zu erhalten. Lehrer zu sein wird immer anstrengender. Doch die Kinder zu diagnostizieren und zu betäuben, als hätten sie die Schuld, hat genau so wenig Sinn wie die Lehrer zu diagnostizieren und zu betäuben, damit sie die Bedingungen in der Schule akzeptieren. Die Schüler sollten nicht die Sündenböcke sein für das Versagen des Schulsystems, der Familie oder der Gesellschaft." Herr Jackson

Nicht-medikamentöse Therapie

Psychologische und moralische Gefahren jeder medizinischen Behandlung

Nicht-medikamentöse medizinische Behandlungen sind in der Regel mit deutlich geringeren Risiken behaftet als psychiatrische Arzneimittel und bringen auch keine unerwünschten Nebenwirkungen mit sich. Es ist wichtig und hilfreich, dass diese Therapien zur Verfügung stehen und bezüglich ihrer Wirksamkeit weiter erforscht werden.

Die Kinder, die mit ADHS diagnostiziert wurden, sind nicht über gemeinsame körperliche Merkmale oder Defizite verbunden, sondern durch bestimmte Verhaltensweisen und den Umgang mit Erwachsenen. Da keine körperliche Störung vorliegt, sollte die Ursache weder im Körper noch im

Gehirn des Kindes vermutet werden, noch sollte die Therapie auf den Körper des Kindes gerichtet werden. Medizinische Therapien ohne Arzneimittel haben jedoch meist gemeinsam, dass sie die Ursachen im Körper des Kindes suchen und dem Kind das Gefühl geben, *anders, mangelhaft* oder *abnormal* zu sein. Therapien, die statt pädagogischer Maßnahmen eingesetzt werden, können Lehrer/innen und Eltern von einer wichtigen Aufgabe ablenken: bessere – und vor allem individuellere – Wege zu finden, die Kinder zu erziehen. Viele Maßnahmen sind hilfreich, weil sie die Kooperation zwischen Eltern und Kindern fördern, unabhängig davon, ob es sich um Behandlungen oder Förderungen handelt. Effizienter wäre es, direkt die Ressourcen in die Verbesserung der Pädagogik in Schule und Elternhaus zu leiten als den Umweg über medizinische Maßnahmen zu nehmen.

Gesundheit und Krankheit erzählen Geschichten

Der Anthropologe und Psychiater Arthur Kleinmann legt dar, dass unser Leben, und auch unser Erleben von Gesundheit und Krankheit, ein narratives Ereignis ist. Die Empfindungen unserer Körper sind *gleichzeitig viszerale, körperliche, soziale und kulturelle subjektive Erfahrung.*[808] Die verschiedenen Komponenten der Empfindung sind eng verwoben und werden durch narrative, also erzählte Erinnerungen auf uns selbst und andere Personen reflektiert. Die Neurologin Suzanne O'Sullivan[809] nimmt an, dass Verhaltensanzeichen oder auch körperliche Symptome bestimmte Ursachen haben – beispielsweise,

> „wenn uns Worte nicht zugänglich sind, spricht manchmal unser Körper zu uns – und wir müssen zuhören".

Dieses Zuhören wird von der heutigen Medizin nicht mehr geschätzt. Die *Vorgeschichte und Krankengeschichte* der Patienten war einst das Mittelstück einer Krankenakte, heute wird sie auf Stichworte und Checklisten reduziert. Diese Veränderung der Patienten-Arzt-Beziehung verzichtet auf den Zugang zu den essenziellen Informationen, die nötig sind, um psychosomatische Erkrankungen zu diagnostizieren und zu therapieren und sie von nicht-medizinischen Problemen wie ADH zu unterscheiden.

> „Es existieren immer zwei Wirklichkeiten, eine in den Notizen, die andere in der Erinnerung des Patienten. Ich brauchte beide, denn ich wusste, dass man sich auf keine der beiden Versionen allein völlig verlassen konnte."

Die Philosophin Sabine Baier stellt die wichtige Frage, wie sich aus einer historischen Perspektive betrachtet die erzählerische Innenperspektive des Kindes verändert hat und welche Darstellungen zum Einsatz kommen, um den eigenen Zustand zu beschreiben.

> „Wie sprechen und sprachen betroffene Kinder und Jugendliche über sich selbst, die als ‚Zappelphilipp' diagnostiziert wurden? In welchem Verhältnis stehen diese Selbsterzählungen zu den uns bekannten medizinischen, sozialen, technischen und ökonomischen Narrativen? Sowohl die Terminologie als auch die Diagnostik und Therapie der Aufmerksamkeitskrankheit haben sich zwar im Laufe der Zeit verändert, doch ist bis dato unklar, wie sich die Selbsterzählung des Kindes dazu verhält und ob diese Selbsterzählungen der Heilung überhaupt förderlich sind oder diese eher behindern."[810] Sabine Baier

Zuerst eine Änderung der Lebensbedingungen

> „Die Verantwortung war einfach zu groß für mich. Ich wollte nicht länger mit der Lehrerin diskutieren. Unser Kind ist jetzt in medizinischer Obhut." Mutter

Die Reaktion der Mutter, medizinische Hilfe zu suchen, ist verständlich. Heute ist bei unerwünschtem Verhalten der Weg zum Arzt für eine medizinische Diagnose die bekannteste und einfachste Variante. Wenden sich die Erwachsenen an eine Person aus dem Gesundheitswesen, so wird die Verantwortung den Eltern und Lehrern teilweise genommen und auf das Medizinalsystem übertragen. Durch diese Übertragung der Verantwortung, die der Mutter richtig erscheint, setzen die Eltern und Lehrer die betroffenen Kinder jedoch, wie wir gehört haben, einer Reihe von relevanten Gefahren aus. Eine Gefahr der sofortigen medizinischen Abklärung liegt darin, dass man das Kind in der Regel überflüssigerweise dem Medizinal-Apparat übergibt, obwohl es nicht krank ist. Das Kind bekommt mit hoher Wahrscheinlichkeit eine Fehldiagnose sowie in der Folge eine Fehl- oder Übertherapie, bei der das Risiko den Nutzen überwiegt.[811, 812]

Diese Gefahren für das Kind sollten vermieden werden, indem die Erwachsenen, allen voran die Eltern und Lehrer, aber auch die Ärzte, Diagnosen verhindern und nicht-medizinischen Gegenmaßnahmen ergreifen. Die Aufgabe der Erwachsenen ist es, herauszufinden, ob beispielsweise die Ernährung, der Tagesablauf, die Aktivitäten des Kindes oder die Beziehungssituationen die

ADHS-Symptome verursachen. Diese Gegenmaßnahmen müssen über Monate beobachtet werden, um herauszufinden, was positive Wirkung zeigt. Die Tatsache, dass Änderungen in den ADHS-artigen Symptomen durch Änderung der Lebensbedingungen oft schleichend erfolgen, schreckt viele ab. Jedoch ist zu beachten, dass eine medizinische Laufbahn als „krankes Kind" oft jahrelang, bis ins Erwachsenenalter andauert und erwiesenermaßen negative Folgen für Körper und Geist hat. Auch die Pharmakotherapie muss erst über Wochen bis Monate eingestellt werden[813], die Einstellung dauert somit oft *länger* als die fragliche pädagogische Wirkung der Stimulanzien.

Wie die Lebensbedingungen erfolgreich angepasst werden können, ist eine Herausforderung für Eltern, Lehrer und Ärzte, denn ADHS-Verhaltensanzeichen bringen es mit sich, dass nicht immer „normale" Regeln hilfreich sind, dass der Hausverstand wie so oft auch hier nicht ausreicht, zumal als „normal" gilt, worauf sich die Entscheidungsträger geeinigt haben.

Was kann ADHS-Symptome reduzieren? Die wichtigsten *Fördermaßnahmen* in Form von Erziehungsmaßnahmen für die Familie wurden bereits angesprochen. Außerdem sind ein regelmäßiger Tagesablauf und die strikte Regulierung und Begrenzung des Medienkonsums hilfreich. Klinische Studien legen einen signifikanten Zusammenhang zwischen erhöhtem Medienkonsum und ADHS-Symptomen nahe[814], wenngleich die Ursachen dafür noch unklar sind. Umgekehrt empfehlen Medienexperten wie Christian Ritter, zu untersuchen, inwiefern der alltägliche Umgang mit digitaler Kommunikationstechnik eine Ressource zur Entwicklung sozialer Handlungsmächtigkeit in Zusammenhang mit ADHS bei Kindern und Jugendlichen sein könnte.[815]

Placebo

Obwohl es für viele seltsam klingen mag, sollten bei einer Therapie immer *Placebo-Effekte* berücksichtigt werden. Ein Placebo enthält eigentlich keinen pharmakologischen Wirkstoff, ist aber trotzdem therapeutisch wirksam. Es löst einen positiven Placebo-Effekt durch die Aktivierung des körpereigenen Drogenlabors aus, denn der psychosoziale Kontext kann dieselben Rezeptoren und Mediatoren im Körper aktivieren wie die gebräuchlichen Arzneimittel. Das Placebo bezeichnet nicht nur die Zuckerpille, sondern den gesamten psychosozialen Kontext einer Behandlungssituation[816]: die Professionalität, das Vertrauen und die Zuwendung der Betreuungsperson können den Placebo-Effekt verstärken und damit die Wirksamkeit einer Therapie verbessern – ganz ohne

Nebenwirkungen. Dieser großartige Effekt sollte genutzt und nicht belächelt werden. Dies gilt besonders bei Erkrankungen, für die keine ausreichend wirksamen Therapien oder nur solche mit schlechtem Nutzen-zu-Risiko-Quotienten wie Stimulanzien zur Verfügung stehen.

Nahrungsumstellung und Apothekenpräparate

Veränderte Ernährungsgewohnheiten und industrielle Lebensmittel können zu einem Mangel an Mikronährstoffen führen, ohne die die Nerven schlecht funktionieren. Bei Kindern führt eine Mangel- oder Fehlernährung der Nerven zu den sogenannten ADHS-„Symptomen", also den Verhaltensanzeichen. Leider entwickelt der Körper der Kinder in der Folge Lust auf genau jene Stoffe, die schaden können: *raffinierte Kohlehydrate, zuckrige Lebensmittel, Säfte, Salz und Fertigprodukte.* Diese Stoffe sollte die Familie reduzieren und gemeinsam den Ernährungsplan umstellen, damit dem Kind die Nahrungsumstellung leichter fällt. Es ist die Aufgabe der Eltern und auch der Schulen, die Kinder zu bewussten Essern zu erziehen. Kein Kind weiß von selbst, was gut für es ist. Die Faustregel lautet: „Iss, was schon die Großmutter gekannt hat." Ausnahmen sind jedoch erlaubt, man muss nicht komplett verzichten. Bei sensitiven Kindern sollten außerdem *künstliche Farbstoffe* vermieden werden, da diese ebenfalls ADHS-Symptome auslösen können.[817]

Gut für gestresste Nerven sind Nüsse, Linsen, Eier, Fisch, Gemüse und Obst. Zusätzlich zur Nahrungsumstellung sind außerdem Präparate aus der Apotheke für Kinder zu empfehlen: Gut wirksam gegen ADHS-Symptome sind Omega-3- und -6-Fettsäuren.[818] Manche Kinder haben einen Mangel an Vitaminen und Spurenelementen, der wiederum zu ADHS-Symptomen führt: Vitamin-B-Komplex, Vitamin D, Biotin, Niacin, Zink, Jod, Kalium, Kupfer, Magnesium und Pantothensäure sollten hier berücksichtigt werden; es gibt diese Stoffe in Form von Kombinationspräparaten für Kinder in der Apotheke in unterschiedlicher Zusammensetzung und richtiger Dosierung, die abgewechselt werden können. Was genau für ein Kind in Frage kommt, sollte man im Gespräch in der Apotheke klären, die Krankenkasse zahlt diese Präparate nicht. Anhand der Symptome kann man ableiten, wo Mangel herrschen könnte. Wichtig ist, dass eine Verbesserung der Symptome durch Nervennahrung, die als drei- bis viermonatige Kur eingenommen wird, nicht sofort, sondern wie bei allen Interventionen innerhalb von circa einer bis vier Wochen eintritt.

Bewegung

> „Die Lehrerin streicht uns immer das Turnen, wenn ich etwas falsch mache."
>
> Junge, sieben Jahre, mit ADHS-Diagnose

Kinder haben einen großen Bewegungsbedarf, der Anteil an Sport in der Schule ist jedoch nur gering und sollte erhöht werden. Das Streichen einer Turnstunde als Erziehungsmaßnahme, die der zitierte Junge beschreibt, kann pädagogisch als grundlegend falsch betrachtet werden. Ein Mangel an Bewegung kann ADHS-Symptome verursachen, bei einem Mehr an Bewegung verschwinden oder reduzieren sich die Symptome in kurzer Zeit. Circa fünf Mal die Woche Bewegung in Form von Intervalltraining (z. B. Gratis-App Seven Minutes), Kinder-Yoga, Tai Chi oder Aerobic führt laut Studien zur Reduktion von ADHS-Symptomen bei Kindern.

Kinder mit ADHS-Symptomen sind manchmal wegen Schwächen in der Feinmotorik, impulsivem Verhalten, geringem Körperbewusstsein, Verspannung und Unaufmerksamkeit schlechter und unbeliebter in leistungsorientierten Sportarten. Spezielles Training kann diesen Mangel an Talent ausgleichen. Grundsätzlich muss klar formuliert werden, dass nicht jedes Kind ausgezeichnet in Sport sein kann. Prinzipiell sind alle Arten von Bewegung, die den Puls auf circa 100–140 erhöhen, mindestens 20 Minuten andauern und dem Kind zusagen, förderlich.

Verhaltenstherapie/Psychosoziales Training

Unter Miteinbezug des Kindes werden in der generationenübergreifenden Therapie und mittels Lehrpersonen- und Elterntraining neue Verhaltensweisen im Erziehungsverhalten und Zusammenleben zu Hause und in der Schule erlernt. Die verschiedenen verhaltenstherapeutischen und psychosozialen Therapieformen wie Familientraining und Problemlösetherapie haben alle und häufig in gleichem Ausmaß eine langfristige Reduktion der ADHS-Verhaltensanzeichen zur Folge.[819, 820, 821] In psychotherapeutischen Interventionen werden in der Regel problembelastete Verhaltensmuster für konkrete Situationen identifiziert und für jeden konkreten Fall werden Regeln zur Deeskalation für alle entwickelt. Ein wichtiger Aspekt ist, die positive Beziehung zwischen Kind und Erwachsenen zu stärken. Je häufiger die Erwachsenen, Lehrer und Eltern an Fortbildungsveranstaltungen teilnehmen, desto besser ist die Symptomreduktion beim Kind. Reviews zeigen, dass Elterntraining effektiver und länger als Methylphenidat wirkt[822], vor allem im Vorschulalter wird es als beste Therapiewahl beschrieben[823]. Auch im Unterricht ist die Wirksamkeit verhaltenstherapeutischer Maßnahmen nachgewiesen.[824] Während im Kindesalter die eltern- und schulzentrierte Intervention im Vordergrund stehen, steht im Jugendalter der Jugendliche selbst im Zentrum.[825]

Verhaltenstherapie wird in Europa bei 56 Prozent der Kinder eingesetzt. Im Mittel wird es bei 36 Prozent der Kinder als erstes Mittel der Wahl vor der Pharmakotherapie eingesetzt, in Italien bereits bei 61 Prozent der Kinder.[826] Dieser Trend sollte europaweit unterstützt werden, sodass alle Kinder psychosoziales Training und/oder Verhaltenstherapie erhalten. 30 Prozent der Verhaltenstherapie in Europa wird allerdings immer noch gestoppt, da sie „nicht mehr nötig sei", wenn Pharmakotherapie eingesetzt wird. Dies widerspricht den therapeutischen Empfehlungen. Psychosoziales Training für Kinder sollte als Basis für Leitlinien verwendet werden. Manche Stimmen empfehlen, die Therapiebausteine noch besser zu untersuchen[827, 828], allerdings lässt sich aufgrund der aktuellen Datenlage heute schon entscheiden, dass diese Therapiebausteine wirksamer und unschädlicher sind als die Stimulanzientherapie. Die Psychologin und Juristin Marion Hanten empfiehlt eine institutionalisierte *integrative und interdisziplinäre ADHS-Sprechstunde*, die eine Schnittstelle zwischen Erwachsenen- und Kindertherapie bildet und generationenübergreifende Förderung anbietet.[829]

Eine spezielle Form von Verhaltenstherapie ist das *Neurofeedback*[830], das ebenfalls ADHS-Verhaltensanzeichen reduzieren kann. Hier wird die aktive Steuerung von Hirnaktivität angestrebt, denn Kinder mit ADHS können Schwierigkeiten haben, einen aufmerksamen Bewusstseinszustand zu erreichen. Dies kann in circa 20 Sitzungen in drei bis vier Monaten erreicht werden. Wichtig ist, dass Kinder mit ADHS keine abnormalen Hirnströme aufweisen.[831]

Weitere Förderbausteine

Schulische Musiktherapie und das Erlernen eines Instrumentes reduzieren die ADHS-Verhaltensanzeichen laut aktueller Forschung stark, sie können daher empfohlen werden.[832] Meditation und andere Achtsamkeitspraktiken werden als Alternative zur Pharmakotherapie vorgeschlagen, da sie ebenfalls ADHS-Verhaltensanzeichen reduzieren.[833]

Bei motorischen Problemen sollten diese durch Training behandelt werden. Die Wirkung von Physiotherapie auf ADHS wird aktuell detaillierter erforscht, um wirksame Programme zu finden, die Verkrampfungen lösen und die Feinmotorik schulen. Bei einer Sprachschwierigkeit wird Logopädie empfohlen. Kognitive Therapie und Training des Sozialverhaltens sind, sofern nötig, zur Verbesserung der betreffenden Fähigkeiten empfohlen. Ergotherapie, Bewegungstherapie und Psychomotorik können das Selbst- und Körperbewusstsein sowie die Aufmerksamkeit des Kindes stärken. Alternative Ansätze wie Homöopathie und Akupunktur können die körpereigenen Selbstheilungskräfte aktivieren. Ansätze wie Kognitives Training[834], Kinesiologie, Therapie mit Tieren, Kunsttherapie und Dramatherapie wurden bisher noch nicht systematisch untersucht.

Ein Paradigmenwechsel: von der Medizin zur Pädagogik

ADHS bedeutet „Aufmerksamkeitsdefizit-/Hyperaktivitätsstörung". Der Begriff „Störung", der diese Bezeichnung prägt und allgemein gebräuchlich ist, ist ein Synonym für Krankheit, der das Phänomen ADHS dem Bereich der Medizin unterordnet. Der Stand der Wissenschaft legt jedoch nahe,

1. dass ADHS im Sinne der aktuellen Diagnostik *kein medizinisches Problem, keine Störung und keine Krankheit* ist;
2. dass ADHS nicht mit Arzneimitteln der Gruppe der Stimulanzien (Methylphenidat, Amphetamine) behandelt werden sollte;
3. dass es sich um eine *pädagogische Problemstellung* handelt, die auch pädagogische Lösungen erfordert.

Die künftige Anerkennung dieser Tatsachen verspräche eine erhöhte Lebensqualität für die betroffenen Kinder. Ein Paradigmenwechsel würde für die von der Rechtsordnung zur Erziehung, Fürsorge, Anleitung und zum Unterricht verpflichteten Erwachsenen, vor allem für Lehrerpersonen und Eltern, mehr Verantwortung mit sich bringen. Bestimmte medizinische und kommerzielle Berufsgruppen würden an Bedeutung verlieren, Pädagogen und Pädagoginnen würden mehr Arbeit erhalten.

ADHS ist eine Pseudo-Erkrankung

Die etablierte Praxis im Umgang mit Kindern mit ADHS wäre angesichts der empirisch belegten Risiken[835], die Diagnose und Therapie für die Kinder mit sich bringen, nur dann gerechtfertigt, wenn ADHS ein genuin medizinisches, beispielsweise neurobiologisches Problem darstellt. Es lässt sich jedoch bei ADHS im medizinischen Sinne nicht von einem organischen Leiden sprechen, da es sich nicht um ein Krankheitsbild handelt, das im Körper in Form von Krankheitsindikatoren lokalisierbar ist: *ADHS ist laut aktuellem Wissensstand keine körperliche Erkrankung, sondern unerwünschtes Verhalten.*[836] Stimulanzien wie Methylphenidat (Ritalin®) oder Amphetamine (Elvanse®) sind Arzneimittel, die aufgrund ihrer Gefahren für Körper und Psyche sowie ihres Suchtpotenzials zur Kategorie der illegalen Drogen gezählt werden.[837]

Um Eltern und Lehrer/innen davon zu überzeugen, dass ihre Kinder diese Stoffe benötigen, müssen sie in den Glauben versetzt werden, dass die Medikamente ein echtes medizinisches Problem beheben. Je stärker der Glaube der verantwortlichen Erwachsenen daran ist, dass ADHS über angeblich bewiesene biologische bzw. neurologische Grundlagen verfüge, desto höher fällt die Bereitschaft aus, Kinder mit entsprechenden Arzneistoffen zu behandeln. Die meisten Personen wären nicht bereit, diese stimulierenden Drogen *gesunden Kindern* zu verabreichen, um einen umgänglicheren oder gehorsameren Charakter zu erzielen oder (vergeblich) zu versuchen, die schulischen Leistungen des Kindes mit stimulierenden Drogen zu verbessern.[838] Zu bekannt ist der Missbrauch pharmakologisch gleichwertiger oder identischer illegaler Stoffe „von der Straße" und die damit verbundenen Suchterkrankungen und sozialen Schicksale. Aus Mangel an Information werden diese Arzneien jedoch genau zu diesem Zweck eingesetzt: Körperlich gesunde Kinder, die sozial unerwünschtes und unangepasstes Verhalten sowie mangelnde Schulleistungen zeigen, werden mit ADHS diagnostiziert und mit stimulierenden Drogen behandelt. Hier werden im strengen Sinne pädagogische Probleme zu medizinischen umgedeutet und als pseudomedizinische Probleme behandelt.

Das pädagogische Problem ADH

> „Unser Kind nimmt seit der Diagnose vor drei Jahren Ritalin, zusätzlich geht es zur Verhaltenstherapie."
>
> Mutter eines elfjährigen Sohnes

Der Stand der Wissenschaft legt nahe, dass ADHS bei diesem Kind ein pädagogisches Problem ist. ADHS-Verhaltensanzeichen, die mittels DSM-5 gemessen werden, sollten somit immer als **ADH** bezeichnet werden. ADH schließt in der Regel Gesunde, in manchen Fällen vielleicht auch Kranke mit ein. Es ist wichtig zu betonen, dass das pädagogische Problem ADH in manchen Gesellschaften gar kein Problem ist und dass Variationen im Verhalten normal sind, ja in bestimmten Lebensbereichen oder anderen Gesellschaftsstrukturen sogar Vorteile haben können.

Der Mutter könnte man empfehlen, das Methylphenidat langsam abzusetzen. Da der Körper des Jungen eine Toleranz, also eine Gewöhnung an das Betäubungsmittel entwickelt, treten beim Absetzen häufig Entzugssymptome auf, welche die Mutter oder Ärzte leicht mit einer Verstärkung der ADHS-Symptome durch das Absetzen des Medikaments verwechseln kann. Es ist zu erwarten, dass das Verhalten des Jungen beim Ausschleichen der Stimulanzien schlimmer wird. Diese Zeit muss die Familie gemeinsam durchstehen. Parallel zum Absetzen des Medikaments und während die Entzugssymptome langsam verschwinden, sollte die Familie die *Lebensbedingungen* des Jungen in Angriff nehmen; die Erwachsenen sollten sich zum *pädagogischen und psychologischen Eltern- und Lehrertraining* anmelden sowie im Rahmen von *Psychoedukation* wissenswertes Informationsmaterial beschaffen. Verschiedene Kombinationen von zusätzlichen Fördermaßnahmen wie ein *Coaching des Kindes* sollten mehrere Wochen lang ausprobiert werden.

Das Leid des Kindes im Mittelpunkt

Da ADHS keine Krankheit ist, muss man davon ausgehen, dass die Kinder nie an ADHS erkrankt sind. Leidet das Kind, muss die Ursache dafür gefunden werden. Viele verschiedene Faktoren können zu Leidenszuständen beim Kind führen, die von unerwünschtem Verhalten, von ADHS-Verhaltensanzeichen begleitet sind. Risikofaktoren sind in den seltensten Fällen körperliche Ursachen wie Mangelernährung und Schlafentzug. Meist werden die Kinder durch die Lebensbedingungen in Schule und Familie krankgemacht. Das Leid muss daher auch durch Anpassungen in den Lebensbedingungen des Kindes reduziert werden.

Das Modell des pädagogischen Problems ADH betrachtet den Menschen ganzheitlich und anerkennt, dass bio-psycho-soziale Risikofaktoren bei der Entwicklung von unerwünschtem Verhalten in Schule und Familie und auch bei möglichen Leidenszuständen eine Rolle spielen können. Das Modell geht davon aus, dass die Beseitigung der Risikofaktoren für ADH nicht im „kranken" Körper des Kindes zu finden ist, sondern in seinem Leben. Das *bio-psycho-soziale Gesundheitsmodell*[839] von Georg Engel berücksichtigt die Person, ihre Gesundheit und falls vorhanden ihre Erkrankungen als Ganzes und integriert biologische, gesellschaftliche, kulturelle und psychologische sowie umweltbedingte Risikofaktoren von Verhaltensanzeichen: psychischer Stress, unpassende Erziehungsmethoden, Armut, Mangelernährung, Langeweile, Fehlsichtigkeit (S. 18 ff.) oder beispielsweise Wut. Die fachgerechte Behandlung von *Leid* oder Verdacht auf Krankheit beginnt daher in der Regel mit einer persönlichen, ganzheitlichen Analyse der psychosozialen Situation in Schule und Familie.

Falls das Kind keine Verbesserung in seinem Leidensdruck beobachtet, sollte man die Therapiebausteine austauschen. Jede Kombination sollte mehrere Monate getestet werden. In sehr seltenen Fällen kann es sein, dass alle Basismaßnahmen gegen einen kontextunabhängigen Leidensdruck des Kindes nicht ausreichen. In diesem Falle kann ein Spezialist nach sorgfältiger, gestufter Diagnose eine additive Pharmakotherapie erwägen. Falls alle Erwachsenen sicherstellen können, dass das Kind von der Stimulanzientherapie profitiert, was *in sehr seltenen Fällen der Fall sein wird*, kann diese unter sorgfältiger Beobachtung und der Einhaltung aller Regeln zur Stimulanzientherapie für kurze Zeit, circa zehn Wochen, erfolgen. Dies ist eine *Verlegenheitslösung*, ein letzter, schwerwiegender Versuch, das Leid des Kindes durch eine drogeninduzierte Störung der Gehirnfunktionen zu vermindern. Wenn ihr Nutzen den Schaden für das Kind aufwiegt, ist sie berechtigt eingesetzt.

Kernaussagen

ADHS ist *keine organische Krankheit*, sondern ein Konglomerat von verschiedenen Verhaltensanzeichen, das stets am besten mit *schulischer Underperformance* oder *unerwünschtem Verhalten* beschrieben werden kann. Das Gehirn, die Gene und der Körper der betroffenen Kinder entsprechen der normalen Varianz, es existiert kein „biochemisches Ungleichgewicht" in ihrem Körper. Die diagnostische Methode misst keine Erkrankung, sondern kindliche Unreife. Dennoch herrscht ein überholtes somatisch-biologisches Krankheitsmodell, das von medizinischen und pädagogischen Treibern unterstützt wird und nicht frei von kommerziellen Interessen zu sein scheint. Gesellschaftlich gesehen wäre es notwendig, ADHS *als medizinische Diagnose abzuschaffen* und in den Geltungsbereich der *Pädagogik* zu übergeben.

Die Stimulanzien, die bei ADHS als häufigstes Medikament verschreiben werden, sind Amphetamine oder Amphetamin-artige Betäubungsmittel, die gemeinsame Effekte und Gefahren aufweisen. Es handelt sich um *stark suchterzeugende Drogen*, die auch missbräuchlich eingesetzt werden. Alle sind in ihren Eigenschaften verwandt mit Kokain.[840] Sie zeigen die gleiche Wirkung bei Gesunden wie bei Kranken. Sie können viele und *ernsthafte körperliche Probleme* wie Fehlfunktionen des Gehirns, des Herz-Kreislauf-Systems, Anorexie, Wachstumsunterdrückung und Tic-Störungen bewirken. Außerdem können sie *ernsthafte psychische Nebenwirkungen* haben wie Aggression, Psychose, Agitation, Manie, Depression und Zwangsstörungen. Das Absetzen oder Vergessen einer Dosis von Stimulanzien verursacht in der Regel *Entzugssymptome*. Diese Entzugssymptome entstehen durch den Drogenentzug, werden in der Regel jedoch fälschlicherweise als ein „Wiederauftauchen der Grunderkrankung“ interpretiert. Noch Tage, Wochen oder länger versucht das Gehirn nach dem Absetzen der Stimulanzien, sein vorheriges chemisches Gleichgewicht wiederherzustellen. Ein abruptes Absetzen kann zu lebensbedrohlichen Zuständen führen. Vor allem wenn die Stimulanzien längere Zeit eingenommen wurden, muss die Dosis in der Begleitung eines erfahrenden Arztes ausgeschlichen werden.

Dass Stimulanzien als Therapie von ADHS unwirksam sind, wenn sie längere Zeit eingenommen werden, ist seit über zehn Jahren bekannt.[841, 842] Stimulanzien verbessern auch bei kurzer Anwendung nach aktuellem Stand des Wissens[843] und entgegen den Einschätzungen von vielen Laien und Fachpersonen weder die Lebensqualität noch die schulische Leistungen der Kinder. Bestenfalls wird aktuell von einem *mäßigen, jedoch kurzfristigen Effekt von circa zehn Wochen* ausgegangen, der sich durch eine Reduktion von unerwünschtem Verhalten, also *rein pädagogisch*, äußert. Man kann also auch hier nicht von einer medizinischen Wirksamkeit sprechen. Für eine langfristige Wirkung gibt es keine wissenschaftlichen Hinweise. Dennoch wird Methylphenidat, das Stimulanzium, das beispielsweise in Ritalin® enthalten ist, entsprechend überholten Leitlinien immer noch – fälschlicherweise – als erstes Mittel der Wahl und in der Dauertherapie eingesetzt.

Viele wissenschaftliche Arbeiten über ADHS haben ihren Weg in die Leitlinien und die Praxis noch nicht gefunden. Der Nutzen des aktuellen Ausmaßes der Diagnose und der Verschreibung von Stimulanzien und auch die *Off-Label-*

Verschreibung von anderen Arzneimitteln wie Neuroleptika ist vom Standpunkt des Kindeswohles bestenfalls fraglich.[844]

Das in der aktuellen Praxis verbreitete, veraltete und schädliche *medizinische Modell* von ADH impliziert, dass im Körper etwas nicht in Ordnung ist, das behoben werden muss. Es handelt sich um einen oberflächlichen mechanistischen Reparaturversuch, der von Respektlosigkeit und medizinisch-handwerklichen Fehlern geprägt ist. Der Autor und Psychiater Sami Timimi betrachtet alle medizinischen Modelle von *ADHS als grundlegend schädlich*: Sie bieten eine dekontextualisierte, simplizistische Wahrnehmung an, die Eltern, Lehrer und Ärzte davon entbindet, ihre soziale Aufgabe zu erfüllen, gut erzogene Kinder großzuziehen.[845] Dieses reduktionistische und veraltete biomedizinische Modell sollte ähnlich wie Eugenik, Hysterie, Rassenlehre und Physiognomik verabschiedet werden.

Literaturempfehlungen im Überblick

1: Eine Kaskade von Gefahren der ADHS-Diagnose und Therapie

Die Stigmatisierung durch eine psychiatrische Diagnose führt zu Leid, das in der Regel stärker ist als die negativen Effekte der Störung selbst:

Hinshaw, S. P., The Mark of Shame: Stigma of Mental Illness and an Agenda for Change. New York: Oxford Univ. Press; 2007

ADHS ist eine Fehldiagnose:

Coon, E. R. et al., Overdiagnosis: how our compulsion for diagnosis may be harming children. Pediatrics 2014; 134 (5): 1013–1023. S. 1015

McClure, I., ADHD is a behavioural construct, not a psychiatric condition. British Medical Journal 2013; 347: f7071

Schaden durch die ADHS-Diagnose:

Thomas, R. et al., Attention-deficit/hyperactivity disorder: are we helping or harming? British Medical Journal 2013; 180 (8): 411–414

Welch, G. et al., Overdiagnosed: making people sick in pursuit of health. Boston: Beacon Press; 2011

Gefahr durch die gängige Therapiepraxis:

Moynihan, R. et al., Using evidence to combat overdiagnosis and overtreatment: evaluating treatments, tests, and disease definitions in the time of too much. PLoS Medicine 2014; 11.7: e1001655

70 Prozent der Stimulanzien werden off-label gehandhabt und sind somit unzulässig und unsicher für die Kinder:

Steinhausen, H. C., Recent international trends in psychotropic medication prescriptions for children and adolescents. Eur Child Adolesc Psychiatry 2014

Stimulanzien und andere Psychopharmaka sind unsicher für Kinder:

Kaguelidou, F., Acquaviva, E., Safety of Psychotropic Drugs in Children and Adolescents. In: Spina, E., Trifirò, G. (Hrsg.), Pharmacovigilance in Psychiatry. Springer International Publishing; 2016. S. 257–283

Toxizität für das Nervensystem:

Castner, S. A., Goldman-Rakic, P. S., Long-lasting psychotomimetic consequences of repeated low-dose amphetamine exposure in rhesus monkeys. Neuropsychopharmacology 1999; 20.1: 10–28

Whalen, C. K., Henker, B., Stimulant pharmacotherapy for attention-deficit/hyperactivity disorders: An analysis of progress, problems, and prospects. In: Fisher, S., Greenberg, R. P. (Hrsg.), From placebo to panacea: Putting psychiatric drugs to the test. Hoboken, NJ, US: John Wiley & Sons Inc; 1997. S. 323–356

Breggin, P. R., Psychostimulants in the treatment of children diagnosed with ADHD: Part I – Acute risks and psychological effects. Ethical Human Sciences and Services 1999; 1.1: 13–33

Breggin, P. R., Psychostimulants in the treatment of children diagnosed with ADHD: Part II – Adverse effects on brain and behavior. Ethical Human Sciences and Services 1999; 1.3: 213–241

2: ADHS hat keine körperlichen Krankheitsindikatoren oder „Ursachen"

Ein Blick auf die diagnostischen Kriterien von ADHS zeigt, dass es sich um einen subjektiven Katalog von Fragen zu unerwünschtem Verhalten handelt. Die Suche nach körperlichen Ursachen dauert bereits Jahrzehnte an und hat bisher zu keinem objektiven, körperlichen diagnostischen Kriterium geführt, das kausal mit ADHS-Diagnosen verknüpft ist, also bei allen Kindern mit ADHS auftritt.

Körperliche Krankheitsmodelle sind veraltet und schädlich:

Timimi, S., ADHD is best understood as a cultural construct. Br J Psychiatr 2004; 184: 8–9

McClure, I., ADHD is a behavioural construct, not a psychiatric condition. British Medical Journal 2013; 347: f7071

Breggin, P., The Ritalin Fact Book. Cambridge, MA: Perseus Publishing; 2002

Hasler F. Neuromythologie. Eine Streitschrift gegen die Deutungsmacht der Hirnforschung. 5. Aufl. Transcript, Bielefeld; 2015

Die ADHS-Diagnose misst Unreife und unerwünschtes Verhalten, nicht Krankheit:

Carey, W. B., McDevitt, S. C., Coping with children's temperament: A guide for professionals. Basic books; 1995

Coon, E. R. et al., Overdiagnosis: how our compulsion for diagnosis may be harming children. Pediatrics 2014; 134 (5): 1013–1023

Risikofaktor Armut:

Russell, G. et al., The association of attention deficit hyperactivity disorder with socioeconomic disadvantage: alternative explanations and evidence. Journal of Child Psychology and Psychiatry 2014; 55.5: 436–445

Risikofaktor Familie und Erziehung:

Jans, T., Jacob, C., ADHD in Families. In: Surman, C. B. H. (Hrsg.), ADHD in Adults: A Practical Guide to Evaluation and Management. New York: Humana Press; 2013. S. 169–190

Hanten, M. et al., Generationsübergreifende Behandlung in Familien. InFo Neurologie 2016; 18: 28

Risikofaktor Einschulungsalter:

Elder, T. E., The importance of relative standards in ADHD diagnoses: evidence based on exact birth dates. Journal of health economics 2010; 29.5: 641–656

Coon, E. R. et al., Overdiagnosis: how our compulsion for diagnosis may be harming children. Pediatrics 2014; 134 (5): 1013–1023. S. 1015

3: ADHS-Medikamente (Methylphenidat und Amphetamine) sind Drogen

Vergleich von Schaden und Sucht der Stimulanzien im Vergleich mit anderen Drogen:

Nutt, D., Development of a rational scale to assess the harm of drugs of potential misuse. Lancet 2007

Ignoranz des Suchtpotenziales:

Feussner, G., Diversion, trafficking, and abuse of methylphenidate. NIH consensus development conference program and abstracts: Diagnosis and treatment of attention deficit hyperactivity disorder. 1998

Methylphenidat entspricht Kokain:

Volkow, N. D. et al., Is methylphenidate like cocaine? Studies on their pharmacokinetics and distribution in the human brain. Archives of general psychiatry 1995; 52.6: 456–463

ADHS-Medikamente als Einstiegsdrogen:

Calipari, E. S., Jones, S. R., Sensitized nucleus accumbens dopamine terminal responses to methylphenidate and dopamine transporter releasers after intermittent-access self-administration. Neuropharmacology 2014; 82: 1–10

Berridge, K. C., The debate over dopamine's role in reward: the case for incentive salience. Psychopharmacology (Berl) 2007; 191 (3): 391–431

dos Santos Pereira, M. et al., Long withdrawal of methylphenidate induces a differential response of the dopaminergic system and increases sensitivity to cocaine in the prefrontal cortex of spontaneously hypertensive rats. PloS one 2015; 10.10: e0141249

4: Stimulanzien sind medizinisch unwirksam/Neuroenhancement versagt

Stimulanzientherapie hat keinen positiven Effekt auf die Lebensqualität und den schulischen und akademischen Erfolg:

Storebø, O. J. et al., Methylphenidate for attention-deficit/hyperactivity disorder in children and adolescents: Cochrane systematic review with meta-analyses and trial sequential analyses of randomized clinical trials. British Medical Journal 2015; 351: h5203

Molina, B. et al., The MTA at 8 Years: Prospective Follow-Up of Children Treated Combined Type ADHD in a Multisite Study. J Am Acad Child Adolesc Psychiatr 2009; 48 (5): 484–500

Notwendigkeit der Anpassung der Praxis:

Breggin, P., The Ritalin Fact Book. Cambridge, MA: Perseus Publishing; 2002

Mulder, R. et al., Methylphenidate for attention-deficit/hyperactivity disorder: Too much of a good thing? Australian and New Zealand Journal of Psychiatry 2016; 50: 113–114

Stimulanzien eignen sich nicht zum Neuroenchancement:

Quednow, B. B., Ethics of neuroenhancement: A phantom debate. BioSocieties 2010; 5.1: 153

Repantis, D. et al., Modafinil and methylphenidate for neuroenhancement in healthy individuals: a systematic review. Pharmacological Research 2010; 62.3: 187–206

Normann, C., Berger, M., Neuroenhancement: status quo and perspectives. European archives of psychiatry and clinical neuroscience 2008; 258.5: 110–114

de Jongh, R. et al., Botox for the brain: enhancement of cognition, mood and pro-social behavior and blunting of unwanted memories. Neurosci Biobehav Rev 2008; 32 (4): 760–776

5: Finanzielle und andere Interessenskonflikte, die ADHS als Konzept erschaffen, unterstützen und ausbreiten

Treiber von Überdiagnosen:

Thomas, R. et al., Attention-deficit/hyperactivity disorder: are we helping or harming? British Medical Journal 2013; 180 (8): 411–414

ADHS-Expert/innen der DSM Panels, die die Diagnosen erweitern, haben Interessenskonflikte:

Moynihan, R. et al., Expanding disease definitions in guidelines and expert panel ties to industry: a cross-sectional study of common conditions in the United States. PLoS Medicine 2013; 10 (8): e1001500

Warum die meisten medizinischen Reviews und Metaanalysen falsch und versteckte Werbung der Pharmaindustrie sind:

Ioannidis, J. P. A., Why most published research findings are false. PLoS Medicine 2005; 2.8: e124

Disease Mongering, die Bewerbung von Krankheiten:

Moynihan, R., Henry, D., The fight against disease mongering: Generating knowledge for action. PLoS Medicine 2006; 3 (4): e191

Literaturangaben

1 Im Folgenden wird ADHS als Überbegriff verwendet. Die Überlegungen gelten in der Regel gleichermaßen für die anderen, ähnlichen Bezeichnungen in der Fachliteratur.

2 Barkley, R., Major life activity and health outcomes associated with Attention-Deficit/ Hyperactivity Disorder. J Clin Psychiatr 2002; 63 (suppl 12): 10–15

3 Taylor, E., Attention deficit hyperactivity disorder: overdiagnosed or diagnoses missed? Archives of disease in childhood 2017; 102.4: 376–379

4 Molina, B., We, P., Substance use, substance abuse, and LD among adolescents with a childhood history of ADHD. J Learning Disabil 2001; 34: 333–342

5 Laufer, M. et al., Hyperkinetic Impulse Disorder in Children's Behavior Problems. Psychosomatic Medicine 1957; 19: 38–49

6 Factory, 13.3.2018; WEF: Future of Jobs, Global Challenge Insight Report 2016; Die Zeit vom 18.1.2018 und viele andere

7 „Oxford-Studie": Frey, C. B., Osborne, M., The future of Employment 2013

8 Breggin, P., The Ritalin Fact Book. Cambridge, MA: Perseus Publishing; 2002. S. 91

9 Mulder, R. et al., Methylphenidate for attention-deficit/hyperactivity disorder: Too much of a good thing? Australian and New Zealand Journal of Psychiatry 2016; 50.2: 113–114

10 Watson, G. LeFever et al. Shooting the messenger: The case of ADHD. Journal of contemporary psychotherapy 2014; 44.1: 43–52

11 Antonuccio, D. et al., Building a firewall between marketing and science. American Psychologist 2003; 58 (12): 1028–1043

12 §§ 223 ff. StGB (Ö)

13 BGE 4C.53/2000, E. 1c (D)

14 Timimi, S., ADHD is best understood as a cultural construct. Br J Psychiatr 2004; 184: 8–9

15 Literaturempfehlungen 2

16 Carey, W. B., McDevitt, S. C., Coping with children's temperament: A guide for professionals. Basic books; 1995
Coon, E. R. et al., Overdiagnosis: how our compulsion for diagnosis may be harming children. Pediatrics 2014; 134 (5): 1013–1023. S. 101

17 Phillips, C. B., Medicine goes to school: teachers as sickness brokers for ADHD. PLoS Med 2006; 3 (4): e182

18 Schachar, R. et al., Attention deficit hyperactivity disorder symptoms and response inhibition after closed head injury in children: do preinjury behavior and injury severity predict outcome? Developmental neuropsychology 2004; 25.1–2: 179–198

19 Päkkilä, F. et al., The impact of gestational thyroid hormone concentrations on ADHD symptoms of the child. The Journal of Clinical Endocrinology & Metabolism 2014; 99.1: E1–E8

20 Dahl, R. E., Lewin, D. S., Pathways to adolescent health sleep regulation and behavior. Journal of adolescent health 2002; 31.6: 175–184

21 Dahl, R. E. et al., The role of sleep disturbances in attention deficit disorder symptoms: A case study. J Pediatr Psychol 1991; 16: 229–239

22 Liu, J., Raine, A., The effect of childhood malnutrition on externalizing behavior. Current opinion in paediatrics 2006; 18.5: 565–570

23 Mushak, P. et al., Prenatal and postnatal effects of low-level lead exposure: integrated summary of a report to the US Congress on childhood lead poisoning. Environmental research 1989; 50.1: 11–36

24 Carey, W. B., McDevitt, S. C., Coping with children's temperament: A guide for professionals. Basic books; 1995
Carey, W. B., Is Attention Deficit Hyperactivity disorder a valid disorder? In: National Institutes of Health Consensus Development Conference: Diagnosis and Treatment of Attention-Deficit/Hyperactivity Disorder (ADHD). Maryland; 1998. S. 33

25 Coon, E. R. et al., Overdiagnosis: how our compulsion for diagnosis may be harming children. Pediatrics 2014; 134 (5): 1013–1023. S. 1015

26 McClure, I., ADHD is a behavioural construct, not a psychiatric condition. BMJ 2013; 347: f7071

27 Taylor, E., Attention deficit hyperactivity disorder: overdiagnosed or diagnoses missed? Archives of disease in childhood 2017; 102.4: 376–379

28 Hotz, S., Kuhn, C., Kinder fördern. In: Jusletter 24. April 2017

29 Breggin, P., The Ritalin Fact Book. Cambridge, MA: Perseus Publishing; 2002

30 Carey, W. B., McDevitt, S. C., Coping with children's temperament: A guide for professionals. Basic books; 1995

31 Coon, E. R. et al., Overdiagnosis: how our compulsion for diagnosis may be harming children. Pediatrics 2014; 134 (5): 1013–1023. S. 1015

32 American Psychiatric Association, DSM-IV: Diagnostic and statistical manual. Washington (DC): American Psychiatric Association; 1994

33 Breggin, P., The Ritalin Fact Book. Cambridge, MA: Perseus Publishing; 2002

34 https://compendium.ch/mpro/mnr/1338/html/de – 24.8.2017

35 Robin, D., Rüesch, P., ZHAW Zürich: http://www.elpos-ostschweiz.ch/files/PP__Dominik_Robin__Entscheiden_sich_heute_wirklich_immer_mehr_Eltern_fuer_Ritalin.pdf

36 Breggin, P. R., Talking Back to Ritalin: What Doctors Aren't Telling You about Stimulants and ADHD. Cambridge, Mass.: Perseus Pub.; 2001. S. 127

37 Soufre Carlson, A developmental investigation of inattentiveness and hyperacitivity, Child Devel 1995; 66: 1

38 https://compendium.ch/mpro/mnr/1338/html/de „Stimulanzien sind nicht zur Anwendung bei Patienten vorgesehen, die sekundäre umfeldbedingte Symptome und/oder andere primäre psychiatrische Störungen, einschließlich Psychosen, zeigen." – 24.8.17

39 Liedloff, J., The Continuum Concept. New York: Alfred A Knopf, Inc.; 1977

40 Breggin, P., The Ritalin Fact Book. Cambridge, MA: Perseus Publishing; 2002. S. 128

41 Goodman, R. et al., Child psychiatric disorder and relative age within school year: cross sectional survey of large population sample. British Medical Journal 2003; 327: 472

42 Gold, A. et al., Z f Bildungsforsch 2012; 2: 193

43 Jürges, H., Schneider, K., Im Frühjahr geborene Kinder haben schlechtere Bildungschance. Wochenbericht 2006; 17: 209–214

44 Dhuey, E., Lipscomb, S., Disabled or young? Relative age and special education diagnoses in schools. Economics of Education Review 2010; 29: 857–872

45 Eder, F., Dämon, K., Auswirkungen des Geburtsmonats auf Leistung, Bildungsaspirationen und Integration in der Schule. 2010. http://www.bifie.at/buch/1191/2/4. – 1.4.2012

46 Evans, W. N. et al., Measuring inappropriate medical diagnosis and treatment in survey data: the case of ADHD among school-age children. Journal of Health Economics 2010; 29: 657–673

47 Elder, T. E., The importance of relative standards in ADHD diagnoses: evidence based on exact birth dates. Journal of health economics 2010; 29.5: 641–656

48 Coon, E. R. et al., Overdiagnosis: how our compulsion for diagnosis may be harming children. Pediatrics 2014; 134(5): 1013–1023

49 Faraone, S. V. et al., Molecular genetics of attention-deficit/hyperactivity disorder. Biological psychiatry 2005; 57.11: 1313–1323

50 Hanten, M. et al., Generationsübergreifende Behandlung in Familien. InFo Neurologie 2016; 18: 28

51 Jans, T., Jacob, C., ADHD in Families. In: Surman, C. B. H. (Hrsg.), ADHD in Adults: A Practical Guide to Evaluation and Management. New York: Humana Press; 2013. S. 169–190

52 Jans, T. et al., Does intensive multimodal treatment for maternal ADHD improve the efficacy of parent training for children with ADHD? A randomized controlled multicenter trial. (30. Juni 2015, Epub ahead of print)

53 Harvey, E. et al., Parenting of children with attention-defecit/hyperactivity disorder (ADHD): the role of parental ADHD symptomatology. Journal of attention Disorders 2003; 7.1: 31–42

54 Montejo, J. E. et al., Family Functioning and Parental Bonding During Childhood in Adults Diagnosed With ADHD. Journal of attention disorders 2015: 1087054715596578 (Epub ahead of print)

55 Jans, T., Jacob, C., ADHD in Families. In: Surman, C. B. H. (Hrsg.), ADHD in adults. New York: Humana Press 2013. S. 169–190

56 Reiss, F., Socioeconomic inequalities and mental health problems in children and adolescents: a systematic review. Soc Sci Med 2013; 90: 24–31

57 Russell, G. et al., The association of attention deficit hyperactivity disorder with socioeconomic disadvantage: alternative explanations and evidence. Journal of Child Psychology and Psychiatry 2014; 55.5: 436–445

58 Webb, E. (2013) Poverty, maltreatment and attention deficit hyperactivity disorder. Arch Dis Child 98 (6): 397–400

59 Leitfaden für Lehrpersonen und schulische Dienste bei Verdacht auf ADS/POS bei Kindern und Jugendlichen http://www.stadtluzern.ch/dl.php/de/0ctsb-rlksms/Leitfaden_fr_Lehrende_bei_Verdacht_auf_ADHS_-_POS_bei_Lernenden.pdf

60 Timimi, S., ADHD is best understood as a cultural construct. Br J Psychiatr 2004; 184: 8–9

61 Schachar, R. et al., Attention deficit hyperactivity disorder symptoms and response inhibition after closed head injury in children: do preinjury behavior and injury severity predict outcome? Developmental neuropsychology 2004; 25.1–2: 179–198

62 Gonon, F.-B., Erwan/Boraud, T., What should be said to the lay public regarding ADHD etiology. In: American journal of medical genetics. Part B, Neuropsychiatric genetics: the official publication of the International Society of Psychiatric Genetics 2011; 156B, 8, 989–991
63 Russell, G. et al., The association of attention deficit hyperactivity disorder with socioeconomic disadvantage: alternative explanations and evidence. Journal of child psychology and psychiatry, and allied disciplines 2014; 55 (5): 436–445
64 Dahl, R., E. et al., The role of sleep disturbances in attention deficit disorder symptoms: A case study. J Pediatr Psychol 1991; 16: 229–239
65 Phillips, C. B., Medicine goes to school: teachers as sickness brokers for ADHD. PLoS Medicine 2006; 3, 4, e182
66 Hasler, F., Neuromythologie. Eine Streitschrift gegen die Deutungsmacht der Hirnforschung. 5., unveränd. Aufl. Bielefeld: transcript; 2015
67 Berger, P. L. et al., Die gesellschaftliche Konstruktion der Wirklichkeit. Eine Theorie der Wissenssoziologie. 22. Aufl. Frankfurt am Main: Fischer-Taschenbuch-Verlag; 2009
68 Carlson, E. A. et al., A developmental investigation of inattentiveness and hyperactivity. Child development 1995; 66 (1): 37–54
69 Timimi, S., Taylor, E., ADHD is best understood as a cultural construct. The British journal of psychiatry: the journal of mental science 2004; 184: 8–9
70 Hjörne E., Saljo R., 'There Is Something About Julia': symptoms, categories, and the process of invoking attention deficit hyperactivity disorder in the Swedish school: a case study. J Lang Ident Educ 2004; 3: 1–24
71 Schmidt S., Petermann F., Developmental psychopathology: attention deficit hyperactivity. 2009
72 Engel, G. L., "Psychogenic" pain and the pain-prone patient. The American Journal of Medicine 1959; 26 (6): 899–918
73 Gonon, F., What Should Be Said to the Lay Public Regarding ADHD Etiology. Letter to the editor American Journal of medical genetics; 2011
74 Russell, G. et al., The association of attention deficit hyperactivity disorder with socioeconomic disadvantage: alternative explanations and evidence. J Child Psychol Psychiatry 2013; 55 (5): 436–445
75 Jans, T., Jacob, C., ADHD in Families. In: Surman, C. B. H. (Hrsg.), ADHD in adults. New York: Humana Press; 2013. S. 169–190
76 Soufre, C., A developmental investigation of inattentivenss and hyperacitivity. Child Devel 1995; 66: 1
77 Krause, K.-H. et al., Neurobiologie der Aufmerksamkeitsdefizit-/Hyperaktivitätsstörung. Psycho 2000; 26 (4): 199–208
78 Hasler, F., Neuromythologie. Eine Streitschrift gegen die Deutungsmacht der Hirnforschung. 5., unveränd. Aufl. Bielefeld: transcript; 2015
79 Hagner, M., The Mind at Work: The Visual Representation of Cerebral Processes. The Body Within. Brill; 2009. S. 67–90
80 Timimi, S., Taylor, E., ADHD is best understood as a cultural construct. Br J Psychiatr 2004; 184: 8–9

81 Methode und die kleine Gruppengröße verhindern Vergleichbarkeit der Studien und Aussagekraft. (Bildgebungsbefunde bei Kindern und Jugendlichen mit ADHS, Tic-Störungen und Zwangserkrankungen. Zeitschrift für Kinder- und Jugendpsychiatrie und Psychotherapie 2006; 34: 5)
82 Faraone, S. V. et al., Molecular genetics of attention-deficit/hyperactivity disorder. Biological psychiatry 2005; 57.11: 1313–1323
83 Faraone, S. V. et al., Molecular genetics of attention-deficit/hyperactivity disorder. Biological psychiatry 2005; 57.11: 1313–1323
84 Ioannidis, J., The mass production of redundant, misleading, and conflicted systematic reviews and meta-analyses. The Milbank Quarterly 2016; 94.3: 485–514
85 Ioannidis, J. P. A., Why most published research findings are false. PLoS medicine 2005; 2.8: e124
86 Drösser, C., Warum sind die meisten Studien falsch, Herr Joannidis? Die Zeit, 14.7.2017. http://www.zeit.de/2017/25/medizin-studien-forschung-fehler-pharmaindustrie-john-ioannidis/seite-2 – 14.7.2017
87 Literaturempfehlungen 4
88 Literaturempfehlungen 5
89 Kunze, A., Hypochondrie. Jeder verdient mit. Die Zeit, 14.5.2014
90 Rief, W., Somatoforme Störungen. Verhaltenstherapiemanual 2008: 568–573
91 Schüle, C., Wie man in Deutschland krank ist. Die Zeit, 8.1.2004
92 Foucault, M., Die Anormalen. Vorlesungen am Collège de France (1974–1975). Frankfurt a. M.: Suhrkamp; 2007
93 Karsch, F., Neuro-Enhancement oder Krankheitsbehandlung? Zur Problematik der Entgrenzung von Krankheit und Gesundheit am Beispiel ADHS. In: Viehöver, W., Wehling, P. (Hrsg.), Entgrenzung der Medizin. Von der Heilkunst zur Verbesserung des Menschen? transcript; 2011. S. 121–142
94 Jensen, P. S. et al., Evolution and revolution in child psychiatry: ADHD as a disorder of adaptation. Journal of the American Academy of Child & Adolescent Psychiatry 1997; 36.12: 1672–1681
95 Karsch, F., Neuro-Enhancement oder Krankheitsbehandlung? Zur Problematik der Entgrenzung von Krankheit und Gesundheit am Beispiel ADHS. In: Viehöver, W., Wehling, P. (Hrsg.), Entgrenzung der Medizin. Von der Heilkunst zur Verbesserung des Menschen? transcript; 2011. S. 121–142
96 Strümpell, L., Die Pädagogische Pathologie oder die Lehre von den Fehlern der Kinder. Leipzig: Ungleich Verlag; 1890
97 Karsch, F., Neuro-Enhancement oder Krankheitsbehandlung? Zur Problematik der Entgrenzung von Krankheit und Gesundheit am Beispiel ADHS. In: Viehöver, W., Wehling, P. (Hrsg.), Entgrenzung der Medizin. Von der Heilkunst zur Verbesserung des Menschen? transcript; 2011. S. 121–142
98 Conrad, P., Schneider, J. W., Deviance and Medicalization. From Badness to Sickness. Philadelphia: Temple University Press; 1980
99 Conrad, P., Identifying Hyperactive Children. Lexington, MA: Lexington Books; 1976

100 Thomas, R. et al., Worldwide prevalence of attention-deficit hyperactivity disorder: a systematic review. Paper presented at preventing overdiagnosis conference, 10–12 September 2013, Dartmouth, USA
101 Conrad, P., The Medicalization of Society. New York: John Hopkins University Press; 2007
102 Kiger, G., Economic Transformations and the Processing of Hyperactive School Children. Mid-American Review of Sociology 1985; 65–85
103 Bailey, S., Thomson, P., Routine (dis)order in an infant school. Ethnography and Education 2009; 4 (2): 211–227
104 Ross, S., Ross, D., Hyperactivity: Research, Theory and Action. New York: Wiley; 1982
105 Laufer, M. et al., Hyperkinetic Impulse Disorder in Children's Behavior Problems. Psychosomatic Medicine 1957; 19: 38–49
106 Kiger, G., Economic Transformations and the Processing of Hyperactive School Children. Mid-American Review of Sociology 1985; 65–85
107 Doyal, L., The Political-Economy of Health. Boston: South End Press; 1981
108 Gopnik, A., The Gardener and the Carpenter: What the New Science of Child Development Tells Us About the Relationship Between Parents and Children. Farrar, Straus and Giroux; 2016
109 Hinshaw, S. P., Scheffler, R. M., The ADHD explosion: Myths, medication, money, and today's push for performance. Oxford University Press; 2014
110 Bailey, S., Thomson, P., Routine (dis) order in an infant school. Ethnography and Education 2009; 4.2: 211–227
111 Kiger, G., Economic Transformations and the Processing of Hyperactive School Children. Mid-American Review of Sociology 1985; 65–85
112 Karnik, N. S., Categories of control: Foster children and ADHD. Children and Youth Services Review 2001; 23.9–10: 761–780
113 Moynihan, R., Henry, D., The fight against disease mongering: Generating knowledge for action. PLoS Med 2006; 3 (4): e191
114 J. Coe Healthcare: The lifestyle drugs outlook to 2008, unlocking new value in wellbeing. London: Reuters Business Insight; 2003
115 PLoS Medicine disease mongering collection. 2006. http://collections.plos.org/s/file?id=3b/plos_medicine_diseasemongering.pdf
116 Moynihan, R., Henry, D., The fight against disease mongering: Generating knowledge for action. PLoS Med 2006; 3 (4): e191
117 Rogers, W. A. et al., The ethics of pharmaceutical industry relationships with medical students. Med J Australia 2004; 180: 411–414
118 Wilkes, M. S., Hoffman, J. R., An innovative approach to educating medical students about pharmaceutical promotion. Acad Med 2001; 76: 1271–1277
119 https://correctiv.org/recherchen/euros-fuer-aerzte/
120 Breggin, P., The Ritalin Fact Book. Cambridge, MA: Perseus Publishing; 2002
121 Gantner, G., Hametner, M., Kein Fortschritt bei Transparenz für Pharmagelder. Standard, 12.7.2017
122 https://correctiv.org/recherchen/euros-fuer-aerzte/

123 Moynihan, R. et al., Preventing overdiagnosis: how to stop harming the healthy. BMJ 2012; 344: e3502
Moynihan, R. et al., Using evidence to combat overdiagnosis and overtreatment: evaluating treatments, tests, and disease definitions in the time of too much. PLoS Med 2014; 117: e1001655
Moynihan, R. et al., Expanding disease definitions in guidelines and expert panel ties to industry: a cross-sectional study of common conditions in the United States. PLoS Med 2013; 10 (8): e1001500
124 Lo, B., Field, M. J. (Hrsg.), Conflict of interest in medical research, education, and practice. Washington DC: National Academies Press; 2009
125 Norris, S. L. et al., Conflict of interest in clinical practice guideline development: a systematic review. PLoS One 2011; 6: e25153
126 Cosgrove, L., Krimsky, S., A comparison of DSM-IV and DSM-5 panel members' financial associations with industry: a pernicious problem persists. PLoS Med 2012; 9: e1001190
127 Moynihan, R. et al., Expanding disease definitions in guidelines and expert panel ties to industry: a cross-sectional study of common conditions in the United States. PLoS Med 2013; 10 (8): e1001500
128 Gantner, G., Hametner, M., Kein Fortschritt bei Transparenz für Pharmagelder. Standard, 12.7.2017
129 „Die Sicherheit und Wirksamkeit der Langzeitanwendung von Ritalin wurde nicht systematisch in kontrollierten Studien untersucht." Rote Liste, Ritalin 10 mg, http://www.fachinfo.de – 24.8.2017
130 http://www.zeit.de/2017/25/medizin-studien-forschung-fehler-pharmaindustrie-john-ioannidis
131 Ioannidis, J. P. A., Why most published research findings are false. PLoS medicine 2005; 2.8: e124
132 Ioannidis, J., The mass production of redundant, misleading, and conflicted systematic reviews and meta-analyses. The Milbank Quarterly 2016; 94.3: 485–514
133 Salanti, G., Evaluating the qualtity of meta-analyses in the critical care literature. 2008
134 http://www.cochranelibrary.com
135 Ioannidis, J., The mass production of redundant, misleading, and conflicted systematic reviews and meta-analyses. The Milbank Quarterly 2016; 94.3: 485–514
136 Ioannidis, J., The mass production of redundant, misleading, and conflicted systematic reviews and meta-analyses. The Milbank Quarterly 2016; 94.3: 485–514
137 http://retractionwatch.com/2016/09/13/we-have-an-epidemic-of-deeply-flawed-meta-analyses-says-john-ioannidis/ – 14.7.2017
138 Drösser, C., Warum sind die meisten Studien falsch, Herr Joannidis? Die Zeit, 14.7.2017
139 Phillips, C. B., Medicine goes to school:Teachers as sickness brokers for ADHD. PLoS Med 2006; 3 (4): e182
140 ebd., Übersetzung A. W.
141 Conrad, P., Medicalization and social control. Ann Rev Sociol 1992; 18: 209–232
142 Breuer, D. et al., Die Erfassung von Merkmalen von Aufmerksamkeitsdefizit-/Hyperaktivitätsstörungen (ADHS) anhand von Lehrerurteilen: Zur Validität und Reliabilität des

FBB-HKS. Zeitschrift für Kinder-und Jugendpsychiatrie und Psychotherapie 2009; 37.5: 431–440
143 Conners, C. K., Manual for the Conners' Rating Scales – Revised. North Tonawanda (New York): Multi-Health Systems; 1997
144 Hinshaw, S. P., Scheffler, R. M., The ADHD Explosion: Myths, Medication, Money, and Today's Push for Performance. Oxford University Press; 2014
145 Sax, L., Kautz, K. J., Who First Suggests the Diagnosis of Attention-Deficit/Hyperactivity Disorder? Ann Fam Med 2003; 1: 171–174
146 Malacrida, C., Medicalization, ambivalence and social control: mothers' descriptions of educators and ADD/ADHD. Health 2004; 8: 61–80
147 Storebø, O. J. et al., Methylphenidate for attention-deficit/hyperactivity disorder in children and adolescents: Cochrane systematic review with meta-analyses and trial sequential analyses of randomized clinical trials. BMJ 2015; 351: h5203
148 Mulder, R. et al., Methylphenidate for attention-deficit/hyperactivity disorder: Too much of a good thing? Australian and New Zealand Journal of Psychiatry 2016; 50: 113–114
149 Shire Pharmaceutical Group, ADHD support. 2005. http://www.adhdsupport.com.au
150 Novartis Pharmaceuticals Corporation, If parents ask … 2005. http://www.adhdinfo.com
151 http://www.kidsource.com
152 Frölich, J. et al., Praxis des pädagogischen Umgangs von Lehrern mit hyperkinetisch-aufmerksamkeitsgestörten Kindern im Schulunterricht. 2013. S. 497
153 Brandau, H., Kaschnitz, W., ADHS im Jugendalter: Grundlagen, Interventionen und Perspektiven für Pädagogik, Therapie und Soziale Arbeit. Beltz Juventa; 2013
Häßler, F. (Hrsg.), Das ADHS-Kaleidoskop: state of the art und bisher nicht beachtete Aspekte von hoher Relevanz. MWV; 2009
154 Brandau, H., Kaschnitz, W., ADHS im Jugendalter: Grundlagen, Interventionen und Perspektiven für Pädagogik, Therapie und Soziale Arbeit. Beltz Juventa; 2013. S. 123
155 Rabeharisoa, V. et al., Evidence-based activism. Patients', users' and activists' groups in knowledge society. BioSocieties 2014; 9: 111–128
156 Phillips C. B., Medicine goes to school: Teachers as sickness brokers for ADHD. PLoS Med 2006; 3 (4): e182
157 https://www.tga.gov.au/committee/advisory-committee-safety-medicines-acsom
158 Hinshaw, S. P., The Mark of Shame: Stigma of Mental Illness and an Agenda for Change. New York: Oxford Univ. Press; 2007
159 Thornicroft, G., Shunned: Discrimination Against People with Mental Illness. Oxford, UK: Oxford Univ. Press; 2006
160 Corrigan, P. W. et al., Structural levels of mental illness stigma and discrimination. Schizophr. Bull. 2004; 30: 481–491
161 Hinshaw, S. P., Stier, A., Stigma as related to mental disorders. Annu. Rev. Clin. Psychol. 2008; 4: 367–393
162 Guimon, J. et al. (Hrsg.), The Image of Madness: The Public Facing Mental Illness and Psychiatric Treatment. Basel: Karger; 1999
163 Lefley, H. P., Family burden and family stigma in major mental illness. Am. Psychol. 1989; 44: 556–560

164 Goffman, E., Stigma: Notes on the Management of Spoiled Identity. Englewood Cliffs, NJ: Prentice Hall; 1963

165 Rabeharisoa, V. et al., Evidence-based activism. Patients', users' and activists' groups in knowledge society. BioSocieties 2014; 9: 111–128

166 Link, B. G. et al., On stigma and its consequences: evidence from a longitudinal study of men with dual diagnoses of mental illness and substance abuse. J. Health Soc. Behav. 1997; 38: 177–190

167 Wright, E. R. et al., Deinstitutionalization, social rejection, and the self-esteem of former mental patients. J. Health Soc. Behav. 2000; 44: 68–90

168 Hinshaw, S. P., Stier, A., Stigma as related to mental disorders. Annu. Rev. Clin. Psychol. 2008; 4: 367–393

169 Phelan, J. C. et al., Public conceptions of mental illness in the 1950's and 1960's: What is mental illness and is it to be feared? J. Health Soc. Behav. 2000; 41: 188–207

170 Corrigan, P. W., Cooper, A. E., Mental illness and dangerousness: fact or misperception, and implications for stigma. In: Corrigan, P. W. (Hrsg.), On the stigma of mental illness: Practical strategies for research and social change. Washington, DC: American Psychological Association 2005. S. 165–179

171 Walitza, S. et al., Psychostimulants and Other Drugs Used in the Treatment of Attention-Deficit/Hyperactivity Disorder (ADHD). In: Gerlach, M. et al. (Hrsg.), Psychiatric Drugs in Children and Adolescents. Springer Vienna; 2014. S. 293–333

172 Teplin, L. A. et al., Crime victimization in adults with severe mental illness: comparison with the National Crime Victimization Survey. Arch. Gen. Psychiatry 2005; 62: 911–921

173 Hart, S. et al., Depressed fathers' stereotyping of infants labeled "depressed." Infant Ment. Health J. 1997; 18: 436–445

174 An dieser Stelle muss natürlich betont werden, dass korrekte Diagnosen beim Vorhandensein einer Krankheit durchaus auch positive Effekte haben können, und zwar passende therapeutische Interventionen durch multimodale Therapie ohne Stimulanzien; diese sollten erst als letztes Mittel der Wahl angewendet werden. Falls jedoch keine Anzeichen von Krankheit vorliegen, müssen die Lebensbedingungen – allem voran die schulischen Maßnahmen – angepasst werden.

175 Spitzer, A., Cameron, C., School-age children's perceptions of mental illness. West. J. Nurs. Res. 1995; 17: 398–415

176 Weiss, M. F., Children's attitudes toward the mentally ill: an eight-year longitudinal followup. Psychol. Rep. 1994; 74 (1): 51–56

177 Harris, M. J. et al., Self-fulfilling effects of stigmatizing information on children's social interactions. J. Personal. Soc. Psychol. 1992; 63: 41–50

178 Link, B. G., Phelan, J. C., Conceptualizing stigma. Annu. Rev. Sociol. 2001; 27: 363–385

179 Lerner, R., The Belief in a Just World: A Fundamental Delusion. New York: Plenum; 1980

180 Allport, G., The Nature of Prejudice. New York: Addison-Wesley; 1954

181 Tajfel, H., Turner, J. C., An integrative theory of intergroup conflict. In: Austin, W. G., Worchel, S. (Hrsg.), The Social Psychology of Intergroup Relations. Monterey, CA: Brooks/Cole; 1979. S. 33–47

182 Kurzban, R., Leary, M. R., Evolutionary origins of stigmatization: the functions of social exclusion. Psychol. Bull. 2001; 127: 187–208

183 Milgram, S., Obedience to authority. New York: Harper; 1974
184 Zimbardo, P., The Lucifer effect: Understanding how good people turn evil. New York; 2007
185 Genesis, Moses 1.2.27
186 Matthäus 25
187 Mit dem Gesicht zur Welt. Eine theologisch-biographische Anskunft Johann Baptist Metz. In: Manemann, J. (Hrsg.), Politische Theologie – gegengelesen. Münster: LIT Verlag; 2008. S. 9
188 Phillips, C. B., Medicine goes to school: teachers as sickness brokers for ADHD. PLoS medicine 2006; 3, 4, e182
189 Corrigan, P. W. et al., Structural levels of mental illness stigma and discrimination. Schizophr. Bull. 2004; 30: 481–491
190 Timimi, S., ADHD is best understood as a cultural construct. Br J Psychiatr 2004; 184: 8–9
191 Haslam, N., Psychiatric categories as natural kinds: essentialist thinking about mental disorder. Soc. Res. 2000; 67: 1031–1058
192 Corrigan, P. W. et al., Structural levels of mental illness stigma and discrimination. Schizophr. Bull. 2004; 30: 481–491
193 Haslam, N., Ernst, D., Essentialist beliefs about mental disorders. J. Soc. Clin. Psychol. 2002; 21: 628–644
194 Russell, G. et al., The association of attention deficit hyperactivity disorder with socioeconomic disadvantage: alternative explanations and evidence. Journal of Child Psychology and Psychiatry 2014; 55.5: 436–445
195 Storebø, O. J. et al., Methylphenidate for attention-deficit/hyperactivity disorder in children and adolescents: Cochrane systematic review with meta-analyses and trial sequential analyses of randomized clinical trials. BMJ 2015; 351: h5203
196 Russell, G. et al., The association of attention deficit hyperactivity disorder with socioeconomic disadvantage: alternative explanations and evidence. Journal of Child Psychology and Psychiatry 2014; 55.5: 436–445
197 Haslam, N. et al., Lay conceptions of mental disorder: the folk psychiatry model. Aust. Psychol. 2007; 42: 129–147
198 Lisowski, F. P., Prehistoric and early historic trepanation. Diseases in antiquity 1967; 52: 651–672
199 Rapoport, A., Edmeads, J., Migraine. The Evolution of Our Knowledge, Arch Neurol. 2000; 57 (8)
200 Hinshaw, S. P., The Mark of Shame: Stigma of Mental Illness and an Agenda for Change. New York: Oxford Univ. Press; 2007
201 Siriasy, N. G., Medieval and Early Renaissance Medicine, An Introduction. Chicago; 1990. S. 11
202 Wittwer, A., Folkers, G., Schmerz. Innenansichten eines Patienten und was die Wissenschaft dazu sagt. Stuttgart: Hirzel; 2016
203 Metz Mangold, L., Die Geschichte des Medikamentes. Basel; 1972. S. 9
204 Harris Coulter, Divided Legacy, A History of the Schism in Medical Thought, Vol. II. Washington; 1977/2000. S. 363

205 O'Sullivan, S., Is It All in Your Head? True Stories of Imaginary Illness. Other Press; 2017
206 Kevles, D. J., In the name of eugenics: Genetics and the uses of human heredity. No. 95. Harvard University Press; 1985
207 Lombardo, P. A., Three generations, no imbeciles: New light on Buck v. Bell. NYUL Rev. 1985; 60: 30
208 O'Hara, J. B., Sanes, T. H., Eugenic sterilization. Geo. LJ 1956; 45: 20
209 El-Hai, J., The lobotomist: a maverick medical genius and his tragic quest to rid the world of mental illness. J. Wiley; 2005
210 Valenstein, E. S., Great and Desperate Cures: the rise and decline of psychosurgery and other radical treatments for mental illness. Basic Books; 1986
211 Barahal, H. S., 1,000 prefrontal lobotomies – A five-to-10-year follow-up study. Psychiatric Quarterly 1958; 32.4: 653–678
212 Nilsson, U., Emotional Archives and Body Politics: Towards an Analysis of Early Lobotomy Praxis in Sweden (1944–45). Thinking with Beverley Skeggs; 2008. S. 49
213 Ogren, K. et al., The unknown history of lobotomy: women, children and idiots were lobotomized. Lakartidningen 2000; 97.30–31: 3395–3398
214 Motta, E., Treatment of a case of homosexuality by transorbital leucotomy. Giornale di psichiatria e di neuropatologia 1953; 81.2: 291
215 Nilsson, U., Emotional Archives and Body Politics: Towards an Analysis of Early Lobotomy Praxis in Sweden (1944–45). Thinking with Beverley Skeggs; 2008. S. 49
216 Freeman, W., Psychosurgery. In: S. Arieti (Hrsg.), American handbook of psychiatry (Vol. 2). New York: Basic Books, Inc.; 1959
217 Diefenbach, G. et al., Portrayal of lobotomy in the popular press: 1935–1960. Journal of the History of the Neurosciences. 1999; 8 (1): 60–69
218 Conrad, P., Schneider, J. W., Deviance and Medicalization. From Badness to Sickness. Philadelphia: Temple University Press; 1980. S. 55
219 Marangell, L. B. et al., Psychopharmacology and electroconvulsive therapy. In: Hales, R. E., Yudofsky, S. C. (Hrsg.), Essentials of Clinical Psychiatry Based on the American Psychiatric Press Textbook of Psychiatry. 3rd ed. Washington, DC: American Psychiatric Press; 1999. Chapter 27: 1025–1132. S. 1038
220 BGH NJW 2007, 2771, 2772. Die Rechtslage in Österreich und Schweiz ist ähnlich wie in Deutschland
221 BGH, Urteil vom 10.10.2006, Az.: VI ZR 74/05
222 BGH MedR 1989, 81
223 §§ 223 ff. StGB
224 gem. § 630a BGB
225 Art. 7 Patientencharta, z. B.: BGBl. I Nr. 42/2006
226 OGH 30.7.2015, 10Ob 50/15y
227 z. B. BGE 4C.53/2000, E. 1c
228 zum Verjährungsbeginn für Schadensersatz beispielsweise § 1494 ABGB
229 Breggin, P., The Ritalin Fact Book. Cambridge, MA: Perseus Publishing; 2002. S. 91
230 American Psychiatric Association, Diagnostic and statistical manual of mental disorders: DSM-5. 5. Auflage. Washington D.C.: American Psychiatric Publ.; 2013

231 Deutsches Institut für Medizinische Dokumentation und Information, World Health Organization. The ICD-10 Classification of Mental and Behavioural Disorders. Genf: WHO; Verhaltens- und emotionale Störungen mit Beginn in der Kindheit und Jugend (F90–F98), Im Internet: http://www.dimdi.de/static/de/klassi/icd-10-who/kodesuche/onlinefassungen/htmlamtl2016/block-f90-f98.htm. – 2.5.2017

232 Morrow, R. L. et al., Influence of relative age on diagnosis and treatment of attention-deficit/hyperactivity disorder in children. CMAJ 2012; 184: 755–762

233 Coon, E. R. et al., Overdiagnosis: how our compulsion for diagnosis may be harming children. Pediatrics 2014; 134: 1013–1023

234 American Psychiatric Association 2013

235 Kratschmar, A., Die Rechte von Kindern und Jugendlichen. Die Kinderrechtekonvention im Wortlaut & verständlich formuliert. Im Internet: http://www.kinderrechte.gv.at/wp-content/uploads/2015/08/Broschuere-Kinderrechte_Web_DS_mit-neuer-Karte.pdf – 2.5.2017

236 Breggin, P., The Ritalin Fact Book. Cambridge, MA: Perseus Publishing; 2002. S. 129 (Übersetzung A. W.)

237 vgl. Fußnote 41

238 Frances, A., Normal. Gegen die Inflation psychiatrischer Diagnosen. Dumont; 2013. Nach ihm wird sich diese Situation mit dem neuen Manual psychischer Störungen (DSM-5) wohl noch verschärfen.

239 Verhaltens- und emotionale Störungen mit Beginn in der Kindheit und Jugend (F90–F98). In: Deutsches Institut für Medizinische Dokumentation und Information: Internationale statistische Klassifikation der Krankheiten und verwandter Gesundheitsprobleme. 10. Revision, Version 2016. http://www.dimdi.de/static/de/klassi/icd-10-who/kodesuche/onlinefassungen/htmlamtl2016/block-f90-f98.htm

240 Morrow, R. L. et al., Influence of relative age on diagnosis and treatment of attention-deficit/hyperactivity disorder in children. CMAJ 2012; 184: 755–762

241 Moynihan, R. et al., Expanding disease definitions in guidelines and expert panel ties to industry: a cross-sectional study of common conditions in the United States. PLoS Med 2013; 10 (8): e1001500

242 Moynihan, R. et al., Expanding disease definitions in guidelines and expert panel ties to industry: a cross-sectional study of common conditions in the United States. PLoS Med 2013; 10 (8): e1001500

243 Moynihan, R. et al., Preventing overdiagnosis: how to stop harming the healthy. BMJ 2012; 344: e3502

244 Brody, H., Light, D., The inverse benefit law: how drug marketing undermines patient safety and public health. Am J Public Health 2011; 101: 399–404

245 Centers for Disease Control and Prevention. Increasing prevalence of parent-reported attention-deficit/hyperactivity disorder among children—United States, 2003 and 2007. MMWR 2010; 59: 1439–1443

246 Lo, B., Field, M. J. (Hrsg.), Conflict of interest in medical research, education, and practice. Washington DC: National Academies Press; 2009

247 Norris, S. L. et al., Conflict of interest in clinical practice guideline development: a systematic review. PLoS One 2011; 6: e25153

248 Cosgrove, L., Krimsky, S., A comparison of DSM-IV and DSM-5 panel members' financial associations with industry: a pernicious problem persists. PLoS Med 2012; 9: e1001190
249 Lo, B., Field, M. J. (Hrsg.), Conflict of interest in medical research, education, and practice. Washington DC: National Academies Press; 2009
250 IOM (Institute of Medicine), Clinical practice guidelines we can trust. Washington (D.C.): The National Academies Press; 2011
251 https://www.thesaturdaypaper.com.au/2015/06/20/disease-definitions-linked-pharmaceutical-companies/14347224002008 – 11.3.2017
252 Moynihan, R. et al., Expanding disease definitions in guidelines and expert panel ties to industry: a cross-sectional study of common conditions in the United States. PLoS Med 2013; 10 (8): e1001500
253 ADHD and Disruptive Behavior Disorders Work Group of fifth edition of the DSM. Membership, proposed changes, and disclosures. http://www.dsm5.org/MeetUs/Pages/ADHD.aspx – 19.10.2012
254 Rationale for Changes in ADHD in DSM-5 from the ADHD and Disruptive Behavior Disorders Workgroup. Updated May 3, 2012
255 256 https://adhsspektrum.wordpress.com/2014/08/27/adhs-kriterien-nach-dsm-v-fluch-oder-segen/
256 American Psychiatric Association, Diagnostic and Statistical Manual of Mental Disorders. 4th edn. Washington, DC: American Psychiatric Association; 2000
257 Crone, E. A., Executive functions in adolescence: inferences from brain and behavior. DevScience 2009; 12: 825–830
258 Frances, A., Normal. Gegen die Inflation psychiatrischer Diagnosen. Dumont Buchverlag 2013
259 http://www.spiegel.de/spiegel/print/d-83865282.html
260 https://www.adhspedia.de/wiki/Thomas_Szasz
https://www.youtube.com/watch?v=iMU5wQvJ4Jc – 26.10.2017
261 Polanczyk, G. et al., The worldwide prevalence of ADHD: a systematic review and meta-regression analysis. Am. J. Psychiatry 2007; 164 (6): 942–948
262 Timimi, S., ADHD is best understood as a cultural construct. Br J Psychiatr 2004; 184: 8–9
263 Carey, W. B., Is Attention Deficit Hyperactivity disorder a valid disorder? In: National Institutes of Health Consensus Development Conference: Diagnosis and Treatment of Attention-Deficit/Hyperactivity Disorder (ADHD). Maryland; 1998. S. 33
264 Parens, E., Johnston, J., Facts, values, and Attention-Deficit Hyperactivity Disorder (ADHD): an update on the controversies. Child Adolesc Psychiatry Ment Health; 2009
265 Barbaresi, W. J. et al., How common is attention-deficit/hyperactivity disorder? Incidence in a population-based birth cohort in Rochester, Minn. Arch. Pediatr. Adolesc. Med. 2002; 156 (3): 217–224
266 Polanczyk, G. V. et al., ADHD prevalence estimates across three decades: an updated systematic review and meta-regression analysis. International journal of epidemiology 2014; 43.2: 434–442

267 Polanczyk, G. et al., The worldwide prevalence of ADHD:a systematic review and metaregression analysis. Am. J. Psychiatry 2007; 164 (6): 942–948

268 Thomas, R. et al., Prevalence of attention-deficit/hyperactivity disorder: a systematic review and meta-analysis. Pediatrics 2015; 135.4: e994–e1001

269 Schmidt, S., Petermann, F., Developmental psychopathology: attention deficit hyperactivity disorder (ADHD). BMC Psychiatry 2009; 9: 58

270 Centers for Disease Control and Prevention, Increasing prevalence of parent-reported attention-deficit/hyperactivity disorder among children – United States, 2003 and 2007. MMWR 2010; 59: 1439–1443

271 LeFever, G. B. et al., ADHD among American schoolchildren. The Scientific Review of Mental Health Practice 2003; 2.1

272 Wright, N. et al., Practitioner Review: Pathways to care for ADHD – a systematic review of barriers and facilitators. Journal of Child Psychology and Psychiatry 2015; 56.6: 598–617

273 Hinshaw, S. P., Scheffler, R. M., The ADHD Explosion: Myths, Medication, Money, and Today's Push for Performance. Oxford University Press; 2014. Die Ländervergleiche basieren auf den in diesem Sachbuch aufgeführten Zahlen.

274 http://www.methylphenidate-guide.eu/de/welcome.php – 24.1.2017

275 Moynihan, R. et al., Expanding disease definitions in guidelines and expert panel ties to industry: a cross-sectional study of common conditions in the United States. PLoS Med 2013; 10 (8): e1001500

276 „Diagnose“ in Fritz und Fränzi (Teil 7, S. 30/31). Lektorat Sandra Hotz

277 American Psychiatric Association, Diagnostic and Statistical Manual of Mental Disorders. 5th edn.Arlington, VA: American Psychiatric Publishing; 2013

278 World Health Organization (WHO), The ICD-10 Classification of Mental and Behavioural Disorders.Genf: WHO; 1992

279 American Psychiatric Association, Diagnostic and Statistical Manual of Mental Disorders, 5th edition. Arlington, VA.: American Psychiatric Association; 2013

280 http://www.cdc.gov/ncbddd/adhd/diagnosis.html

281 Döpfner, M. et al., the BELLA Study Group. How often do children meet ICD-10/DSM-IV criteria of attention deficit-/hyperactivity disorder? Parent-based prevalence rates in a national sample – results of the BELLA study. Eur Child Adolesc Psychiatry 2008; 17: 59–70

282 Barkley, R. A., Deficient emotional self-regulation is a core component of ADHD. J ADHD Relat Disord 2010; 1: 5–37

283 Barkley, R. A., Murphy, K. R., Attention-Deficit Hyperactivity Disorder: A Clinical Workbook . 2nd edn. New York, NY: Guilford Publication; 2006

284 Walitza, S. et al., Psychostimulants and Other Drugs Used in the Treatment of Attention-Deficit/Hyperactivity Disorder (ADHD). In: Gerlach, M. et al. (Hrsg.) Psychiatric Drugs in Children and Adolescents. Springer Vienna; 2014. S. 293–333

285 Barkley, R. A., ADHD and the nature of self-control. Guilford Press; 1997

286 Centers for Disease Control and Prevention, Mental health surveillance among children – United States, 2005–2011. MMWR 2013; 62 (suppl 2): 1–35

287 Biederman, J. et al., Influence of gender on attention deficit hyperactivity disorder in children referred to a psychiatric clinic. Am J Psychiatry 2002; 159: 36–42

288 Robison, L. M. et al., Is attention deficit hyperactivity disorder increasing among girls in the US? Trends in diagnosis and the prescribing of stimulants. CNS Drugs 2002; 16: 129–137

289 Carey, W. B., Is Attention Deficit Hyperactivity disorder a valid disorder? In: National Institutes of Health Consensus Development Conference: Diagnosis and Treatment of Attention-Deficit/Hyperactivity Disorder (ADHD). Maryland; 1998. S. 33

290 Coon, E. R. et al., Overdiagnosis: how our compulsion for diagnosis may be harming children. Pediatrics 2014; 134: 1013–1023. S. 1015

291 Elder, T. E., The importance of relative standards in ADHD diagnoses: evidence based on exact birth dates. Journal of health economics 2010; 29.5: 641–656

292 Tversky, A., Kahneman, D., The framing of decisions and the psychology of choice. Environmental Impact Assessment, Technology Assessment, and Risk Analysis. Berlin, Heidelberg: Springer; 1985. S. 107–129

293 Carey, W. B., Is Attention Deficit Hyperactivity disorder a valid disorder? In: National Institutes of Health Consensus Development Conference: Diagnosis and Treatment of Attention-Deficit/Hyperactivity Disorder (ADHD). Maryland; 1998. S. 33

294 Carey, W. B., Is Attention Deficit Hyperactivity disorder a valid disorder? In: National Institutes of Health Consensus Development Conference: Diagnosis and Treatment of Attention-Deficit/Hyperactivity Disorder (ADHD). Maryland; 1998. S. 33

295 „Diagnose" in Fritz und Fränzi (Teil 7, S. 30/31) Lektorat Sandra Hotz

296 Kirsh, K. L. et al., Failure to Treat Pain. In: Deer, T. R. et al. (Hrsg.), Comprehensive treatment of chronic pain by medical, interventional, and integrative approaches: The American Academy of Pain Medicine textbook on patient management. Springer Science & Business Media; 2013. S. 1053

297 American Psychiatric Association, Diagnostic and statistical manual of mental disorders. 5th ed. American Psychiatric Association, 2013. www.dsm5.org/Documents/ADHD%20 Fact%20Sheet.pdf

298 Döpfner, M. et al., the BELLA Study Group. How often do children meet ICD-10/ DSM-IV criteria of attention deficit-/hyperactivity disorder? Parent-based prevalence rates in a national sample – results of the BELLA . Eur Child Adolesc Psychiatry 2008; 17: 59–70

299 Bruchmüller, K. et al., Is ADHD diagnosed in accord with diagnostic criteria? Overdiagnosis and influence of client gender on diagnosis. J Consult Clin Psychol 2012; 80: 128–138

300 Jensen, A. H., Tailored psychosocial treatments for ADHD: the search for a good fit. Journal of Clinical Child Psychology 2001; 30, 1: 122–125 [3260729]

301 American Academy of Pediatrics, ADHD: clinical practice guideline for the diagnosis evaluation, and treatment of attention-deficit/hyperactivity disorder in children and adolescents. Pediatrics 2011; 128: 1007–1022

302 https://www.thesaturdaypaper.com.au/2015/06/20/disease-definitions-linked-pharmaceutical-companies/14347224002008 – 12.3.2016

303 Heath, I., Role of fear in overdiagnosis and overtreatment – an essay. BMJ 2014; 349: g6123
304 Carter, S. M. et al., The challenge of overdiagnosis begins with its definition. BMJ: British Medical Journal (Online) 2015; 350
305 Carter, S. M. et al., The challenge of overdiagnosis begins with its definition. BMJ: British Medical Journal (Online) 2015; 350
306 http://www.stadtluzern.ch/dl.php/de/0ctsb-rlksms/Leitfaden_fr_Lehrende_bei_Verdacht_auf_ADHS_-_POS_bei_Lernenden.pdf
307 Welch, G. et al., Overdiagnosed: making people sick in pursuit of health. Boston: Beacon Press; 2011
308 Coon, E. R. et al., Overdiagnosis: how our compulsion for diagnosis may be harming children. Pediatrics 2014; 134: 1013–1023. S. 1015
309 Hoffman, J. R., Cooper, R. J., Overdiagnosis of disease: a modern epidemic. Arch Intern Med 2012; 172: 1123–1124
310 Andriole, G. L. et al., Mortality results from a randomized prostate-cancer screening trial. New England Journal of Medicine 2009; 360.13: 1310–1319
311 Moynihan, R. et al., What do you think overdiagnosis means? a qualitative analysis of responses from a national community survey of Australians. BMJ Open 2015; 5
312 Glasziou, P. et al., Too much medicine; too little care. BMJ 2013; 347: f4247
313 Glasziou, P. et al., Too much medicine; too little care. BMJ 2013; 347: f4247
314 Mold, J. W., Stein, H. F., The cascade effect in the clinical care of patients. N Engl J Med. 1986; 314 (8): 512–514
315 Thomas, R. et al., Attention-deficit/hyperactivity disorder: are we helping or harming? BMJ 2013; 180 (8): 411–414
316 Benedetti, F., Mechanisms of placebo and placebo-related effects across diseases and treatments. Annual review of pharmacology and toxicology 2008; 48: 33–60
317 Coon, E. R. et al., Overdiagnosis: how our compulsion for diagnosis may be harming children. Pediatrics 2014; 134: 1013–1023. S. 1016
318 Thomas, R. et al., Attention-deficit/hyperactivity disorder: are we helping or harming? BMJ 2013; 180 (8): 411–414
319 Walker, J. S. et al., Children's stigmatization of childhood depression and ADHD: magnitude and demographic variation in a national sample. J Am Acad Child Adolesc Psychiatry
320 Sayal, K. et al., Impact of early school-based screening and intervention programs for ADHD on children's outcomes and access to services: follow-up of a school-based trial at age 10 years. Arch Pediatr Adolesc Med 2010; 164: 462–469
321 Green, M., Solnit, A. J., Reactions to the threatened loss of a child: a vulnerable child syndrome. Pediatric management of the dying child, part III. Pediatrics. 1964; 34: 58–66
322 Bergman, A. B., Stamm, S. J., The morbidity of cardiac nondisease in schoolchildren. N Engl J Med. 1967; 276 (18): 1008–1013
323 Forsyth, B. W., Canny, P. F., Perceptions of vulnerability 3 1/2 years after problems of feeding and crying behavior in early infancy. Pediatrics. 1991; 88 (4): 757–763

324 Shemesh, E. et al., Child and parental reports of bullying in a consecutive sample of children with food allergy. Pediatrics. 2013; 131 (1). www.pediatrics.org/cgi/content/full/131/1/e10
325 Gupta, R. S. et al., The prevalence, severity, and distribution of childhood food allergy in the United States. Pediatrics. 2011; 128 (1). www.pediatrics.org/cgi/content/full/128/1/e9
326 van der Weijden, T. et al., Understanding laboratory testing in diagnostic uncertainty: a qualitative study in general practice. Br J Gen Pract. 2002; 52 (485): 974–980
327 Nevalainen, M. et al., Tolerance of uncertainty and fears of making mistakes among fifth-year medical students. Fam Med. 2012; 44 (4): 240–246
328 Welch, G. et al., Overdiagnosed: making people sick in pursuit of health. Boston: Beacon Press; 2011
329 Thomas, R. et al., Attention-deficit/hyperactivity disorder: are we helping or harming? BMJ 2013; 180 (8): 411–414
330 Thomas, R. et al., Worldwide prevalence of attention-deficit hyperactivity disorder: a systematic review. Paper presented at preventing overdiagnosis conference, 10–12 September 2013, Dartmouth, USA
331 American Psychiatric Association, Diagnostic and statistical manual of mental disorders. 5th ed. American Psychiatric Association, 2013. www.dsm5.org/Documents/ADHD%20Fact%20Sheet.pdf
332 Crone, E. A., Executive functions in adolescence: inferences from brain and behavior. Dev Science 2009; 12: 825–830
333 Gordon, M. et al., Symptoms versus impairment: The case for respecting DSM-IV's criterion. J Atten Disord 2006; 9: 465–475
334 Centers for Disease Control and Prevention, Increasing prevalence of parent-reported attention-deficit/hyperactivity disorder among children—United States, 2003 and 2007. MMWR 2010; 59: 1439–1443
335 Moynihan, R. et al., Expanding disease definitions in guidelines and expert panel ties to industry: a cross-sectional study of common conditions in the United States. PLoS Med 2013; 10 (8): e1001500
336 Cosgrove, L., Krimsky, S., A comparison of DSM-IV and DSM-5 panel members' financial associations with industry: a pernicious problem persists. PLoS Med 2012; 9: e1001190
337 Gilbert, S. et al., Benefits and harms of direct to consumer advertising: a systematic review. Qual Saf Health Care 2005; 14: 246–250
338 Mitchell, J., Read, J., Attention-deficit hyperactivity disorder, drug companies and the internet. Clin Child Psychol Psychiatry 2011; 17: 121–139
339 CHADD, Professional baseball player Shane Victorino raises awareness of attention-deficit/hyperactivity disorder in young adults and adults through "own it" initiative. Pressemeldung, 26.9.2013. www.chadd.org/Portals/0/PDFs/Shane_Victorino_Own-It-Campaign_Press_Release_5-17-12.PDF
340 Everyday Health. Could you have ADHD? 2013. www.everydayhealth.com/ownyouradhd
341 CHADD, CHADD's Income and Expenditures (2008–2009). www.chadd.org/Portals/0/PDFs/CHADD_income_sources_2009_November2009.pdf

342 Foggo, D., ADHD advice secretly paid for by drug companies. Telegraph 9.10.2005. www.telegraph.co.uk/news/uknews/1500215/ADHD-advice-secretly-paid-for-by-drugscompanies.html
343 Storebø, O. J. et al., Methylphenidate for attention-deficit/hyperactivity disorder in children and adolescents: Cochrane systematic review with meta-analyses and trial sequential analyses of randomized clinical trials. BMJ 2015; 351: h5203
344 American Psychiatric Association, Diagnostic and Statistical Manual of Mental Disorders. 4th edn. Washington, DC: American Psychiatric Association; 2000
345 Gardner, H., Reflection on multiple intelligences: Myths and message, Phi Delta Kappan 1995; 77: 200–209
346 McClure, I., ADHD is a behavioural construct, not a psychiatric condition. BMJ 2013; 347: f7071
347 http://www.kinderrechte.gv.at/wp-content/uploads/2015/08/Broschuere-Kinderrechte_Web_DS_mit-neuer-Karte.pdf
348 Wittwer, A., Folkers, G., Schmerz. Innenansichten eines Patienten und was die Wissenschaft dazu sagt. Stuttgart: Hirzel; 2016
349 Kirsh, K. L. et al., Failure to Treat Pain. In: Deer, T. R. et al. (Hrsg.) Comprehensive treatment of chronic pain by medical, interventional, and integrative approaches: the American Academy Of Pain Medicine textbook on patient management. Springer Science & Business Media; 2013. S. 1053
350 Kirsh, K. L. et al., Failure to Treat Pain. In: Deer, T. R. et al. (Hrsg.) Comprehensive treatment of chronic pain by medical, interventional, and integrative approaches: the American Academy Of Pain Medicine textbook on patient management. Springer Science & Business Media; 2013. S. 1053
351 Kirsh, K. L. et al., Failure to Treat Pain. In: Deer, T. R. et al. (Hrsg.) Comprehensive treatment of chronic pain by medical, interventional, and integrative approaches: the American Academy Of Pain Medicine textbook on patient management. Springer Science & Business Media; 2013. S. 1053
352 Kirsh, K. L. et al., Failure to Treat Pain. In: Deer, T. R. et al. (Hrsg.) Comprehensive treatment of chronic pain by medical, interventional, and integrative approaches: the American Academy Of Pain Medicine textbook on patient management. Springer Science & Business Media; 2013. S. 1053
353 Haro, J. M. et al., Methodological aspects in the assessment of treatment effects in observational health outcomes studies. Appl Health Econ Health Policy. 2006; 5 (1): 11–25
354 Kratschmar, A., Die Rechte von Kindern und Jugendlichen. Die Kinderrechtekonvention im Wortlaut & verständlich formuliert. Im Internet: http://www.kinderrechte.gv.at/wp-content/uploads/2015/08/Broschuere-Kinderrechte_Web_DS_mit-neuer-Karte.pdf – 2.5.2017
355 § 146c. (1) ABGB
356 i. S. von § 146c (2) ABGB
357 gemäß § 154 b ABGB
358 KindRÄG 2001, in dem die Rechtsstellung des Kindes gestärkt wurde, §§ 138, 146 b, 146 c, 282 Abs. 3 ABGB

359 Patientencharta, Vereinbarung zur Sicherstellung der Patientenrechte, BGBl. I Nr. 42/2006 (Bund-Wien) u. a.
360 BGH, Urteil vom 10.10.2006, Az.: VI ZR 74/05
361 BGH MedR 1989, 81
362 Art. 13 ZGB
363 Art. 16 ZGB
364 Art. 16 ZGB
365 Information des SVV 2007
366 http://www.kinderrechte.gv.at/wp-content/uploads/2015/08/Broschuere-Kinderrechte_Web_DS_mit-neuer-Karte.pdf
367 Art 12
368 Art. 5 ff.
369 Dorsch, Die Konvention der VN über die Rechte des Kindes; 1994. S. 309
370 Lorz, Der Vorrang des Kindeswohls nach Art. 3 der UN-Kinderrechtskonvention in der deutschen Rechtsordnung
371 Michelle Cottier, Basel: https://www.unibas.ch/de/Forschung/Uni-Nova/Uni-Nova-115/Uni-Nova-115-Kinder.html
372 Art. 16 ZGB
373 Art. 16 ZGB
374 Information des SVV 2007
375 fampra.ch 02/2011 vom 26.5.2011, FamPra.ch-2011–270, Patientenrechte Urteilsunfähiger Veto- und Partizipationsrechte Urteilsunfähiger in medizinischen Angelegenheiten und ihre (spezialgesetzliche) Regelung im schweizerischen Recht; Franziska Sprecher, Dr. iur., Rechtsanwältin
376 https://de.wikipedia.org/wiki/Visuelle_Analogskala
377 Price, D. D. et al., The validation of visual analogue scales as ratio scale measures for chronic and experimental pain. Pain 1983; 17: 45–56
378 McCartney, M., The patient paradox: why sexed up medicine is bad for your health. Pinter and Martin; 2012
379 Carey, W. B., Is Attention Deficit Hyperactivity disorder a valid disorder? In: National Institutes of Health Consensus Development Conference: Diagnosis and Treatment of Attention-Deficit/Hyperactivity Disorder (ADHD). Maryland; 1998. S. 33
380 Diagnose in Fritz und Fränzi (Teil 7, S.30/31), Lektorat Sandra Hotz
381 Carey, W. B., Is Attention Deficit Hyperactivity disorder a valid disorder? In: National Institutes of Health Consensus Development Conference: Diagnosis and Treatment of Attention-Deficit/Hyperactivity Disorder (ADHD). Maryland; 1998. S. 33
382 Taylor, E., Attention deficit hyperactivity disorder: overdiagnosed or diagnoses missed? Archives of disease in childhood 2017; 102.4: 376–379
383 McGee, R. et al, The long-term significance of teacher rated hyperactivity and reading ability in childhood: findings from two longitudinal studies. J Child Psychol Psychiatry 2002; 43: 1004–1017
384 Storebø, O. J. et al., Methylphenidate for attention-deficit/hyperactivity disorder in children and adolescents: Cochrane systematic review with meta-analyses and trial sequential analyses of randomized clinical trials. BMJ 2015; 351: h5203

385 Hoza, B., Peer functioning in children with ADHD. Ambul Pediatr 2007; 7: 101–106
386 Kang, J. H. et al., Attention-deficit/hyperactivity disorder increased the risk of injury: a population-based follow-up study. Acta Paediatrica 2013; 102: 640–643
387 Barkley, R., Major life activity and health outcomes associated with Attention-Deficit/Hyperactivity Disorder. J Clin Psychiatr 2002; 63 (suppl 12): 10–15
388 Molina, B., We, P., Substance use, substance abuse, and LD among adolescents with a childhood history of ADHD. J Learning Disabil 2001; 34: 333–342
389 Heath, I., Role of fear in overdiagnosis and overtreatment. BMJ 2014; 349: g6123
390 Hoffman, J. R., Kanzaria, H. K., Intolerance of error and culture of blame drive medical excess. BMJ 2014; 349: g5702
391 Hart, D., Die Nutzen/Risiko-Abwägung im Arzneimittelrecht. Bundesgesundheitsblatt-Gesundheitsforschung-Gesundheitsschutz 2005; 48.2: 204–214
392 Frances, A., Saving normal: an insider's revolt against out-of-control psychiatric diagnosis, DSM-5, big pharma, and the medicalization of ordinary life. William Morrow; 2013
393 Moynihan, R., et al., Using evidence to combat overdiagnosis and overtreatment: evaluating treatments, tests, and disease definitions in the time of too much. PLoS Med 2014; 117: e1001655
394 Thomas, R. et al., Attention-deficit/hyperactivity disorder: are we helping or harming? BMJ 2013; 180 (8): 411–414
395 Wittwer, A., Lang, S., ADHS im Kind: Kritik diagnostischer Praktiken und gesellschaftliche Implikationen., submitted 27.5.2017 Klinische Pädiatrie
396 Gordon, M. et al., Symptoms versus impairment: the case for respecting DSM-IV's Criterion D. J Atten Disord 2006; 9: 465–475
397 https://compendium.ch/mpro/mnr/1338/html/de – 24.8.2017: „Stimulanzien sind nicht zur Anwendung bei Patienten vorgesehen, die sekundäre umfeldbedingte Symptome und/oder andere primäre psychiatrische Störungen, einschliesslich Psychosen, zeigen."
398 Kratschmar, A., Die Rechte von Kindern und Jugendlichen. Die Kinderrechtekonvention im Wortlaut & verständlich formuliert. Bundesministerium für Familien und Jugend; 2014. http://www.kinderrechte.gv.at/wp-content/uploads/2015/08/Broschuere-Kinderrechte_Web_DS_mit-neuer-Karte.pdf – 2.5.2017
399 Karnik, N. S., Categories of control. Foster children and ADHD. Children and Youth Services Review 2001; 23: 761–780
400 Moynihan, R., et al., Using evidence to combat overdiagnosis and overtreatment: evaluating treatments, tests, and disease definitions in the time of too much. PLoS Med 2014; 117: e1001655
401 Moynihan, R., et al., Using evidence to combat overdiagnosis and overtreatment: evaluating treatments, tests, and disease definitions in the time of too much. PLoS Med 2014; 117: e1001655
402 Karnik, N. S., Categories of control. Foster children and ADHD. Children and Youth Services Review 2001; 23: 761–780
403 Power, M .B., Socializing of emotionality in early childhood; The influence of emotional associates. In: Adler, P. A., Adler, P. (Hrsg.), Sociological Studies of Child Development: A Research Annual, Vol. 1 (S. 259–282). Greenwich, CT: JAI Press; 1986

404 Karnik, N. S., Categories of control. Foster children and ADHD. Children and Youth Services Review 2001; 23: 761–780. S. 771
405 Literaturempfehlungen 3
406 Mulder, R. et al., Methylphenidate for attention-deficit/hyperactivity disorder: Too much of a good thing? Australian and New Zealand Journal of Psychiatry 2016; 50: 113–114
407 Kaguelidou, F., Acquaviva, E., Safety of Psychotropic Drugs in Children and Adolescents. In: Spina, E., Trifirò, G. (Hrsg.), Pharmacovigilance in Psychiatry. Springer International Publishing; 2016. S. 257–283
408 Steinhausen, H. C., Recent international trends in psychotropic medication prescriptions for children and adolescents. Eur Child Adolesc Psychiatry 2014
Steinhausen, H. C., Bisgaard C Nationwide time trends in dispensed prescriptions of psychotropic medication for children and adolescents in Denmark. Acta Psychiatr Scand 2014; 129 (3): 221–231
409 Steinhausen, H. C., Bisgaard C Nationwide time trends in dispensed prescriptions of psychotropic medication for children and adolescents in Denmark. Acta Psychiatr Scand 2014; 129 (3): 221–231
410 McCarthy, S. et al., The epidemiology of pharmacologically treated attention deficit hyperactivity disorder (ADHD) in children, adolescents and adults in UK primary care. BMC Pediatrics 2012; 12: 78
411 Hodgkins, P. et al., Pharmacologic treatment of attention-deficit/hyperactivity disorder in children: incidence, prevalence, and treatment patterns in the Netherlands. Clin Ther 2011; 33: 188–203
412 Stephenson, C. P. et al., Trends in the utilisation of psychotropic medications in Australia from 2000 to 2011. Aust NZ J Psychiatry 2013; 47: 74–87
413 Zusammengefasst nach Breggin, P., The Ritalin Fact Book. Cambridge, MA: Perseus Publishing; 2002. S. 92–93
414 Thomas, R. et al., Attention-deficit/hyperactivity disorder: are we helping or harming? BMJ 2013; 180 (8): 411–414
415 Moynihan, R., et al., Using evidence to combat overdiagnosis and overtreatment: evaluating treatments, tests, and disease definitions in the time of too much. PLoS Med 2014; 117: e1001655
416 Welch, G. et al., Overdiagnosed: making people sick in pursuit of health. Boston: Beacon Press; 2011
417 Scherer, L. D. et al., Influence of "GERD" label on parents' decision to medicate infants. Pediatrics. 2013; 131 (5): 839–845
418 Black, W., Advances in radiology and the real versus apparent effects of early diagnosis. Eur J Radiol 1998; 27: 116–122
419 Elder, T. E., The importance of relative standards in ADHD diagnoses: evidence based on exact birth dates. Journal of health economics 2010; 29.5: 641–656
420 Garfield, C. F. et al., Trends in attention deficit hyperactivity disorder ambulatory diagnosis and medical treatment in the United States, 2000–2010. American Pediatr 2012; 12: 1106

421 Centers for Disease Control and Prevention, Increasing prevalence of parent-reported attention-deficit/hyperactivity disorder among children – United States, 2003 and 2007. MMWR 2010; 59: 1439–1443
422 Steinhausen, H. C., Recent international trends in psychotropic medication prescriptions for children and adolescents. Eur Child Adolesc Psychiatry 2014
Steinhausen, H. C., Bisgaard C Nationwide time trends in dispensed prescriptions of psychotropic medication for children and adolescents in Denmark. Acta Psychiatr Scand 2014; 129 (3): 221–231
423 Radley, D. C. 1. et al., Off-label prescribing among office-based physicians. Arch Intern Med. 2006; 166 (9): 1021–1026
424 http://flexikon.doccheck.com BSG-Urteil vom 19.3.2003 (B 1 KR 37/00 R)
425 Kaguelidou, F., Acquaviva, E., Safety of Psychotropic Drugs in Children and Adolescents. In: Spina, E., Trifirò, G. (Hrsg.) Pharmacovigilance in Psychiatry. Springer International Publishing; 2016. S. 257–283
426 Kaguelidou, F., Acquaviva, E., Safety of Psychotropic Drugs in Children and Adolescents. In: Spina, E., Trifirò, G. (Hrsg.), Pharmacovigilance in Psychiatry. Springer International Publishing; 2016. S. 257–283
427 Greenhill, L. L. et al., Efficacy and safety of dexmethylphenidate extended-release capsules in children with attention-deficit/hyperactivity disorder. Journal of the American Academy of Child and Adolescent Psychiatry 2006; 45 (7): 817–823. [3260695]
428 Walitza, S. et al., Psychostimulanzien und andere Arzneistoffe, die zur Behandlung der Aufmerksamkeitsdefizit-/Hyperaktivitätsstörung (ADHS) angewendet werden. In: Gerlach, M. et al. (Hrsg.), Neuro-/Psychopharmaka im Kindes- und Jugendalter. Springer Berlin, Heidelberg; 2016. S. 289–331
429 Peter Rüesch, Fritz und Fränzi (Teil 6, S. 27). Lektorat Sandra Hotz
430 Moynihan, R., et al., Using evidence to combat overdiagnosis and overtreatment: evaluating treatments, tests, and disease definitions in the time of too much. PLoS Med 2014; 117: e1001655
431 Thomas, R. et al., Attention-deficit/hyperactivity disorder: are we helping or harming? BMJ 2013; 180 (8): 411–414
432 Storebø, O. J. et al., Methylphenidate for attention-deficit/hyperactivity disorder in children and adolescents: Cochrane systematic review with meta-analyses and trial sequential analyses of randomized clinical trials. BMJ 2015; 351: h5203
433 Mulder, R. et al., Methylphenidate for attention-deficit/hyperactivity disorder: Too much of a good thing? Australian and New Zealand Journal of Psychiatry 2016; 50: 113–114
434 Flood, E. et al., The Caregiver Perspective on Paediatric ADHD (CAPPA) survey: Understanding sociodemographic and clinical characteristics, treatment use and impact of ADHD in Europe. Journal of affective disorders 2016; 200: 222–234
435 http://shop.addictionsuisse.ch/download/cee069ca169b06a606a990bc47150717e9ffd725.pdf - 18.4.2017
436 Walitza, S. et al., Psychostimulanzien und andere Arzneistoffe, die zur Behandlung der Aufmerksamkeitsdefizit-/Hyperaktivitätsstörung (ADHS) angewendet werden. In: Gerlach, M. et al. (Hrsg.), Neuro-/Psychopharmaka im Kindes- und Jugendalter. Springer Berlin, Heidelberg; 2016. S. 289–331

437 https://compendium.ch/mpro/mnr/25332/html/de
438 Kaguelidou, F., Acquaviva, E., Safety of Psychotropic Drugs in Children and Adolescents. In: Spina, E., Trifirò, G. (Hrsg.), Pharmacovigilance in Psychiatry. Springer International Publishing; 2016. S. 257–283
439 Kollins, S. H. et al., Assessing the abuse potential of methylphenidate in nonhuman and human subjects – A review. Pharmacol Biochem Behav 2001; 68: 6116–6127
440 Walitza, S. et al., Psychostimulants and Other Drugs Used in the Treatment of Attention-Deficit/Hyperactivity Disorder (ADHD). In: Gerlach, M. et al. (Hrsg.), Psychiatric Drugs in Children and Adolescents. Springer Vienna; 2014. S. 293–333
441 Nutt, D., Development of a rational scale to assess the harm of drugs of potential misuse. Lancet 2007
442 http://www.rxlist.com/desoxyn-drug.htm
443 Kirkpatrick, M. G. et al., Comparison of intranasal methamphetamine and d-amphetamine self-administration by humans. Addiction 2012; 107.4: 783–791
444 https://www.drugs.com/adderall.html
445 https://compendium.ch/mpro/mnr/25332/html/de
446 Garnock-Jones, K. P., Keating, G. M., Atomoxetine. Pediatric Drugs 2009; 11.3: 203–226
447 Walitza, S. et al., Psychostimulanzien und andere Arzneistoffe, die zur Behandlung der Aufmerksamkeitsdefizit-/Hyperaktivitätsstörung (ADHS) angewendet werden. In: Gerlach, M. et al. (Hrsg.) Neuro-/Psychopharmaka im Kindes- und Jugendalter. Springer Berlin, Heidelberg; 2016. S. 289–331
448 Jain, U. et al., Fluoxetine in children and adolescents with mood disorders: a chart review of efficacy and adverse effects. Journal of Child and Adolescent Psychopharmacology 1992; 2.4: 259–265
449 FDA, Review and evaluation of clinical data. https://www.fda.gov/ohrms/dockets/ac/04/briefing/2004-4065b1-10-TAB08-Hammads-Review.pdf – 14.6.2017
450 Marangell, L. B. et al., Psychopharmacology and electroconvulsive therapy. In: Hales, R. E., Yudofsky, S. C. (Hrsg.), Essentials of Clinical Psychiatry Based on the American Psychiatric Press Textbook of Psychiatry. 3rd ed. Washington, DC: American Psychiatric Press; 1999. Chapter 27: 1025–1132. S. 1038
451 Gilbert, A. R. et al., Decrease in thalamic volumes of pediatric patients with obsessive-compulsive disorder who are taking paroxetine. Archives of General Psychiatry 2000; 57.5: 449–456
452 Holtmann, M. et al., Antidepressive Therapie bei Kindern und Jugendlichen: Anwendung und Stellenwert der Selektiven Serotonin-Wiederaufnahmehemmer. Dtsch Ärztebl 2005; 102: 976–978
453 Breggin, P., The Ritalin Fact Book. Cambridge, MA: Perseus Publishing; 2002
454 American Psychiatric Association, Diagnostic and statistical manual of mental disorders. text rev. 2000
455 Addonizio, G. et al., Symptoms of neuroleptic malignant syndrome in 82 consecutive inpatients. The American journal of psychiatry 1986
456 https://compendium.ch/mpro/mnr/3404/html/de
457 http://www.ema.europa.eu/docs/de_DE/document_library/Referrals_document/Modafinil_31/WC500099177.pdf

458 https://compendium.ch/search/modafinil/de
459 https://www.fachinfo.de/suche/modafinil
460 Biederman, J., Pliszka, S. R., Modafinil improves symptoms of attention-deficit/hyperactivity disorder across subtypes in children and adolescents. The Journal of pediatrics 2008; 152.3: 394–399
461 Walitza, S. et al., Psychostimulants and Other Drugs Used in the Treatment of Attention-Deficit/Hyperactivity Disorder (ADHD). In: Gerlach, M. et al. (Hrsg.) Psychiatric Drugs in Children and Adolescents. Springer Vienna; 2014. S. 293–333
462 Kaguelidou, F., Acquaviva, E., Safety of Psychotropic Drugs in Children and Adolescents. In: Spina, E., Trifirò, G. (Hrsg.), Pharmacovigilance in Psychiatry. Springer International Publishing; 2016. S. 257–283
463 Nutt, D., Development of a rational scale to assess the harm of drugs of potential misuse. Lancet 2007
464 http://www.fachinfo.de/pdf/009621 – 23.1.2017
465 https://compendium.ch/mpro/mnr/1338/html/de – 20.1.2017
466 https://www.swissmedic.ch/marktueberwachung/00135/00752/01840/index.html?lang=de
467 http://flexikon.doccheck.com/de/Methylphenidat – 20.1.2017
468 Rote Liste, Ritalin 10 mg, http://www.fachinfo.de – 29.3.2017
469 Heath, I., Role of fear in overdiagnosis and overtreatment. BMJ 2014; 349: g6123
470 Gatley, S. J. et al., Dopamine-transporter occupancy after intravenous doses of cocaine and methylphenidate in mice and humans. Psychopharmacology (Berl) 1999; 146 (1): 93–100
471 Berridge, C. W. et al., Methylphenidate preferentially increases catecholamine neurotransmission within the prefrontal cortex at low doses that enhance cognitive function. Biol. Psychiatry 2006; 60 (10): 1111–1120
472 Heal, D. J., Pierce, D. M., Methylphenidate and its isomers: their role in the treatment of attention-deficit hyperactivity disorder using a transdermal delivery system. CNS Drugs 2006; 20 (9): 713–738
473 Breggin, P., The Ritalin Fact Book. Cambridge, MA: Perseus Publishing; 2002. S. 18
474 http://flexikon.doccheck.com/de/Methylphenidat – 20.1.2017
475 Walitza, S. et al., Psychostimulants and Other Drugs Used in the Treatment of Attention-Deficit/Hyperactivity Disorder (ADHD). In: Gerlach, M. et al. (Hrsg.) Psychiatric Drugs in Children and Adolescents. Springer Vienna; 2014. S. 293–333
476 Walitza, S. et al., Psychostimulanzien und andere Arzneistoffe, die zur Behandlung der Aufmerksamkeitsdefizit-/Hyperaktivitätsstörung (ADHS) angewendet werden. In: Gerlach, M. et al. (Hrsg.), Neuro-/Psychopharmaka im Kindes- und Jugendalter. Springer Berlin, Heidelberg; 2016. S. 289–331
477 Safer, D. J. et al., Increased methylphenidate usage for attention deficit disorder in the 1990s. Pediatrics 1996; 98 (6Pt 1): 1084–1088
478 Zito, J. M. et al., Trends in the prescribing of psychotropic medications to preschoolers. Jama 2000; 283 (8): 1025–1030
479 Conners, C. K., Attention-deficit/hyperactivity disorder – historical development and overview. Journal of Attention Disorders 2000; 3 (4): 173–191

480 Kaguelidou, F., Acquaviva, E., Safety of Psychotropic Drugs in Children and Adolescents. In: Spina, E., Trifirò, G. (Hrsg.), Pharmacovigilance in Psychiatry. Springer International Publishing; 2016. S. 257–283
481 Storebø, O. J. et al., Methylphenidate for attention-deficit/hyperactivity disorder in children and adolescents: Cochrane systematic review with meta-analyses and trial sequential analyses of randomized clinical trials. BMJ 2015; 351: h5203
482 National Collaborating Centre for Mental Health (UK), Attention deficit hyperactivity disorder: Diagnosis and management of ADHD in children, young people and adults. British Psychological Society, 2009
483 Giacobini, M. et al., Prevalence, patient characteristics, and pharmacological treatment of children, adolescents, and adults diagnosed with ADHD in Sweden. J. Atten. Disord. 2014
Leonard, B. E. et al., Methylphenidate: a review of its neuropharmacological, neuropsychological and adverse clinical effects. Human Psychopharmacology: Clinical and Experimental 2004; 19 (3): 151–180
484 Art. 46 ff. BetmKV (Verordnung über die Betäubungsmittelkontrolle vom 25. Mai 2011, SR 812.121.1)
485 http://www.ris.bka.gv.at/GeltendeFassung.wxe?Abfrage=Bundesnormen&Gesetzes nummer=10011040 - 10.4.2017
486 http://www.gesetze-im-internet.de/btmg_1981/index.html - 10.4.2017
487 Steinhausen, H. C., Recent international trends in psychotropic medication prescriptions for children and adolescents. Eur Child Adolesc Psychiatry 2014
488 Kaguelidou, F., Acquaviva, E., Safety of Psychotropic Drugs in Children and Adolescents. In: Spina, E., Trifirò, G. (Hrsg.), Pharmacovigilance in Psychiatry. Springer International Publishing; 2016. S. 257–283
489 Art. 19, Art. 20 lit. d BtMG
490 Kaguelidou, F., Acquaviva, E., Safety of Psychotropic Drugs in Children and Adolescents. In: Spina, E., Trifirò, G. (Hrsg.), Pharmacovigilance in Psychiatry. Springer International Publishing; 2016. S. 257–283
491 Archives of general psychiatry 1995; 52.6: 422 (Übersetzung A. W.)
492 Greenhill, L. L. et al., Impairment and deportment responses to different methylphenidate doses in children with ADHD: the MTA titration trial. J Am Acad Child Adolesc Psychiatry 2001; 40 (2): 180–187
493 Jacobvitz, D. et al., Treatment of attentional and hyperactivity problems in children with sympathomimetic drugs: a comprehensive review. Journal of the American Academy of Child & Adolescent Psychiatry 1990; 29.5: 677–688
494 Breggin, P., The Ritalin Fact Book. Cambridge, MA: Perseus Publishing; 2002
495 Aktepe, E. et al., Pregnancy and delivery complications and treatment approach in attention deficit hyperactivity disorder. Turk. J. Pediatr. 2009; 51 (5): 478–484
496 Handen, B. L. et al., Efficacy of Methylphenidate Among Children with Autism and Symptoms of Attention-Deficit Hyperactivity Disorder, Journal of Autism and Developmental Disorders 2000: 30 (3): 245–255
497 Wittwer, A., Robin, D., Zwischenbericht am Collegium Helvetivum Zürich 2017

498 Arzneimittelkompendium der Schweiz: https://compendium.ch/mpro/mnr/1338/html/de – 20.1.2017
499 Ishiguro, Y., Morgan, J. P., Biphasic inotropic effects of methamphetamine and methylphenidate on ferret papillary muscles. Journal of cardiovascular pharmacology 1997; 30.6: 744–749
500 Trugman, J. M., Cerebral arteritis and oral methylphenidate. The Lancet 1988; 331.8585: 584–585
501 Schteinschnaider, A. et al., Cerebral arteritis following methylphenidate use. Journal of child neurology 2000; 15.4: 265–267
502 Wang, G.-J. et al., Methylphenidate decreases regional cerebral blood flow in normal human subjects. Life sciences 1994; 54.9: PL143–PL146
503 Vitiello, B. et al., Blood pressure and heart rate over 10 years in the multimodal treatment study of children with ADHD. Am J Psychiatry 2012; 169 (2): 167–177
504 Vitiello, B., Understanding the risk of using medications for attention deficit hyperactivity disorder with respect to physical growth and cardiovascular function. Child Adolesc Psychiatr Clin N Am 2008; 17 (2): 459–474
505 Cortese, S. et al., Practitioner review: current best practice in the management of adverse events during treatment with ADHD medications in children and adolescents. J Child Psychol Psychiatry 2013; 54 (3): 227–246
506 Rote Liste, Ritalin 10 mg, http://www.fachinfo.de – 29.3.2017
507 Kaguelidou, F., Acquaviva, E., Safety of Psychotropic Drugs in Children and Adolescents. In: Spina, E., Trifirò, G. (Hrsg.), Pharmacovigilance in Psychiatry. Springer International Publishing; 2016. S. 257–283
508 http://flexikon.doccheck.com/de/Kardiovaskuläre_Erkrankung – 17.1.2017
509 Westover, A. N., Halm, E. A., Do prescription stimulants increase the risk of adverse cardiovascular events?: A systematic review. BMC cardiovascular disorders 2012; 12.1: 1
510 Lamberti, M. et al., Evaluation of acute cardiovascular effects of immediate-release methylphenidate in children and adolescents with attention-deficit hyperactivity disorder. Neuropsychiatric disease and treatment 2015; 11: 1169
511 FDA Drug Safety Communication, Safety Review Update of Medications used to treat Attention-Deficit/Hyperactivity Disorder (ADHD) in children and young adults 2011. http://www.fda.gov/Drugs/DrugSafety/ucm277770.htm
512 Vitiello, B., Understanding the risk of using medications for attention deficit hyperactivity disorder with respect to physical growth and cardiovascular function. Child Adolesc Psychiatr Clin N Am 2008; 17 (2): 459–474
513 Jacobvitz, D. et al., Treatment of attentional and hyperactivity problems in children with sympathomimetic drugs: a comprehensive review. Journal of the American Academy of Child & Adolescent Psychiatry 1990; 29.5: 677–688
514 Swanson, J., Effects of Stimulant Medication on Growth Rates Across 3 Years in the MTA Follow-up , Journal of the American Academy of Child & Adolescent Psychiatry 2007; 46 (8): 1015–1027
515 Faraone, S. V. et al., Effect of stimulants on height and weight: a review of the literature. J Am Acad Child Adolesc Psychiatry 2008; 47 (9): 994–1009

516 Cortese, S. et al., Practitioner review: current best practice in the management of adverse events during treatment with ADHD medications in children and adolescents. J Child Psychol Psychiatry 2013; 54 (3): 227–246
517 Graham, J. et al., European guidelines on managing adverse effects of medication for ADHD. Eur Child Adolesc Psychiatry 2011; 20 (1): 17–37
518 Brandau, H., Kaschnitz, W., ADHS im Jugendalter: Grundlagen, Interventionen und Perspektiven für Pädagogik, Therapie und Soziale Arbeit. Beltz Juventa; 2013. Kapitel 10.1
519 Löwe, B. et al., Long-term outcome of anorexia nervosa in a prospective 21-year follow-up study. Psychological medicine 2001; 31.5: 881–890
520 Wang, G.-J. et al., Methylphenidate decreases regional cerebral blood flow in normal human subjects. Life sciences 1994; 54.9: PL143–PL146
521 Nasrallah, H. A. et al., Cortical atrophy in young adults with a history of hyperactivity in childhood. Psychiatry research 1986; 17.3: 241–246
522 Sonsalla, P. K. et al., Treatment of mice with methamphetamine produces cell loss in the substantia nigra. Brain research 1996; 738.1: 172–175
523 Maxmen, J. S., Ward, N. G., Psychotropic Drugs. Fast Facts. New York; 1995
524 Fialkov, M. J., Hasley, S., Psychotropic drug effects contributing to psychiatric hospitalization of children: a preliminary study. Journal of Developmental & Behavioral Pediatrics 1984; 5.6: 325–330
525 Swanson, J. M. et al., Treatment of ADHD: Beyond medication. Beyond behavior 1992; 4.1: 13–16
526 Borcherding, B. G. et al., Motor/vocal tics and compulsive behaviors on stimulant drugs: is there a common vulnerability? Psychiatry Res 1990; 33: 83–94
527 Breggin, P. R., Psychostimulants in the treatment of children diagnosed with ADHD: Part I – Acute risks and psychological effects. Ethical Human Sciences and Services 1999; 1.1: 13–33
528 Borcherding, B. G. et al., Motor/vocal tics and compulsive behaviors on stimulant drugs: is there a common vulnerability? Psychiatry Res 1990; 33: 83–94
529 Efron, D. et al., Side effects of methylphenidate and dexamphetamine in children with attention deficit hyperactivity disorder: a double-blind, crossover trial. Pediatrics 1997; 100.4: 662–666
530 Millichap, J. G., Attention Deficit Hyperactivity Disorder Handbook: A Physician's Guide to ADHD. New York: Springer-Verlag; 2011
531 Arnold, L. E., Jensen, P. S., Attention-deficit disorders. In: Kaplan, H. I., Sadock, B. J. (Hrsg.), Comprehensive textbook of psychiatry. 1995. S. 2307
532 Cherland, E., Fitzpatrick, R., Psychotic Side Effects of Psychostimulants: A 5-Year Review. Can J Psychiatry 1999; 44 (8): 811–813
533 Fialkov, M. J., Hasley, S., Psychotropic drug effects contributing to psychiatric hospitalization of children: a preliminary study. Journal of Developmental & Behavioral Pediatrics 1984; 5.6: 325–330
534 http://www.fachinfo.de/pdf/009621 – 23.2.2017
535 https://compendium.ch

536 Kraemer, M. et al., Methylphenidate-induced psychosis in adult attention-deficit/hyperactivity disorder: report of 3 new cases and review of the literature. Clinical neuropharmacology 2010; 33.4: 204–206
537 Dafny, N., Yang, P. B., The role of age, genotype, sex, and route of acute and chronic administration of methylphenidate: a review of its locomotor effects. Brain research bulletin 2006; 68.6: 393–405
538 Reiche, D., Roche Lexikon Medizin, 5. Auflage. Urban & Fischer Verlag/Elsevier GmbH; 2003. S. 1969
539 Adler, L. A. et al., Long-Term Safety of OROS Methylphenidate in Adults With Attention-Deficit/Hyperactivity Disorder. An Open-Label, Dose-Titration, 1-Year Study. J Clin Psychopharmacol. 2011; 31 (1): 108–114
540 Cherland, E., Fitzpatrick, R., Psychotic Side Effects of Psychostimulants: A 5-Year Review. Can J Psychiatry 1999; 44 (8): 811–813
541 Karabekiroglu, K. et al., Can we Predict Short-term Side Effects of Methylphenidate Immediate-release? Int J Psychiatry Clin Pract. 2008; 12 (1): 48–54
542 Konrad-Bindl, D. S. et al., Changes in behavior as side effects in methylphenidate treatment: review of the literature. Neuropsychiatric Disease and Treatment. 2016; 12: 2635–2647
543 Überblicksarbeit: Konrad-Bindl, D. S., Führt Methylphenidat zu Wesensänderungen? Dissertation LMU; 2016
544 Nutt, D., Development of a rational scale to assess the harm of drugs of potential misuse. Lancet 2007
545 Breggin, P., The Ritalin Fact Book. Cambridge, MA: Perseus Publishing; 2002. S. 36
546 Maxmen, J. S., Ward, N. G., Psychotropic Drugs. Fast Facts. New York; 1995
547 Efron, D. et al., Side effects of methylphenidate and dexamphetamine in children with attention deficit hyperactivity disorder: a double-blind, crossover trial. Pediatrics 1997; 100.4: 662–666
548 Millichap, J. G., Attention Deficit Hyperactivity Disorder Handbook: A Physician's Guide to ADHD. New York: Springer-Verlag; 2011
549 Corrigan, P. W., Cooper, A. E., Mental illness and dangerousness: fact or misperception, and implications for stigma. In: Corrigan, P. W. (Hrsg.), On the stigma of mental illness: Practical strategies for research and social change. Washington, DC: American Psychological Association 2005. S. 165–179
550 Arnold, L. E., Jensen, P. S., Attention-deficit disorders. In: Kaplan, H. I., Sadock, B. J. (Hrsg.), Comprehensive textbook of psychiatry; 1995. S. 2307
551 Breggin, P., The Ritalin Fact Book. Cambridge, MA: Perseus Publishing; 2002. S. 39
552 Cherland, E., Fitzpatrick, R., Psychotic Side Effects of Psychostimulants: A 5-Year Review. Can J Psychiatry 1999; 44 (8): 811–813
553 Graham, J. et al., European guidelines on managing adverse effects of medication for ADHD. Eur Child Adolesc Psychiatry 2011; 20 (1): 17–37
554 Barkley, R. A. et al., Adult ADHD: What the science says. New York: Guilford; 2008
555 Hinshaw, S. P., Self-harm as a developmental outcome in girls with ADHD: Clinical significance and underlying mechanisms. The ADHD Report 2015; 23.6: 1–6

556 Paolo Busardò, F. et al., From Clinical Application to Cognitive Enhancement: The Example of Methylphenidate. Current neuropharmacology 2016; 14.1: 17–27
557 Jacobvitz, D. et al., Treatment of attentional and hyperactivity problems in children with sympathomimetic drugs: a comprehensive review. Journal of the American Academy of Child & Adolescent Psychiatry 1990; 29.5: 677–688
558 Tong, H. Y. et al., Liver transplant in a patient under methylphenidate therapy: a case report and review of the literature. Case Rep. Pediatr. 2015; 437298
559 Eiland, L. S. et al., Priapism associated with the use of stimulant medications and atomoxetine for attention deficit/hyperactivity disorder in children. Ann. Pharmacother. 2014; 48 (10): 1350–1355
560 Von der Stiftung Mercator Schweiz in Autrag gegebenes Review des Forschungsantrages zum Projekt „Kinder fördern. Eine interdisziplinäre Studie zum Umgang mit ADHS" 2013
561 Peters, U., Zum Problem der Methylphenidylacetat-Sucht. Archiv für Toxikologie 1961; 19 (3): 199–204
562 https://compendium.ch/mpro/mnr/1338/html/de
563 Elvanse: https://compendium.ch/mpro/mnr/25332/html/de
564 Zusammengefasst nach: Breggin, P., The Ritalin Fact Book. Cambridge, MA: Perseus Publishing; 2002. S. 8
565 Rapoport, J. L. et al., Dextroamphetamine: cognitive and behavioral effects in normal prepubertal boys. Science 1978; 199.4328: 560–563
566 https://www.fachinfo.de/suche/fi/002958
567 Carlson, G. A., Kelly, K. L., Stimulant Rebound: How Common Is It and What Does It Mean? Journal of Child and Adolescent Psychopharmacology 2003; 13: 2
Stangl, W., Ritalin und ADHS aus psychologischer Sicht. SuchtMagazin 3/05
568 Swanson, J. et al., Acute tolerance to methylphenidate in the treatment of attention deficit hyperactivity disorder in children. Clinical Pharmacology & Therapeutics 1999; 66.3: 295–305
569 Wang, G.-J. et al., Tolerance to the dopaminergic effects of methylphenidate in adults with ADHD after one-year treatment with methylphenidate. Society of Nuclear Medicine Annual Meeting Abstracts 51. Supplement 2. 2010
570 Fachinformation des Arzneimittel-Kompendium der Schweiz: https://compendium.ch/mpro/mnr/1338/html/de – 15.12.2016
571 Nutt, D., Development of a rational scale to assess the harm of drugs of potential misuse. Lancet 2007
572 Feussner, G., Diversion, trafficking, and abuse of methylphenidate. NIH consensus development conference program and abstracts: Diagnosis and treatment of attention deficit hyperactivity disorder. 1998
573 DEA press release (attached to DEA, 1995b). Washington (1995c, August 7). Response to CHADD petition concerning Ritalin. Washington, US Department of Justice
574 Volkow, N. D. et al., Is methylphenidate like cocaine?: Studies on their pharmacokinetics and distribution in the human brain. Archives of general psychiatry 1995; 52.6: 456–463
575 Livio, F. et al., Methylphenidat Missbrauch. Paediatrica 2009; 20.5: 45

576 Kollins, S. H. et al., Assessing the abuse potential of methylphenidate in nonhuman and human subjects – A review. Pharmacol Biochem Behav 2001; 68: 6116–6127
577 Volkow, N. D. et al., Evaluating dopamine reward pathway in ADHD: clinical implications. Jama 2009; 302.10: 1084–1091
578 Wittwer, A., Folkers, G., Schmerz. Innenansichten eines Patienten und was die Wissenschaft dazu sagt. Stuttgart: Hirzel; 2016
579 Storebø, O. J. et al., Methylphenidate for attention-deficit/hyperactivity disorder in children and adolescents: Cochrane systematic review with meta-analyses and trial sequential analyses of randomized clinical trials. BMJ 2015; 351: h5203
580 Martín-Sánchez, E. et al., Systematic Review and Meta-analysis of Cannabis Treatment for Chronic Pain. Pain Medicine 2009
581 Russo, E., Hohmann, A., The Role of Cannabinoids in Pain Magagement. In: Comprehensive Treatment of Chronic Pain by Medical, Interventional and Integrative Approaches. The American Academy of Pain Medicine, Springer; 2013
582 Tudor, J., Phillips, C., Pharmacological Treatment of Painful HIV-Associated Sensory Neuropathy: A Systematic Review and Meta-Analysis of Randomised Controlled Trials. PLOS one 2010
583 Lynch, M. E. et al., Cannabinoids for treatment of chronic non-cancer pain; a systematic review of randomized trials. British Journal of Clinical Pharmacology 2011
584 Brandau, H., Kaschnitz, W., ADHS im Jugendalter: Grundlagen, Interventionen und Perspektiven für Pädagogik, Therapie und Soziale Arbeit. Beltz Juventa; 2013. S. 123
585 Brandau, H., Kaschnitz, W., ADHS im Jugendalter: Grundlagen, Interventionen und Perspektiven für Pädagogik, Therapie und Soziale Arbeit. Beltz Juventa; 2013. S. 123
586 Nutt, D., Development of a rational scale to assess the harm of drugs of potential misuse. Lancet 2007
587 Unglaub et al., Die Suchtpotenz von Methylphenidat. Georg Thieme Verlag, Psychiat Prax 2007
588 Livio, F. et al., Methylphenidat Missbrauch. Paediatrica 2009: 20.5: 45–48
589 Bruggisser, M. et al., Missbrauch von Methylphenidat – ein Problem in der Schweiz? Praxis 2012; 101.5: 299–305
590 Fachinformation zu Concerta: http://www.fachinfo.de/suche/fi/001234
591 Read, S., Eckert, J., Opioids and the Law. Comprehensive Treatment of Chronic Pain by Medical, Interventional, and Integrative Approaches. New York: Springer; 2013. S. 135–144

Koob, G. F., Volkow, N. D., Neurocircuitry of addiction. Neuropsychopharmacology 2009; 35.1: 217–238
592 Volkow, N. D., Swanson, J. M., Variables that affect the clinical use and abuse of methylphenidate in the treatment of ADHD. American Journal of Psychiatry 2003; 160.11: 1909–1918

Calipari, E. S., Jones, S. R., Sensitized nucleus accumbens dopamine terminal responses to methylphenidate and dopamine transporter releasers after intermittent-access self-administration. Neuropharmacology 2014; 82: 1–10
593 Breggin, P., The Ritalin Fact Book. Cambridge, MA: Perseus Publishing; 2002. S. 91

594 Paolo Busardò, F. et al., From Clinical Application to Cognitive Enhancement: The Example of Methylphenidate. Current neuropharmacology 2016; 14.1: 17–27
595 Molina, B., We, P., Substance use, substance abuse, and LD among adolescents with a childhood history of ADHD. J Learning Disabil 2001; 34: 333–342
596 Berridge, K. C., The debate over dopamine's role in reward: the case for incentive salience. Psychopharmacology (Berl) 2007; 191 (3): 391–431
597 Volkow, N. D., Swanson, J. M., Variables that affect the clinical use and abuse of methylphenidate in the treatment of ADHD. American Journal of Psychiatry 2003; 160.11: 1909–1918
Calipari, E. S., Jones, S. R., Sensitized nucleus accumbens dopamine terminal responses to methylphenidate and dopamine transporter releasers after intermittent-access self-administration. Neuropharmacology 2014; 82: 1–10
598 Berridge, K. C., The debate over dopamine's role in reward: the case for incentive salience. Psychopharmacology (Berl) 2007; 191 (3): 391–431
599 Ray, A. L., Neuroplasticity, Sensitization and Pain. In: Deer, T. R. et al., Comprehensive treatment of chronic pain by medical, interventional, and integrative approaches: The American Academy of Pain Medicine textbook on patient management. Springer Science & Business Media; 2013. S. 760
600 Teter, C. J. et al., Illicit use of specific prescription stimulants among college students: prevalence, motives, and routes of administration. Pharmacotherapy: The Journal of Human Pharmacology and Drug Therapy 2006; 26.10: 1501–1510
601 Corrigall, R., Ford, T., Methylphenidate euphoria. Journal of the American Academy of Child & Adolescent Psychiatry 1996; 35.11: 1421
602 Sieben, S., Opioid-Abhängigkeit, Überschätzter Mythos. Pharmazeutische Zeitung online, 17/2009 http://www.pharmazeutische-zeitung.de
603 Molina, B., We, P., Substance use, substance abuse, and LD among adolescents with a childhood history of ADHD. J Learning Disabil 2001; 34: 333–342
604 Fachinformation zu Concerta: http://www.fachinfo.de/suche/fi/001234
605 Leupold, H. et al., Methylphenidat und Suchtentwicklung. SUCHT-Zeitschrift für Wissenschaft und Praxis/Journal of Addiction Research and Practice 2006; 52.6: 395–403
606 Molina, B. S. et al., Adolescent substance use in the multimodal treatment study of attention-deficit/hyperactivity disorder (ADHD) (MTA) as a function of childhood ADHD, random assignment to childhood treatments, and subsequent medication. J Am Acad Child Adolesc Psychiatry 2013; 52 (3): 250–263
607 Calipari, E. S., Jones, S. R., Sensitized nucleus accumbens dopamine terminal responses to methylphenidate and dopamine transporter releasers after intermittent-access self-administration. Neuropharmacology 2014; 82: 1–10
608 Berridge, K. C., The debate over dopamine's role in reward: the case for incentive salience. Psychopharmacology (Berl) 2007; 191 (3): 391–431
609 Williams, R. J. et al., Methylphenidate and Dextroamphetamine Abuse in Substance-Abusing Adolescents. The American Journal on Addictions 2004; 13.4: 381–389
610 Livio, F. et al., Methylphenidat Missbrauch. Paediatrica 2009: 20.5: 45–48
611 Kollins, S. H. et al., Assessing the abuse potential of methylphenidate in nonhuman and human subjects – A review. Pharmacol Biochem Behav 2001; 68: 6116–6127

612 Volkow, N. D., Swanson, J. M., Variables that affect the clinical use and abuse of methylphenidate in the treatment of ADHD. American Journal of Psychiatry 2003; 160.11: 1909–1918

613 Spencer, T. J. et al., PET study examining pharmacokinetics, detection and likeability, and dopamine transporter receptor occupancy of short-and long-acting oral methylphenidate. American Journal of Psychiatry 2006; 163.3: 387–395

614 Harari, Y. N., Homo Deus: A Brief History of Tomorrow. Uitgeverij Penguin Random House; 2015

615 Breggin, P., The Ritalin Fact Book. Cambridge, MA: Perseus Publishing; 2002

616 http://flexikon.doccheck.com/de

617 Glasziou, P. et al., Too much medicine; too little care. BMJ 2013; 347: f4247

618 Glasziou, P. et al., Too much medicine; too little care. BMJ 2013; 347: f4247

619 McClure, I., ADHD is a behavioural construct, not a psychiatric condition. BMJ 2013; 347: f7071

620 Thomas, R. et al., Attention-deficit/hyperactivity disorder: are we helping or harming? BMJ 2013; 180 (8): 411–414

621 Storebø, O. J. et al., Methylphenidate for attention-deficit/hyperactivity disorder in children and adolescents: Cochrane systematic review with meta-analyses and trial sequential analyses of randomized clinical trials. BMJ 2015; 351: h5203

622 Popper, C. W., Steingard, R. J., Disorders usually first diagnosed in infancy, childhood, or adolescence. In: Hales, R. E. et al. (Hrsg.), The American Psychiatric Press textbook of psychiatry. Arlington, VA: American Psychiatric Association; 1994. S. 729–832: „Stimulanzien führen nicht zu andauernden Verbesserungen bei Aggression, Verhaltensstörungen, Kriminalität, akademischen Erfolgen, Funktionalität am Arbeitsplatz, Ehebeziehungen oder langfristiger Anpassungsfähigkeit.“ (Übersetzung A. W.)

623 Richters, J. E. et al., NIMH collaborative multisite multimodal treatment study of children with ADHD: I. Background and rationale. Journal of the American Academy of Child & Adolescent Psychiatry 1995; 34.8: 987–1000: „Ein langfristiger Effekt von Stimulanzientherapie wurde in keinem Bereich der Funktionalität des Kindes gezeigt.“ (Übersetzung A. W.)

624 „Die Sicherheit und Wirksamkeit der Langzeitanwendung von Ritalin wurde nicht systematisch in kontrollierten Studien untersucht.“ Rote Liste, Ritalin 10 mg, http://www.fachinfo.de – 24.8.2017

625 Storebø, O. J. et al., Methylphenidate for attention-deficit/hyperactivity disorder in children and adolescents: Cochrane systematic review with meta-analyses and trial sequential analyses of randomized clinical trials. BMJ 2015; 351: h5203
Molina, B. et al., The MTA at 8 Years: Prospective Follow-Up of Children Treated Combined Type ADHD in a Multisite Study. J Am Acad Child Adolesc Psychiatr 2009; 48 (5): 484–500

626 Breggin, P. R., Psychostimulants in the treatment of children diagnosed with ADHD: Part II – Adverse effects on brain and behavior. Ethical Human Sciences and Services 1999; 1.3: 213–241

627 Wang, G.-J. et al., Methylphenidate decreases regional cerebral blood flow in normal human subjects. Life sciences 1994; 54.9: PL143–PL146
Siehe auch Literaturempfehlungen 4
628 Walitza, S. et al., Psychostimulanzien und andere Arzneistoffe, die zur Behandlung der Aufmerksamkeitsdefizit-/Hyperaktivitätsstörung (ADHS) angewendet werden. In: Gerlach, M. et al. (Hrsg.), Neuro-/Psychopharmaka im Kindes- und Jugendalter. Springer Berlin, Heidelberg; 2016. S. 289–331. S. 8
629 Mulder, R. et al., Methylphenidate for attention-deficit/hyperactivity disorder: Too much of a good thing? Australian and New Zealand Journal of Psychiatry 2016; 50: 113–114
630 Walitza, S. et al., Psychostimulants and Other Drugs Used in the Treatment of Attention-Deficit/Hyperactivity Disorder (ADHD). In: Gerlach, M. et al. (Hrsg.), Psychiatric Drugs in Children and Adolescents. Springer Vienna; 2014. S. 293–333
631 Popper, C. W., Steingard, R. J., Disorders usually first diagnosed in infancy, childhood, or adolescence. In: Hales, R. E. et al. (Hrsg.), The American Psychiatric Press textbook of psychiatry (S. 729–832). Arlington, VA: American Psychiatric Association; 1994
632 Whalen, C. K., Henker, B., Stimulant pharmacotherapy for attention-deficit/hyperactivity disorders: An analysis of progress, problems, and prospects. In: Fisher, S., Greenberg, R. P. (Hrsg.), From placebo to panacea: Putting psychiatric drugs to the test. Hoboken, NJ, US: John Wiley & Sons Inc; 1997. S. 323–356
633 Richters, J. E. et al., NIMH collaborative multisite multimodal treatment study of children with ADHD: I. Background and rationale. Journal of the American Academy of Child & Adolescent Psychiatry 1995; 34.8: 987–1000
634 Swanson, J. M. et al., Effect of stimulant medication on children with attention deficit disorder: a "review of reviews". Exceptional children 1993; 60.2: 154–162
635 Livio, F. et al., Methylphenidat Missbrauch. Paediatrica 2009: 20.5: 45–48
636 What is the evidence for using CNS stimulants to treat ADHD in children? Therapeutics letter 2008; 69 (www.ti.ubc.ca/node/244)
637 Storebø, O. J. et al., Methylphenidate for attention-deficit/hyperactivity disorder in children and adolescents: Cochrane systematic review with meta-analyses and trial sequential analyses of randomized clinical trials. BMJ 2015; 351: h5203
638 Black, W., Advances in radiology and the real versus apparent effects of early diagnosis. Eur J Radiol 1998; 27: 116–122
639 Moynihan, R., et al., Using evidence to combat overdiagnosis and overtreatment: evaluating treatments, tests, and disease definitions in the time of too much. PLoS Med 2014; 117: e1001655
640 http://flexikon.doccheck.com/de/Doping?
641 Ohler, N., Blitzed: Drugs in Nazi Germany. Penguin UK; 2016
642 Kershaw, I., Hans Mommsen Obituary. The Guardian, 12.11.2015
643 Beevor, A., The Very Drugged Nazis. The New York review of Books, 9.3.2017: 14
644 Panzerschokolade, Oliver Wunderlich. http://podlist.de/podcast/episode/der-explikator/expl0109-panzerschokolade - 18.4.2017
645 Grossman, Lt Col Dave. On killing. Open Road Media; 2014

646 Estrada, A. et al., Modafinil as a replacement for dextroamphetamine for sustaining alertness in military helicopter pilots. Aviation, space, and environmental medicine 2012; 83.6: 556–567
647 Beevor, A., The Very Drugged Nazis. The New York review of Books, 9.3.2017: 14
648 http://news.doccheck.com/de/30859/neuro-enhancement-terminator-reloaded/?utm_source=www.doccheck.flexikon&utm_medium=web&utm_campaign=DC%2BSearch – 17.11.2017
649 Karsch, F., Neuro-Enhancement oder Krankheitsbehandlung? Zur Problematik der Entgrenzung von Krankheit und Gesundheit am Beispiel ADHS. In: Viehöver, W., Wehling, P. (Hrsg.), Entgrenzung der Medizin. Von der Heilkunst zur Verbesserung des Menschen. transcript; 2011. S. 121–142. S. 135
650 Franke, A. G. et al., Substances used and prevalence rates of pharmacological cognitive enhancement among healthy subjects. Eur. Arch. Psychiatry Clin. Neurosci. 2014; 264, Suppl 1: S83–90
651 Outram, S. M. The use of methylphenidate among students: the future of enhancement? J. Med. Ethics 2010; 36 (4): 198–202
652 Quednow, B. B., Ethics of neuroenhancement: A phantom debate. BioSocieties 2010; 5.1: 153
653 Lucke, J. C. et al., Deflating the neuroenhancement bubble. Ajob Neuroscience 2011; 2.4: 38–43
654 Repantis, D. et al., Modafinil and methylphenidate for neuroenhancement in healthy individuals: a systematic review. Pharmacological Research 2010; 62.3: 187–206
655 Mattay, V. S. et al., Effects of dextroamphetamine on cognitive performance and cortical activation. Neuroimage 2000; 12 (3): 268–275
656 de Jongh, R. et al., Botox for the brain: enhancement of cognition, mood and pro-social behavior and blunting of unwanted memories. Neurosci Biobehav Rev 2008; 32 (4): 760–776
657 Berridge, K. C., The debate over dopamine's role in reward: the case for incentive salience. Psychopharmacology (Berl) 2007; 191 (3): 391–431
658 Ott, R. et. al., Neuroenhancement – perspectives of Swiss psychiatrists and general practitioners, The European Journal of medical Science 2012 (s. a. in Swiss Medl. weekly 2012) Biller-Andorno, N., Die Bedeutung des Neuroenhancement in der ärztlichen Praxis. SAEZ 2013; 94: 13/14, 504 ff.
659 Paolo Busardò, F. et al., From Clinical Application to Cognitive Enhancement: The Example of Methylphenidate. Current neuropharmacology 2016; 14.1: 17–27. S. 1
660 Singh, I., Beyond Polemics: Science and Ethics of ADHD. Nature Reviews Neuroscience 2008; 9 (12): 957 ff.
661 Quednow, B. B., Ethics of neuroenhancement: A phantom debate. BioSocieties 2010; 5.1: 153
662 Castner, S. A. et al., Behavioral changes and [123I] IBZM equilibrium SPECT measurement of amphetamine-induced dopamine release in rhesus monkeys exposed to subchronic amphetamine. Neuropsychopharmacology 2000; 22.1: 4–13

663 Castner, S. A., Goldman-Rakic, P. S., Long-lasting psychotomimetic consequences of repeated low-dose amphetamine exposure in rhesus monkeys. Neuropsychopharmacology 1999; 20.1: 10–28
664 Kodama, T. et al., Oral Administration of Methylphenidate (Ritalin) Affects Dopamine Release Differentially Between the Prefrontal Cortex and Striatum: A Microdialysis Study in the Monkey. Journal of Neuroscience 2017; 37.9: 2387–2394
665 Achterberg, E. J. et al., Methylphenidate and atomoxetine inhibit social play behavior through prefrontal and subcortical limbic mechanisms in rats. Journal of Neuroscience 2015; 35.1: 161–169
666 Robinson, T. E., Kolb, B., Persistent structural modifications in nucleus accumbens and prefrontal cortex neurons produced by previous experience with amphetamine. Journal of neuroscience 1997; 17.21: 8491–8497
Lapish, C. C. et al., Amphetamine exerts dose-dependent changes in prefrontal cortex attractor dynamics during working memory. Journal of Neuroscience 2015; 35.28: 10172–10187
667 Breggin, P., The Ritalin Fact Book. Cambridge, MA: Perseus Publishing; 2002. S. 3
668 Döpfner, M. et al., Hyperkinetische Störungen. Leitfaden Kinder- und Jugendpsychotherapie, Bd. 1. Göttingen: Hogrefe; 2000
669 Döpfner, M. et al., Hyperkinetische Störungen. Leitfaden Kinder- und Jugendpsychotherapie, Bd. 1. Göttingen: Hogrefe; 2000
670 Storebø, O. J. et al., Methylphenidate for attention-deficit/hyperactivity disorder in children and adolescents: Cochrane systematic review with meta-analyses and trial sequential analyses of randomized clinical trials. BMJ 2015; 351: h5203
671 Molina, B. et al., The MTA at 8 Years: Prospective Follow-Up of Children Treated Combined Type ADHD in a Multisite Study. J Am Acad Child Adolesc Psychiatr 2009; 48 (5): 484–500
672 Storebø, O. J. et al., Methylphenidate for attention-deficit/hyperactivity disorder in children and adolescents: Cochrane systematic review with meta-analyses and trial sequential analyses of randomized clinical trials. BMJ 2015; 351: h5203
673 Breggin, P., The Ritalin Fact Book. Cambridge, MA: Perseus Publishing; 2002. S. 26
674 Storebø, O. J. et al., Methylphenidate for attention-deficit/hyperactivity disorder in children and adolescents: Cochrane systematic review with meta-analyses and trial sequential analyses of randomized clinical trials. BMJ 2015; 351: h5203
675 Molina, B. et al., The MTA at 8 Years: Prospective Follow-Up of Children Treated Combined Type ADHD in a Multisite Study. J Am Acad Child Adolesc Psychiatr 2009; 48 (5): 484–500
676 Swanson, J. M. et al., Treatment of ADHD: Beyond medication. Beyond behavior 1992; 4.1: 13–16
677 Whalen, C. K., Henker, B., Stimulant pharmacotherapy for attention-deficit/hyperactivity disorders: An analysis of progress, problems, and prospects. In: Fisher, S., Greenberg, R. P. (Hrsg.), From placebo to panacea: Putting psychiatric drugs to the test. Hoboken, NJ, US: John Wiley & Sons Inc; 1997. S. 323–356
678 Breggin, P., The Ritalin Fact Book. Cambridge, MA: Perseus Publishing; 2002. S. 23
679 Breggin, P., The Ritalin Fact Book. Cambridge, MA: Perseus Publishing; 2002. S. 26

680 Breggin, P., The Ritalin Fact Book. Cambridge, MA: Perseus Publishing; 2002
681 Molina, B. et al., The MTA at 8 Years: Prospective Follow-Up of Children Treated Combined Type ADHD in a Multisite Study. J Am Acad Child Adolesc Psychiatr 2009; 48 (5): 484–500
682 Wang, G.-J. et al., Methylphenidate decreases regional cerebral blood flow in normal human subjects. Life sciences 1994; 54.9: PL143–PL146
683 Vastag, B., Pay attention: ritalin acts much like cocaine. JAMA 2001; 286.8: 905–906
684 Borcherding, B. G. et al., Motor/vocal tics and compulsive behaviors on stimulant drugs: is there a common vulnerability? Psychiatry Res 1990; 33: 83–94
685 Breggin, P. R., Psychostimulants in the treatment of children diagnosed with ADHD: Part I – Acute risks and psychological effects. Ethical Human Sciences and Services 1999; 1.1: 13–33
686 Swanson, J. M. et al., Treatment of ADHD: Beyond medication. Beyond behavior 1992; 4.1: 13–16
687 Breggin, P., The Ritalin Fact Book. Cambridge, MA: Perseus Publishing; 2002. S. 26
688 Breggin, P. R., Psychostimulants in the treatment of children diagnosed with ADHD: Part I – Acute risks and psychological effects. Ethical Human Sciences and Services 1999; 1.1: 13–33
689 Breggin, P. R., Psychostimulants in the treatment of children diagnosed with ADHD: Part II – Adverse effects on brain and behavior. Ethical Human Sciences and Services 1999; 1.3: 213–241
690 Borcherding, B. G. et al., Motor/vocal tics and compulsive behaviors on stimulant drugs: is there a common vulnerability? Psychiatry Res 1990; 33: 83–94
691 Solanto, M. V., Wender, E. H., Does methylphenidate constrict cognitive functioning? Journal of the American Academy of Child & Adolescent Psychiatry 1989; 28.6: 897–902
692 Breggin, P. R., Psychostimulants in the treatment of children diagnosed with ADHD: Part I – Acute risks and psychological effects. Ethical Human Sciences and Services 1999; 1.1: 13–33
693 Breggin, P. R., Psychostimulants in the treatment of children diagnosed with ADHD: Part II – Adverse effects on brain and behavior. Ethical Human Sciences and Services 1999; 1.3: 213–241
694 Borcherding, B. G. et al., Motor/vocal tics and compulsive behaviors on stimulant drugs: is there a common vulnerability? Psychiatry Res 1990; 33: 83–94
695 Borcherding, B. G. et al., Motor/vocal tics and compulsive behaviors on stimulant drugs: is there a common vulnerability? Psychiatry Res 1990; 33: 83–94
696 Barkley, R. A., The effects of methylphenidate on the interactions of preschool ADHD children with their mothers. Journal of the American Academy of Child & Adolescent Psychiatry 1988; 27.3: 336–341
697 Milgram, S., Obedience to authority. New York: Harper; 1974
698 Zimbardo, P., The Lucifer effect: Understanding how good people turn evil. New York; 2007
699 Asma, S. T., On monsters: An unnatural history of our worst fears. Oxford University Press; 2011. S. 248, 249
700 Vastag, B., Pay attention: ritalin acts much like cocaine. JAMA 2001; 286.8: 905–906

701 Breggin, P., The Ritalin Fact Book. Cambridge, MA: Perseus Publishing; 2002. S. 26–27
702 Breggin, P., The Ritalin Fact Book. Cambridge, MA: Perseus Publishing; 2002. S. 27, 28
703 Nasrallah, H. A. et al., Cortical atrophy in young adults with a history of hyperactivity in childhood. Psychiatry research 1986; 17.3: 241–246
704 Wang, G.-J. et al., Methylphenidate decreases regional cerebral blood flow in normal human subjects. Life sciences 1994; 54.9: PL143–PL146
705 Porrino, L. J., Lucignani, G., Different patterns of local brain energy metabolism associated with high and low doses of methylphenidate relevance to its action in hyperactive children. Biological psychiatry 1987; 22.2: 126–138
706 Nutt, D., Development of a rational scale to assess the harm of drugs of potential misuse. Lancet 2007
707 Sonsalla, P. K. et al., Treatment of mice with methamphetamine produces cell loss in the substantia nigra. Brain research 1996; 738.1: 172–175
708 Melega, W. P. et al., Recovery of striatal dopamine function after acute amphetamine- and methamphetamine-induced neurotoxicity in the vervet monkey. Brain research 1997; 766.1: 113–120
709 Melega, W. P. et al., Ethological and 6-[18 F] fluoro-l-DOPA-PET profiles of long-term vulnerability to chronic amphetamine. Behavioural brain research 1997; 84.1: 259–268
710 Robinson, T. E., Kolb, B., Persistent structural modifications in nucleus accumbens and prefrontal cortex neurons produced by previous experience with amphetamine. Journal of neuroscience 1997; 17.21: 8491–8497
711 Moll, G. et al., Early methylphenidate administration to young rats causes a persistent reduction in the density of striatal dopamine transporters. Journal of Child and Adolescent Psychopharmacology 2001; 11, 15–24
712 Breggin, P., The Ritalin Fact Book. Cambridge, MA: Perseus Publishing; 2002
713 Gilsbach, G. K., Was wissen wir über Langzeiteffekte von Methylphenidatbehandlung auf die Hirnentwicklung von Kindern und Jugendlichen mit einer Aufmerksamkeitsdefizit-/Hyperaktivitätsstörung (ADHS)? Zeitschrift für Neuropsychologie 2011; 22 (2)
714 Ellinwood, E. H., Tong, H. L., Central nervous system stimulants and anorectic agents. In: Dukes, M. N. G. (Hrsg.) Meyler's side effects of drugs: An encyclopedia of adverse reactions and interactions (Thirteenth Edition). 1996. S. 1–30
715 Dougherty, D. D. et al., Dopamine transporter density in patients with attention deficit hyperactivity disorder. The Lancet 1999; 354.9196: 2132–2133
716 Vastag, B., Pay attention: ritalin acts much like cocaine. JAMA 2001; 286.8: 905–906
717 Krowatschek, D., Grebe, C., Aufmerksamkeitsgestörte und hyperaktive Kinder. In: Kowalzyk, W., Häring, H. G. (Hrsg.), Schulpsychologie konkret. Köln: Luchterhand; 2001
718 Jaswinder K. G., Psychopharmacological and Other Treatments in Preschool Children with Attention-Deficit/Hyperactivity Disorder: Current Evidence and Practice. J. of Child and Adolescent Psycholpharmacology 2008; 18: 5
719 Castner, S. A. et al., Behavioral changes and [123I] IBZM equilibrium SPECT measurement of amphetamine-induced dopamine release in rhesus monkeys exposed to subchronic amphetamine. Neuropsychopharmacology 2000; 22.1: 4–13

720 Ellison, G. et al., The neurotoxic effects of continuous cocaine and amphetamine in Habenula: implications for the substrates of psychosis. NIDA Res Monogr 1996; 163: 117–145
721 Breggin, P. R., Talking Back to Ritalin: What Doctors Aren't Telling You about Stimulants and ADHD. Cambridge, Mass.: Perseus Pub.; 2001
722 Maxmen, J. S., Ward., N. G., Psychotropic Drugs. Fast Facts. New York; 1995
723 Fialkov, M. J., Hasley, S., Psychotropic drug effects contributing to psychiatric hospitalization of children: a preliminary study. Journal of Developmental & Behavioral Pediatrics 1984; 5.6: 325–330
724 Breggin, P., The Ritalin Fact Book. Cambridge, MA: Perseus Publishing; 2002. S. 40
725 Breggin, P. R., Toxic psychiatry: Why therapy, empathy, and love must replace the drugs, electroshock, and biochemical theories of the „new psychiatry". New York: St. Martin's Press; 1991
726 Glasziou, P. et al., Too much medicine; too little care. BMJ 2013; 347: f4247
727 Thomas, R. et al., Attention-deficit/hyperactivity disorder: are we helping or harming? BMJ 2013; 180 (8): 411–414
728 Mulder, R. et al., Methylphenidate for attention-deficit/hyperactivity disorder: Too much of a good thing? Australian and New Zealand Journal of Psychiatry 2016; 50: 113–114
729 Kaguelidou, F., Acquaviva, E., Safety of Psychotropic Drugs in Children and Adolescents. In: Spina, E., Trifirò, G. (Hrsg.), Pharmacovigilance in Psychiatry. Springer International Publishing; 2016. S. 257–283
730 Rote Liste, Ritalin 10 mg, http://www.fachinfo.de – 29.3.2017
731 Storebø, O. J. et al., Methylphenidate for attention-deficit/hyperactivity disorder in children and adolescents: Cochrane systematic review with meta-analyses and trial sequential analyses of randomized clinical trials. BMJ 2015; 351: h5203
732 Ioannidis, J., The mass production of redundant, misleading, and conflicted systematic reviews and meta-analyses. The Milbank Quarterly 2016; 94.3: 485–514
733 Molina, B. et al., The MTA at 8 Years: Prospective Follow-Up of Children Treated Combined Type ADHD in a Multisite Study, J Am Acad Child Adolesc Psychiatr 2009; 48 (5): 484–500
734 Molina, B. et al., The MTA at 8 Years: Prospective Follow-Up of Children Treated Combined Type ADHD in a Multisite Study. J Am Acad Child Adolesc Psychiatr 2009; 48 (5): 484–500
735 Pelham, W., Fabiano, G. A., Evidence-based psychosocial treatments for attention-deficit/hyperactivity disorder. Journal of Clinical Child & Adolescent Psychology 2008; 37 (1): 184–214
736 Mulder, R. et al., Methylphenidate for attention-deficit/hyperactivity disorder: Too much of a good thing? Australian and New Zealand Journal of Psychiatry 2016; 50: 113–114
737 Walitza, S. et al., Psychostimulants and Other Drugs Used in the Treatment of Attention-Deficit/Hyperactivity Disorder (ADHD). In: Gerlach, M. et al. (Hrsg.), Psychiatric Drugs in Children and Adolescents. Springer Vienna; 2014. S. 293–333
738 Glasziou, P. et al., Too much medicine; too little care. BMJ 2013; 347: f4247
739 „Diagnose" in Fritz und Fränzi (Teil 7, S. 30/31), Lektorat Sandra Hotz

740 Bock, K. D., Nutzen/Risiko-Abwägung bei der Therapieentscheidung des Arztes. Arzneimittelprüfung am Menschen. Vieweg+ Teubner Verlag; 1980. S. 59–70
741 Storebø, O. J. et al., Methylphenidate for attention-deficit/hyperactivity disorder in children and adolescents: Cochrane systematic review with meta-analyses and trial sequential analyses of randomized clinical trials. BMJ 2015; 351: h5203
742 Storebø, O. J. et al., Methylphenidate for attention-deficit/hyperactivity disorder in children and adolescents: Cochrane systematic review with meta-analyses and trial sequential analyses of randomized clinical trials. BMJ 2015; 351: h5203
743 Centers for Disease Control and Prevention, Increasing prevalence of parent-reported attention-deficit/hyperactivity disorder among children – United States, 2003 and 2007. MMWR 2010; 59: 1439–1443
744 Breggin, P., The Ritalin Fact Book. Cambridge, MA: Perseus Publishing; 2002. S. 3
745 Storebø, O. J. et al., Methylphenidate for attention-deficit/hyperactivity disorder in children and adolescents: Cochrane systematic review with meta-analyses and trial sequential analyses of randomized clinical trials. BMJ 2015; 351: h5203
746 Breggin, P., The Ritalin Fact Book. Cambridge, MA: Perseus Publishing; 2002. S. 91
747 Watson, G. LeFever et al. Shooting the messenger: The case of ADHD. Journal of contemporary psychotherapy 2014; 44.1: 43–52
748 Schumacher, Seeger, AM Information, Zertifikatskurs „Clinical Pharmacy". 2016
749 National Collaborating Centre for Mental Health, Attention deficit hyperactivity disorder: Diagnosis and management of ADHD in children, young people and adults. British Psychological Society (UK); 2009 https://www.nice.org.uk/guidance/CG72/chapter/Recommendations#treatment-for-children-and-young-people – 19.4.2016
750 http://www.methylphenidate-guide.eu/de/welcome.php – 24.1.2017
751 https://www.fachinfo.de/suche/fi/002958
752 Schmeck, K. et al. Behandlung von Aufmerksamkeits-Defizit-/Hyperaktivitäts-Störungen (ADHS) bei Kindern und Jugendlichen. Schweiz Med Forum 2008; 8: 23
753 Walitza, S. et al., Psychostimulanzien und andere Arzneistoffe, die zur Behandlung der Aufmerksamkeitsdefizit-/Hyperaktivitätsstörung (ADHS) angewendet werden. In: Gerlach, M. et al. (Hrsg.), Neuro-/Psychopharmaka im Kindes- und Jugendalter. Springer Berlin, Heidelberg; 2016. 289–331
754 Flood, E. et al., The Caregiver Perspective on Paediatric ADHD (CAPPA) survey: Understanding sociodemographic and clinical characteristics, treatment use and impact of ADHD in Europe. Journal of affective disorders 2016; 200: 222–234
755 http://www.awmf.org/uploads/tx_szleitlinien/028019l_S1_Hyperkinetische_Stoerungen_ADHS_01.pdf – 24.1.2017
756 Breggin, P., The Ritalin Fact Book. Cambridge, MA: Perseus Publishing; 2002. S. 90–91
757 Storebø, O. J. et al., Methylphenidate for attention-deficit/hyperactivity disorder in children and adolescents: Cochrane systematic review with meta-analyses and trial sequential analyses of randomized clinical trials. BMJ 2015; 351: h5203
758 Thomas, R. et al., Prevalence of attention-deficit/hyperactivity disorder: a systematic review and meta-analysis. Pediatrics 2015; 135.4: e994–e1001
759 http://flexikon.doccheck.com – BSG-Urteil vom 19. März 2003 (B 1 KR 37/00 R)

760 Gordon, M. et al., Symptoms versus impairment: the case for respecting DSM-IV's Criterion D. J Atten Disord 2006; 9: 465–475
761 Thomas, R. et al., Attention-deficit/hyperactivity disorder: are we helping or harming? BMJ 2013; 180 (8): 411–414
762 Moynihan, R., et al., Using evidence to combat overdiagnosis and overtreatment: evaluating treatments, tests, and disease definitions in the time of too much. PLoS Med 2014; 117: e1001655
763 Kaguelidou, F. Acquaviva, E., Safety of Psychotropic Drugs in Children and Adolescents. In: Spina, E., Trifirò, G. (Hrsg.), Pharmacovigilance in Psychiatry. Springer International Publishing; 2016. S. 257–283
764 Kaguelidou, F. Acquaviva, E., Safety of Psychotropic Drugs in Children and Adolescents. In: Spina, E., Trifirò, G. (Hrsg.), Pharmacovigilance in Psychiatry. Springer International Publishing; 2016. S. 257–283
765 Storebø, O. J. et al., Methylphenidate for attention-deficit/hyperactivity disorder in children and adolescents: Cochrane systematic review with meta-analyses and trial sequential analyses of randomized clinical trials. BMJ 2015; 351: h5203
766 Stevenson, R. D., Wolraich, M. L., Stimulant medication therapy in the treatment of children with attention deficit hyperactivity disorder. Pediatric Clinics of North America 1989; 36 (5): 1183–1197
767 Pliszka, S. R. et al., Electrophysiological effects of stimulant treatment on inhibitory control in children with attention deficit/hyperactivity disorder. Journal of Child and Adolescent Psychopharmacology 2007; 17 (3): 356–366
768 Ellison, G. et al., The neurotoxic effects of continuous cocaine and amphetamine in Habenula: implications for the substrates of psychosis. NIDA Res Monogr 1996; 163: 117–145
769 Kidd, P. M., Attention deficit/hyperactivity disorder (ADHD) in children: rationale for its integrative management. Alternative Medicine Review 2000; 5 (5): 402–428
770 P. Breggin, D. Cohen. Your Drug May Be Your Problem, Revised Edition: How and Why to Stop Taking Psychiatric Medications. Paperback updated edition. Perseus Books; 2007
771 Breggin, P., The Ritalin Fact Book. Cambridge, MA: Perseus Publishing; 2002. S. 77–84
772 Breggin, P., The Ritalin Fact Book. Cambridge, MA: Perseus Publishing; 2002. S. 91
773 Die folgenden Kapitel basieren, sofern nicht anders angegeben, auf Breggin, P. The Ritalin Fact Book. Cambridge, MA: Perseus Publishing; 2002
774 Gordon, T., Parent effectiveness training: The proven program for raising responsible children. Harmony; 2008
775 Levine, B. E., Commonsense rebellion: Debunking psychiatry, confronting society: An A to Z guide to rehumanizing our lives. 2001
776 Liedloff, J., The Continuum Concept. New York: Alfred A Knopf, Inc.; 1977
777 Brandau, H., Kaschnitz, W., ADHS im Jugendalter: Grundlagen, Interventionen und Perspektiven für Pädagogik, Therapie und Soziale Arbeit. Beltz Juventa; 2013
Häßler, F. (Hrsg.), Das ADHS-Kaleidoskop: state of the art und bisher nicht beachtete Aspekte von hoher Relevanz. MWV; 2009
778 Breggin, P., The Ritalin Fact Book. Cambridge, MA: Perseus Publishing; 2002
779 ebd., S. 107–111

780 Barkley, R. A. et al., The efficacy of problem-solving communication training alone, behavior management training alone, and their combination for parent–adolescent conflict in teenagers with ADHD and ODD. Journal of consulting and clinical psychology 2001; 69.6: 926
781 Brandau, H., Kaschnitz, W., ADHS im Jugendalter: Grundlagen, Interventionen und Perspektiven für Pädagogik, Therapie und Soziale Arbeit. Beltz Juventa; 2013
782 Zwi, M. et al., Parent training interventions for Attention Deficit Hyperactivity Disorder (ADHD) in children aged 5 to 18 years. The Cochrane Library; 2011
783 Barkley, R. A. et al., A comparison of three family therapy programs for treating family conflicts in adolescents with attention-deficit hyperactivity disorder. Journal of consulting and clinical psychology 1992; 60.3: 450
784 Frölich, J. et al., Praxis des pädagogischen Umgangs von Lehrer/innenn mit hyperkinetisch-aufmerksamkeitsgestörten Kindern im Schulunterricht. Leitsätze. 2013. S. 501
785 Breggin, P., The Ritalin Fact Book. Cambridge, MA: Perseus Publishing; 2002
786 Sonuga-Barke, E. J. S. et al., Nonpharmacological interventions for ADHD: systematic review and meta-analyses of randomized controlled trials of dietary and psychological treatments. American Journal of Psychiatry 2013
787 Nikkelen, S. W. C. et al., Media use and ADHD-related behaviors in children and adolescents: A meta-analysis. Developmental psychology 2014; 50.9: 2228
788 Walter, D. et al., Grundlagen der Selbstmanagementtherapie bei Jugendlichen: SELBST-Therapieprogramm für Jugendliche mit Selbstwert-, Leistungs-und Beziehungsstörungen. Vol. 1. Hogrefe Verlag; 2007
789 Molina, B. S. et al., Adolescent substance use in the multimodal treatment study of attention-defi cit/hyperactivity disorder (ADHD) (MTA) as a function of childhood ADHD, random assignment to childhood treatments, and subsequent medication. J Am Acad Child Adolesc Psychiatry 2013; 52 (3): 250–263
790 Molina, B. et al., The MTA at 8 Years: Prospective Follow-Up of Children Treated Combined Type ADHD in a Multisite Study. J Am Acad Child Adolesc Psychiatr 2009; 48 (5): 484–500
791 Charach, A. et al., Interventions for preschool children at high risk for ADHD: a comparative effectiveness review. Pediatrics 2013: peds-2012
792 Döpfner, M. et al., Hyperkinetische Störungen. Leitfaden Kinder- und Jugendpsychotherapie, Bd. 1. Göttingen: Hogrefe; 2000
793 http://www.methylphenidate-guide.eu/de/welcome.php – 24.1.2017
794 NICE 2009, National Collaborating Centre for Mental Health commissioned by the National Institute for Health and Clinical Excellence. Attention Deficit Hyperactivity Disorder. Diagnosis and Management of ADHD in Children, Young People and Adults. National Clinical Practice Guideline Number 72. Leicester and London: The British Psychological Society and The Royal College of Psychiatrists; 2009
795 American Academy of Pediatrics 2011, Subcommittee on Attention-Deficit/Hyperactivity Activity Disorder, Steering Committee on Quality Improvement and Management, ADHD: clinical practice guideline for the diagnosis, evaluation, and treatment of attentiondeficit/hyperactivity disorder in children and adolescents. Pediatrics 2011; 128 (5): 1007–1022

CADDRA 2011, Canadian Attention Deficit Hyperactivity Disorder Resource Alliance. Canadian ADHD Practice Guidelines. 3rd Edition. Toronto: CADDRA; 2011
NICE 2009, National Collaborating Centre for Mental Health commissioned by the National Institute for Health and Clinical Excellence. Attention Deficit Hyperactivity Disorder. Diagnosis and Management of ADHD in Children, Young People and Adults. National Clinical Practice Guideline Number 72. Leicester and London: The British Psychological Society and The Royal College of Psychiatrists; 2009
796 Storebø, O. J. et al., Methylphenidate for attention-deficit/hyperactivity disorder in children and adolescents: Cochrane systematic review with meta-analyses and trial sequential analyses of randomized clinical trials. BMJ 2015; 351: h5203
797 Breggin, P., The Ritalin Fact Book. Cambridge, MA: Perseus Publishing; 2002
798 https://compendium.ch/mpro/mnr/1338/html/de – 24.8.2017
799 Breggin, P., The Ritalin Fact Book. Cambridge, MA: Perseus Publishing; 2002. S. 152–158
800 Breggin, P., The Ritalin Fact Book. Cambridge, MA: Perseus Publishing; 2002
801 Jans, T., Jacob, C., ADHD in Families. In: Surman, C. B. H. (Hrsg.), ADHD in Adults: A Practical Guide to Evaluation and Management. New York: Humana Press; 2013. S. 169–190
802 Montejo, J. E. et al., Family Functioning and Parental Bonding During Childhood in Adults Diagnosed With ADHD. Journal of attention disorders 2015: 1087054715596578 (Epub ahead of print)
803 Imhof, M. et al., Aufmerksamkeitsgestörte, hyperaktive Kinder und Jugendliche im Unterricht. Donauwörth: Auer; 2000
804 Frölich, J. et al., Praxis des pädagogischen Umgangs von Lehrern mit hyperkinetisch-aufmerksamkeitsgestörten Kindern im Schulunterricht. 2013. S. 501
805 Reid, R. et al., Who are the children with attention deficit-hyperactivity disorder? A school-based survey. The Journal of Special Education 1994; 28.2: 117–137
806 Breggin, P., The Ritalin Fact Book. Cambridge, MA: Perseus Publishing; 2002
807 Breggin, P., Reclaiming our children. Da Capo Press; 2007
808 Kleinman, A., The Illness narratives: Suffering, healing and human experience. New York: Basic Books; 1988
809 O'Sullivan, S., Is It All in Your Head? True Stories of Imaginary Illness. Other Press; 2017
810 Baier, S., Projektskizze zur „Sicht des Kindes". Collegium Helveticums; 2016
811 Storebø, O. J. et al., Methylphenidate for attention-deficit/hyperactivity disorder in children and adolescents: Cochrane systematic review with meta-analyses and trial sequential analyses of randomized clinical trials. BMJ 2015; 351: h5203
812 Molina, B. et al., The MTA at 8 Years: Prospective Follow-Up of Children Treated Combined Type ADHD in a Multisite Study. J Am Acad Child Adolesc Psychiatr 2009; 48 (5): 484–500
813 Stevenson, R. D., Wolraich, M. L., Stimulant medication therapy in the treatment of children with attention deficit hyperactivity disorder. Pediatric Clinics of North America 1989; 36 (5): 1183–1197
814 Nikkelen, S. W. C. et al., Media use and ADHD-related behaviors in children and adolescents: A meta-analysis. Developmental psychology 2014; 50.9: 2228
815 Ritter, C., Projektskizze zur „Sicht des Kindes". Collegium Helveticum; 2016

816 Benedetti, F., Mechanisms of placebo and placebo-related effects across diseases and treatments. Annual review of pharmacology and toxicology 2008; 48: 33–60
817 Sonuga-Barke, E. J. S. et al., Nonpharmacological interventions for ADHD: systematic review and meta-analyses of randomized controlled trials of dietary and psychological treatments. American Journal of Psychiatry 2013
818 Sonuga-Barke, E. J. S. et al., Nonpharmacological interventions for ADHD: systematic review and meta-analyses of randomized controlled trials of dietary and psychological treatments. American Journal of Psychiatry 2013
819 Barkley, R. A. et al., The efficacy of problem-solving communication training alone, behavior management training alone, and their combination for parent–adolescent conflict in teenagers with ADHD and ODD. Journal of consulting and clinical psychology 2001; 69.6: 926
820 Barkley, R. A. et al., A comparison of three family therapy programs for treating family conflicts in adolescents with attention-deficit hyperactivity disorder. Journal of consulting and clinical psychology 1992; 60.3: 450
821 Zwi, M. et al., Parent training interventions for Attention Deficit Hyperactivity Disorder (ADHD) in children aged 5 to 18 years. The Cochrane Library; 2011
822 Molina, B. et al., The MTA at 8 Years: Prospective Follow-Up of Children Treated Combined Type ADHD in a Multisite Study. J Am Acad Child Adolesc Psychiatr 2009; 48 (5): 484–500
823 Charach, A. et al., Interventions for preschool children at high risk for ADHD: a comparative effectiveness review. Pediatrics 2013: peds-2012
824 Döpfner, M. et al., Hyperkinetische Störungen. Leitfaden Kinder- und Jugendpsychotherapie, Bd. 1. Göttingen: Hogrefe; 2000
825 Walter, D. et al., Grundlagen der Selbstmanagementtherapie bei Jugendlichen: SELBST-Therapieprogramm für Jugendliche mit Selbstwert-, Leistungs-und Beziehungsstörungen. Vol. 1. Hogrefe Verlag; 2007
826 Flood, E. et al., The Caregiver Perspective on Paediatric ADHD (CAPPA) survey: Understanding sociodemographic and clinical characteristics, treatment use and impact of ADHD in Europe. Journal of affective disorders 2016; 200: 222–234
827 Fabiano, G. A. et al., A systematic review of meta-analyses of psychosocial treatment for attention-deficit/hyperactivity disorder. Clinical child and family psychology review 2015; 18.1: 77–97
828 Zwi, M. et al., Parent training interventions for Attention Deficit Hyperactivity Disorder (ADHD) in children aged 5 to 18 years. The Cochrane Library; 2011
829 Hanten, M. et al., Generationsübergreifende Behandlung in Familien. InFo Neurologie 2016; 18: 28
830 Mehr Daten nötig: Sonuga-Barke, E. J. S. et al., Nonpharmacological interventions for ADHD: systematic review and meta-analyses of randomized controlled trials of dietary and psychological treatments. American Journal of Psychiatry 2013
831 Arns, M. et al., Evaluation of neurofeedback in ADHD: the long and winding road. Biological psychology 2014; 95: 108–115

832 Bosse, J. et al., Dem Aufmerksamkeitsdefizit mit Aufmerksamkeit begegnen – was die Musiktherapie Kindern und Jugendlichen mit einer ADHS-Diagnose bieten kann. Musiktherapeutische Umschau 2013; 34 (1): 7–22
833 Meppelink, R. et al., Meditation or Medication? Mindfulness training versus medication in the treatment of childhood ADHD: a randomized controlled trial. BMC psychiatry 2016; 16.1: 267
834 Rapport, M. D. et al., Do programs designed to train working memory, other executive functions, and attention benefit children with ADHD? A meta-analytic review of cognitive, academic, and behavioral outcomes. Clinical psychology review 2013; 33.8: 1237–1252
835 Literaturempfehlungen 1
836 Literaturempfehlungen 2
837 Literaturempfehlungen 3
838 Literaturempfehlungen 4
839 Engel, G. L., Psychogenic pain and pain-prone patient. Am J Med. 1959; 26: 899–918
840 Literaturempfehlungen 5
841 Popper, C. W., Steingard, R. J., Disorders usually first diagnosed in infancy, childhood, or adolescence. In: Hales, R. E. et al. (Hrsg.), The American Psychiatric Press textbook of psychiatry (S. 729–832). Arlington, VA: American Psychiatric Association; 1994
842 Richters, J. E. et al., NIMH collaborative multisite multimodal treatment study of children with ADHD: I. Background and rationale. Journal of the American Academy of Child & Adolescent Psychiatry 1995; 34.8: 987–1000
843 Storebø, O. J. et al., Methylphenidate for attention-deficit/hyperactivity disorder in children and adolescents: Cochrane systematic review with meta-analyses and trial sequential analyses of randomized clinical trials. BMJ 2015; 351: h5203
844 Mulder, R. et al., Methylphenidate for attention-deficit/hyperactivity disorder: Too much of a good thing? Australian and New Zealand Journal of Psychiatry 2016; 50: 113–114
845 Timimi, S., ADHD is best understood as a cultural construct. Br J Psychiatr 2004; 184: 8–9